全国护士执业资格考试系列丛书

2023

全国护士执业资格考试

应试指导

祁鸣 余红 主编

天津出版传媒集团

天津科学技术出版社

图书在版编目(CIP)数据

全国护士执业资格考试应试指导 / 祁鸣,余红主编

. 一天津:天津科学技术出版社,2019.7(2022.8 重印)

ISBN 978 - 7 - 5576 - 6740 - 5

Ⅰ. ①全… Ⅱ. ①祁… ②余… Ⅲ. ①护士 - 资格考

试 - 自学参考资料 Ⅳ. ①R192.6

中国版本图书馆 CIP 数据核字(2019)第 132246 号

全国护士执业资格考试应试指导

QUANGUO HUSHI ZHIYE ZIGE KAOSHI YINGSHI ZHIDAO

责任编辑:刘 颖 梁 旭

出　　版:天津出版传媒集团
　　　　　天津科学技术出版社

地　　址:天津市西康路 35 号

邮　　编:300051

电　　话:(022)23332372

网　　址:www.tjkjcbs.com.cn

发　　行:新华书店经销

印　　刷:三河市悦鑫印务有限公司

开本 787×1092　1/16　印张 23.5　字数 570 000

2022 年 8 月第 1 版第 4 次印刷

定价:89.00 元

前言 Preface

根据由卫生部、人力资源社会保障部联合审议通过的《护士执业资格考试办法》，护士执业资格考试实行统一考试大纲、统一命题和统一合格标准的国家统一考试制度。护士执业资格考试原则上每年举行一次，考试时间一般为每年的5月，报名信息发布的时间一般不晚于当年的2月。自2011年起，护士执业资格考试由原来的四个科目改变为专业实务和实践能力两个科目，一次考试通过两个科目为考试成绩合格。

为了更好地贯彻护士执业资格考试相关文件精神，帮助广大考生顺利通过护士执业资格考试，我们根据全新考试大纲的要求，精心编写了本套考试辅导书。

本套图书定位考试应试辅导教材，与真实考情紧密结合。我们分析了近几年的真题，筛选了考试中易出题目的考点并加以分析，秉持着多考多讲、少考少讲原则，对易考的知识点进行了详细阐述并辅以经典考题示例，而对于一些基本未考查的知识点，书中则一带而过。使用本套教材不能替代官方指定教材的系统学习，只作为辅助备考工具。合理使用本书，能帮助考生大大缩小备考范围，提高备考效率。

本书特色

1. 紧扣考试大纲，明确学习要点

全书完全按照新版考试大纲编写。在编写过程中，我们精心研究过历年真题，总结命题规律，为考生提供具有概括性、目标性和专业性的考点知识讲解，从而缩短备考时间，提高复习效率。

2. 穿插经典考题，生动剖析考点

在复习过程中，穿插大量典型真题，既可以帮助考生巩固所学知识，又能帮助考生熟悉考试题型。

3. 专设特色小栏目，随时随地点拨考生

专设"小贴士"模块，点拨考生，对易混点进行点评，考点归纳总结，加深考生对知识点的理解与记忆。

4.重点难点突出,备考一目了然

全书重点、常考点用不同颜色标出,清楚明确地掌握考点并准确地把握命题的方向。让考生轻松复习,放心备考。

5.配套题库软件,为复习提速

本套教材搭配配套的智能考试题库系统使用,能达到更好的复习效果。配套题库系统包括智能题库微信版和智能题库网页版。考生可根据自己的实际情况,在不同的环境下选择不同的练习方式,充分利用自己的时间。另外,题库系统中有视频课程、真题必练、章节练习、模拟试卷、押题试卷、错题训练等模块。考生在学习过程中,可根据自己的学习进度选择相应模块,固本培新。

目录 Contents

开 篇 考情分析与备考指导

第一节 考情分析

一、考试介绍

护士执业资格考试分为专业实务和实践能力两个科目,专业实务科目考查内容:与健康和疾病相关的医学知识、基础护理和技能,以及与护理相关的社会人文知识的临床运用能力等。实践能力科目考查内容:疾病的临床表现、治疗原则、健康评估、护理程序及护理专业技术、健康教育等知识的临床运用等。一次考试同时通过两个科目为考试成绩合格。

二、考情分析

为了更好地把握科目特点,熟悉考试重点,本书分析了最近9年考试真题的分布情况。在分析考试真题数据的基础上,编者整理了各个章节在考试中所占的大概分值。具体见下表。

章	分值
第一章　基础护理知识和技能	45~60
第二章　循环系统疾病	20~30
第三章　消化系统疾病	20~35
第四章　呼吸系统疾病	7~15
第五章　传染病	9~14
第六章　皮肤及皮下组织疾病	1~3
第七章　妊娠、分娩和产褥期疾病	12~19
第八章　新生儿和新生儿疾病	5~10
第九章　泌尿生殖系统疾病	10~12
第十章　精神障碍	5~9
第十一章　损伤、中毒	11~16
第十二章　肌肉骨骼系统和结缔组织疾病	4~6
第十三章　肿瘤	14~19
第十四章　血液、造血器官及免疫疾病	1~3
第十五章　内分泌、营养及代谢疾病	3~6
第十六章　神经系统疾病	3~6
第十七章　生命发展保健	2~3
第十八章　法律法规与护理管理	2~5
第十九章　护理伦理	2~4
第二十章　人际沟通	3~6
第二十一章　中医基础知识	1~2

护士执业资格考试对知识点的考查角度多样,考查形式多变,因此,本数据仅供参考。

第二节 备考指导

一、做好学习计划,把握时间,分阶段复习

1.我们在复习前,要做好学习计划。结合自己的时间,制定适合自己的"时间轴"。有效的复习方法可以达到事半功倍的效果。

2.先整体了解教材知识,找出重点和难点,然后将看书和视频教学相结合,每个章节逐个击破,逐步梳理知识脉络和重点,在这个环节应掌握最基础的内容,并了解每个章节的核心重点。应该做到重点内容重点对待。

3.护士执业资格考试涉及的护理措施有不同内容,也有相同的内容,考生可结合临床操作,理清思路,学会举一反三。

二、复习备考总流程

第一步:教材学习

教材学习阶段一定要将教材学习和电子版专属教材学习结合起来,教材每节标题后有一个二维码,微信扫码后进入电子版专属教材,专属教材中包含全新大纲详细版教材的知识,并由培训老师划出出题点和题眼(非常重要),有助于您对每节内容进一步加深理解和记忆。

第二步:练习章节试题

复习完教材一章的内容后,接下来通过考试题库软件练习该章下面考点的试题(建议在网页版或微信手机版题库中练习)。

第三步:消灭错题(零基础与基础好都必须做到)

做完一章的试题后需要对本章的错题和收藏题进行再复习,趁热打铁强化薄弱考点。方法是:网页版或微信手机版,打开章节练习列表,最下方有"全部 – 未做 – 错题收藏"的一排按钮,点错题或收藏即进入了错题或收藏题的列表,点击练习即可进入练习错题和收藏题。

第三步:套卷练习

经过前三步的复习,学完所有章节后,如果您学习效果比较好,接下来要进行套卷练习,检验学习效果。前三套可以不限定时间,后面的套卷练习尽量按考试时间要求自己,以适应考试的节奏。

第四步:回到纸质教材及专属教材

经过套卷练习阶段后您又会找出自己的一些薄弱考点,回过头来看纸质教材或专属教材中的知识点(如果您习惯看纸书可以翻阅纸质教材,此时也不必再通读教材了,重点看自己的薄弱考点),重点复习薄弱考点。

第五步:查漏补缺、考前模拟

用网页版或微信手机版题库的"错题训练"功能,将所有的错题和收藏题练会,考前再做1~3套模拟题找找考试的感觉。每天做完试题后,认真核对答案,并将题目在书中做标记,定期梳理。特别是对于曾经做错的题,一定要反复记忆,避免一错再错,导致错误答案在脑海中根深蒂固。

第六步:调整心态

良好的心态也是成功的必备要素,对于做错的试题千万不要过度纠结和懊恼。在复习环节,做错试题并非是坏事,从错题中找出自己的不足,查漏补缺,可以更好地巩固和提高复习效果。

经过以上步骤基本上可以通过护士执业资格考试了。

第一章 基础护理知识和技能

• 章前分析

本章讲的是护理工作中的基础知识和常见操作,是临床各科护理的基础。在历年考试中,本章所占的分值是最高的,需重点对待。

• 本章核心考点解读

名师指导

第一节 护士的素质和行为规范

微信扫描

考点一 护士素质

护士素质是建立在一般素质的基础上,与护理专业特性相结合,对护理工作者提出的特殊职业要求。护士素质的主要内容有思想品德素质、科学文化素质、专业素质和身心素质四个方面。

考点二 护士的行为规范

分 类	内 容
语言行为	①语言的规范性:语言要准确、严谨,语速要适中,用词要简洁、精炼、朴实 ②语言的情感性:护士可根据不同的情景和对象灵活运用自己的语言,适当进行开放式的提问,沟通时注意语气温和、亲切 ③语言的保密性:对于患者的隐私,护士应当尊重和保护
非语言行为	①微笑:是自然、真诚、发自肺腑的,要有分寸,并应选择合适的场合 ②目光:能起到传递情感的作用,专注的目光表示尊重、赞同对方,温和、亲切的目光表示关爱 ③触摸:能表达关心、安慰、理解等
仪表与举止	仪容自然,服饰整洁、干净,举止稳重、大方

第二节 护理程序

微信扫描

💡 **小贴士:**护理程序的基本理论框架是系统论。

👍 **考查年份:**2013年,2016年,2017年,2018年,2019年,2020年。
考情分析:本考点为高频考点,重点掌握。

💡 **小贴士:**在实施护理的过程中,护士需根据患者的情况随时进行评估,及时调整护理计划,因此评估贯穿于整个护理过程。

考点一 护理程序的步骤

步骤	要点
评估	是护理程序的开始,主要包括资料的收集、整理和记录。患者是资料的直接来源,资料分主观资料(患者的主诉,如疼痛、眩晕、乏力、麻木等)和客观资料(护士通过体检、仪器检查而获得的资料,如生命体征、腹水等)
诊断	①组成:名称、定义、诊断依据、相关因素 ②陈述三要素:P(问题)、S(症状和体征)、E(相关因素)。又称PSE公式

续表

步骤	要点
计划	是针对护理诊断制订护理目标和护理措施的过程。对患者的护理诊断进行排序,优先解决直接威胁患者生命、需要立即解决的问题
实施	将护理计划付诸实践,实现护理目标的过程
评价	贯穿于整个护理活动

● 经典考题

1.下列信息中,属于客观资料的是(　　)

　A.头痛2天　　　B.感到恶心　　　C.体温39.1℃　　　D.不易入睡　　　E.乏力

【答案】 C

2.患者资料最主要的来源是(　　)

　A.患者本人　　　B.患者病历　　　C.患者家属　　　D.患者的营养师　　　E.患者的主管医生

【答案】 A

3.患者,男,58岁。冠心病史6年,因心绞痛急诊入院。患者情绪紧张,主诉乏力,食欲不振。医嘱:药物治疗,绝对卧床休息。护士评估患者存在的健康问题,需要首先解决的是(　　)

　A.焦虑　　　B.生活自理缺陷　　　C.疲乏　　　D.疼痛　　　E.便秘

【答案】 D

考点二 护理记录单的书写

护理记录单采用PIO格式,P:患者的健康问题;I:针对患者健康问题采取的护理措施;O:经过护理后的效果。

第三节　医院和住院环境

考点一 医院的种类

要点	内容
按分级管理划分	分为三级(一、二、三)、十等(每级医院分甲、乙、丙等,三级医院增设特等)
按收治范围划分	可分为综合性医院、专科医院等
按所有制划分	全民所有制医院、个体所有制医院等

考点二 医院护理环境

要点	内容
门诊	先预检分诊,后挂号诊疗。患者按挂号顺序就诊,如遇高热、剧痛、出血、昏迷等危急患者,应立即安排就诊或送急诊处理;对传染病或疑似有传染病的患者应安排到隔离门诊就诊

考查年份:2012年,2013年,2014年,2015年,2017年,2018年,2019年,2020年。
考情分析:属于高频考点,重点掌握急诊的护理工作。

续表

要 点	内 容
急诊	①对就诊患者做到一问、二看、三检查、四分诊 ②抢救物品应做到"五定"：定品种数量、定点安置、定人保管、定期消毒灭菌、定期检查维修，抢救物品完好率应达100% ③医生到达之前，护士应根据病情做紧急处理，如止血、测量生命体征、吸痰、给氧、建立静脉通道、进行人工呼吸、胸外心脏按压等。患者和医生到达的时间、抢救措施执行及停止时间、医嘱的内容及患者病情的动态变化等内容都要准确记录 ④及时、准确执行医嘱，在执行口头医嘱时，护士必须向医生复述一遍，双方确认无误后再执行，抢救完毕后，请医生在6小时内补写医嘱 ⑤抢救药品的空药瓶需两名护士核对、记录后方可弃去，输液空瓶、输血袋应集中放置以便查对 ⑥留观室患者通常留观时间为3~7天
病区	①病床之间的距离至少1m ②白天病区的声音强度控制在35~40dB ③普通病室温度一般为18~22℃，婴儿室、手术室、产房及老年病室以22~24℃为宜，湿度为50%~60% ④病室定时通风，每次30分钟 ⑤护士要做到"四轻"（说话轻、走路轻、关门轻、操作轻）。门窗、推车、仪器的轮轴应适当涂润滑油，门及桌椅脚应钉上橡皮垫

💡小贴士:当声音强度高达120dB时,可造成听力损害,甚至永久性失聪。

💡小贴士:湿度过高,患者会感到潮湿、气闷,抑制出汗,排尿增加,对心、肾疾病患者会尤为不利,且细菌易滋生,增加感染机会;湿度过低,空气干燥,患者会感到口干、咽痛,对呼吸道疾患或气管切开患者尤为不利。

● 经典考题

1.某患者在门诊候诊时,出现剧烈腹痛,呼吸急促,门诊护士应该( )
　　A. 安慰患者　　　　B. 测量体温　　　　C. 观察病情　　　　D. 通知医生　　　　E. 安排提前就诊
【答案】 E

2.为达到置换病室内空气的目的,一般每次通风时间是( )
　　A. 10分钟　　　　B. 20分钟　　　　C. 30分钟　　　　D. 60分钟　　　　E. 90分钟
【答案】 C

3.患者,男,34岁。因车祸而致右下肢开放性骨折,大量出血,被送来急诊。在医生未到之前,接诊护士应立即( )
　　A. 详细询问车祸发生的原因　　　　　　B. 向医院有关部门报告
　　C. 给患者注射镇静剂　　　　　　　　　D. 给患者使用止血药
　　E. 给患者止血、测量血压,建立静脉通道
【答案】 E

4.手术室的室内温度应控制在( )
　　A. 16~18℃　　　　B. 18~22℃　　　　C. 22~24℃　　　　D. 24~26℃　　　　E. 26~28℃
【答案】 C

考点三　铺床法

分　类	内　容
备用床	①目的:保持病室的整洁;迎接新患者 ②操作要点:把床旁桌挪离床20cm,床旁椅移到床尾正中,距床尾约15cm,枕头开口端背向门
暂空床	①目的:保持病室整洁;迎接新患者或供暂离床活动的患者使用 ②操作要点:根据病情需要加铺橡胶单、中单
麻醉床	①目的:便于迎接和护理麻醉手术后患者;避免被褥被血液、呕吐物及排泄物等污染;保证患者安全,预防并发症 ②操作要点:根据患者病情或手术部位的需要铺橡胶单和中单,若需铺在床中部,则其上缘应距床头45～50cm。盖被纵向三折叠于床一侧,开口端向门。枕头应横立放于床头

小贴士:铺床时遵循节力原则,用物准备齐全,按顺序放置,避免频繁走动,减少无效动作。铺床时身体尽量靠近床边,保持上身直立,两膝稍弯曲以降低重心,避免腰部过度弯曲,两脚略分开以扩大支撑面,两人配合时,动作应协调一致。

● 经典考题

1. 在铺暂空床的操作中,符合节力原则的是(　　)
A. 操作前备齐用物,按顺序放置　　B. 操作中使用腕部力量
C. 铺床角时两腿并列站齐　　D. 塞中单时身体保持站立位
E. 铺大单时身体尽量远离床边
【答案】　A

2. 患者,男,48岁。因脑外伤,在全麻下行颅内探查术。术后的床单位应是(　　)
A. 麻醉床,床中部和床上部各铺一橡胶单、中单
B. 暂空床,床中部和床上部各铺一橡胶单、中单
C. 暂空床,床中部和床尾部各铺一橡胶单、中单
D. 麻醉床,床中部和床尾部各铺一橡胶单、中单
E. 备用床,床中部和床上部各铺一橡胶单、中单
【答案】　A

第四节　医院内感染的预防和控制

考点一　医院内感染

要　点	内　容
定义	包括住院患者在入院后发生的感染和在入院后获得而出院后发生的感染,不包括入院前已获得的感染或入院时已处于潜伏期的感染
分类	外源性感染、内源性感染
发生条件	感染源、传播途径、易感宿主

考点二 清洁、消毒、灭菌

要 点	定 义
清洁	用物理方法清除物品上的一切污秽,如尘埃、油脂、分泌物等,其目的是减少和去除微生物,并非杀灭微生物
消毒	用物理或化学方法清除或杀灭物体上的各种病原微生物,除了细菌的芽孢
灭菌	用物理或化学方法清除或杀灭物体上所有微生物,包括细菌的芽孢

考点三 物理消毒、灭菌的方法

方 法	内 容
燃烧法	①将95%乙醇置于容器,使之分布均匀,点燃至熄灭 ②金属器械可在火焰上烧灼20秒 ③贵重器械、内镜和锐利刀剪禁用此法
干烤法	多用于玻璃、陶瓷、金属器械、油脂及各种粉剂的灭菌
煮沸消毒法	①水沸后开始计时,若中途加入物品,应重新等到水沸后开始计时 ②玻璃类物品在冷水或温水时放入,橡胶类物品需等到水沸后放入,放入前用纱布包好 ③器械的轴节及容器的盖要打开,碗、盆要分开放置,不能重叠 ④在水中加碳酸氢钠配成浓度为1%～2%的溶液时,沸点可达105℃,能增强杀菌作用且去污防锈
压力蒸汽灭菌法	①热力消毒灭菌中效果最好的首选方法,适用于耐高温、耐高压、耐潮湿的物品 ②压力在103～137kPa,温度达121～126℃,持续20～30分钟可达到灭菌效果 ③灭菌时,布类物品应放在搪瓷、金属类物品之上,以免蒸汽遇冷凝成水珠,使包布受潮
日光暴晒法	阳光下暴晒6小时可达消毒效果,常用于书籍、床垫等的消毒
紫外线消毒法	①消毒波段为250～270nm,适用于空气、物品表面、液体消毒 ②消毒时间应从灯亮后5～7分钟开始计时,关灯后须冷却3～4分钟后再开 ③紫外灯管使用时间超过1 000小时应更换
臭氧灭菌灯消毒法	①适用于空气、污水、诊疗用水及物品表面的消毒 ②消毒时人员需离开现场,消毒结束30分钟后再进入室内

👆**考查年份**:2013年,2017年,2018年。

考情分析:属于常考点,着重记忆几种常用的消毒、灭菌法。

💡**小贴士**:燃烧法是一种简单、彻底的灭菌方法。

💡**小贴士**:在高原地区使用煮沸消毒法时,一般海拔每增高300m,煮沸时间延长2分钟。

💡**小贴士**:过滤除菌:通过空气过滤器达到净化空气的目的。主要用于烧伤病房、器官移植病房、手术室等。

● 经典考题

1. 护士处理破伤风患者更换下来的敷料应( )

　　A. 统一填埋　　　　B. 高压灭菌　　　　C. 集中焚烧　　　　D. 日光暴晒　　　　E. 浸泡消毒

【答案】 C

2. 某护士用下排气式高压蒸汽灭菌锅进行灭菌,8:35am锅内压力达到所需数值,其后一直维持在103～137kPa,结束灭菌的正确时间是( )

　　A. 8:45am　　　　B. 8:50am　　　　C. 9:05am　　　　D. 9:35am　　　　E. 10:00am

【答案】 C

3.患者,男,39岁。因大面积Ⅲ度烧伤入院,对其所住的病室进行空气消毒的最佳方法是(　　)

　　A.臭氧灭菌灯消毒　B.消毒液喷雾　　　C.开窗通风　　　　D.食醋熏蒸　　　　E.过滤除菌

【答案】　E

考点四　化学消毒灭菌法

1.常用的化学消毒剂

消毒剂	要　点
戊二醛	①2%戊二醛用于浸泡内镜等不耐热的医疗器械、精密仪器,60分钟可达到消毒效果,10小时可达到灭菌效果 ②使用碳钢类制品(如手术刀)前,应加入0.5%亚硝酸钠防锈
过氧乙酸	①稳定性差,需现配现用 ②对金属及织物有腐蚀性,浸泡后需用清水洗
含氯消毒剂	①常用于水、环境等的消毒 ②置于阴凉、干燥、通风处密闭,减少有效氯的丧失
过氧化氢	①用于饮水、餐具的消毒,以及口腔含漱、外科伤口冲洗等 ②对金属有腐蚀性,对织物有漂白作用 ③有刺激性,注意不要溅入眼内或皮肤、黏膜上 ④给被血液、脓液污染的物品消毒时,需适当延长作用时间
乙醇	易挥发、易燃,有刺激性
碘酊	①2%碘酊可用于注射、手术部位等的皮肤消毒,不能用于黏膜消毒 ②过敏者禁用 ③可腐蚀金属,不能用于相应金属制品的消毒
碘伏	①常用于消毒手、皮肤、黏膜 ②不稳定,需避光、现用现配
氯己定	①不能与肥皂、洗衣粉等阴离子表面活性剂混用 ②消毒皮肤前必须先清洁消毒部位,带污垢物不能使用此消毒剂

💡小贴士:过氧乙酸在高温处易爆炸,应放在阴凉通风处。用于一般物品表面的灭菌浓度为0.1%～0.2%,作用3分钟。

💡小贴士:75%乙醇常用于消毒皮肤或物体表面。

经典考题

在作纤维胃镜消毒时,常选择的化学消毒方法是(　　)

　　A.75%乙醇擦拭　　　　　　B.2%的戊二醛溶液浸泡　　　　C.3%过氧化氢浸泡

　　D.0.2%过氧乙酸熏蒸　　　　E.含有效氯0.2%的消毒液浸泡

【答案】　B

2.化学消毒剂的使用方法

方　法	内　容
浸泡法	纱布、棉花等物不能用浸泡法;器械浸泡前用无菌盐水冲洗,擦净后再浸泡
喷雾法	主要用于空气、地面、墙壁和物品表面的消毒

续表

方　法	内　容
擦拭法	用于物品表面、桌椅等消毒
熏蒸法	常用于室内空气消毒,如纯乳酸(每立方米 0.12ml,加等量水,30～120 分钟)、食醋(每立方米 5～10ml,加热水 1～2 倍,30～120 分钟)
环氧乙烷气体密闭消毒灭菌法	可用于皮毛、塑料制品、电子仪器等的消毒

● 经典考题

在乡卫生院工作的护士准备用纯乳酸对换药室进行空气消毒,换药室长 4m、宽 5m、高 3m,需乳酸量为(　　)

　　A.3.6ml　　　　B.5.8ml　　　　C.7.2ml　　　　D.12.8ml　　　　E.17.4ml

【答案】　C

考点五 无菌技术

考查年份:2012 年,2016 年、2017 年、2018 年、2019 年、2020 年。

考情分析:属于高频考点,需重点记忆。

1.无菌技术的原则

要　点	内　容
环境	操作前30 分钟减少走动,禁扫地等引起尘土飞扬的活动
操作要求	①操作者要面向无菌区并保持一定距离;手臂保持在腰部或治疗台面以上;不可跨越无菌区;禁止面对无菌区说话、咳嗽、打喷嚏 ②取无菌物品必须使用无菌持物钳(镊),无菌物品取出后,即使未用也不得放回无菌容器;无菌物品疑有或已有污染时,不可再用 ③一套无菌物品只能供一位患者使用,以防止交叉感染
物品管理	①无菌物品与非无菌物品必须分别放置,并设有明显标志 ②无菌物品不可暴露在空气中,应存放在无菌包或无菌容器中,并标明物品名称及灭菌日期,按灭菌日期先后顺序摆放 ③无菌包有效期为 7 天,过期或受潮时,须重新灭菌

2.常用无菌技术

分　类	内　容
无菌持物钳(镊)	①浸泡存放时,消毒液面在持物钳轴节上 2～3cm 或镊子1/2 处 ②无菌持物钳只能夹取无菌物品,不能夹取油纱条或行换药操作,需到远处夹取时,应将无菌持物钳和容器一同搬移 ③无菌持物钳使用时始终保持前端向下,不可倒转,不可过高或过低以免污染;使用后,立即闭合钳端,垂直向下放回容器内,并打开轴节浸泡消毒;无菌持物钳疑有或已有污染时,应重新消毒灭菌

续表

分 类	内 容
无菌容器	打开无菌容器的盖时,手不能接触到盖子的内面,盖子放桌面时,内面应朝上。无菌物品取出后,即使没有使用,也不能再放回无菌容器内
取无菌溶液法	①取用前,应核对标签并查看有无浑浊、变色等 ②倒取溶液时瓶签应朝掌心,先倒出少量溶液于弯盘中,冲洗瓶口 ③液体倒出后,应注明开瓶日期与时间,超过24小时不可再用。已经倒出的溶液不能再倒回瓶内
无菌包	包内物品一次未用完则按原折痕包好,注明开包日期及时间,24小时内可用;如污染或潮湿则不能使用,须重新灭菌
铺无菌盘	铺好无菌盘后,需注明名称、时间,无菌盘的有效期为4小时
无菌手套	①手套外面为无菌区,不可用已戴手套的手去接触未戴手套的手及手套内面 ②手套破损或疑似污染时立即更换

● 经典考题

患者,男,47岁。肺癌术后化疗,护士在给其行PICC置管过程中发现手套破损。此时应(　　)
A.用无菌纱布覆盖破损处　　B.用消毒液消毒破损处
C.用胶布粘贴破损处　　D.加戴一副手套
E.立即更换手套
【答案】　E

考点六　隔离技术

1.隔离区域的划分

分 类	内 容
清洁区	未被病原微生物污染的区域,如配餐室、库房、食堂等
半污染区	有可能被病原微生物污染的区域,如医护办公室、消毒室、检验室、医疗器械等的处理室、病区走廊、治疗室等
污染区	已被病原微生物污染的区域,如病室、处置室、污物间等

考查年份:2013年,2014年,2015年,2016年,2017年,2018年,2019年。
考情分析:属于高频考点。关于隔离区域的划分可简单记忆为:清洁区主要是医护人员活动的场所,半污染区主要是医护人员和患者共同活动的场所,污染区主要是患者活动的场所。

● 经典考题

在传染病区中属于污染区的是(　　)
A.走廊　　B.病室　　C.护士站　　D.治疗室　　E.值班室
【答案】　B

2.终末消毒处理

分 类	内 容
患者的终末处理	出院或转科的患者应先洗澡、更换清洁衣裤,并将个人用物消毒后一并带出。对于死亡的患者,应用消毒液擦拭尸体,并用已经被消毒液浸湿的棉球填塞口、鼻、耳、阴道、肛门等孔道,有敷料的患者更换伤口敷料

续表

分　类	内　容
病室的 终末处理	关闭病室的门、窗,打开床旁桌,摊开被褥,用紫外线灯照射或消毒液熏蒸。消毒结束后打开门、窗,用消毒液擦拭家具;被服类放入标明"隔离"字样的污物袋内,注明隔离用物,先消毒后清洗,床垫、棉胎、毛毯或枕芯还可用日光暴晒处理

3.隔离种类及适用病种

种　类	要　点
严密隔离	适用于霍乱、鼠疫、非典型性肺炎等传染性强、死亡率高的传染病
呼吸道隔离	适用于肺结核、流脑、麻疹、百日咳等通过空气中的飞沫传播的传染性疾病。同种患者可居一室
肠道隔离	适用于伤寒、细菌性痢疾、甲型肝炎等经过患者排泄物直接或间接污染食物或水源而引起传播的疾病
接触隔离	适用于破伤风、狂犬病、气性坏疽等。用过的敷料应焚烧
血液、 体液隔离	适用于乙型肝炎、艾滋病、梅毒等。接触患者血液、体液时应穿隔离衣
昆虫隔离	适用于乙脑、流行性出血热、疟疾、斑疹伤寒等以昆虫为媒介的传染病
保护性隔离	适用于抵抗力低下或极易感染的患者,如大面积烧伤、早产儿、白血病及器官移植的患者。患者住单人病房,接触患者前洗手、戴口罩、帽子、穿无菌隔离衣,避免呼吸道感染者接触患者

4.隔离技术操作法

分　类	内　容
口罩	一次性口罩的有效期为4小时;纱布口罩应每天更换。接触严密隔离的患者时,应每次更换
手的清洁 与消毒	①卫生洗手时按七步洗手法清洗双手,时间不能少于15秒 ②消毒手:按照前臂、腕关节、手背、手掌、指缝、指甲的顺序彻底刷洗,每只手30秒,用流水冲净,使污水从前臂流向指尖,然后换另一只手,反复两次,共刷2分钟。刷手范围要超过被污染的范围
穿脱隔离衣	①隔离衣应长短合适,能完全覆盖工作服。穿隔离衣后衣领及内面视为清洁处,不得污染 ②穿上隔离衣后不得进入清洁区,使用过的隔离衣挂在半污染区时,清洁面朝外;挂在污染区时,污染面向外 ③一般情况下隔离衣应每日更换,潮湿或污染时,应立即更换
避污纸	使用时从页面抓取,以保持另一面的清洁

💡小贴士:七步洗手法:
①掌心相对,两手相互搓洗;
②手心对手背,手指交错搓洗;
③掌心相对,两手手指交叉搓洗;
④弯曲手指,把关节放在另一手掌心搓洗;
⑤一手握住另一手大拇指搓洗,两手交换进行;
⑥五个手指并拢放在另一手掌中旋转搓洗,两手交换进行;
⑦一手握住另一手的手腕搓洗,两手交换进行。

• 经典考题

在隔离病区工作护士的下列行为,正确的是( )

    A. 掀页撕取避污纸
        B. 把口罩挂在胸前

    C. 身着隔离衣进入食堂
    D. 为患者翻身后用手整理口罩

    E. 护理结核患者后立即更换口罩

【答案】　E

第五节　入院和出院

微信扫描

考点一　入院程序

入院程序	内　容
办理入院手续	由医生开入院证明,患者或其家属持住院证到入院处办理手续
卫生处置	沐浴、理发、更衣等,急、危重症患者、即将分娩者、体质虚弱者可酌情免浴,传染病或疑似传染病患者在隔离室进行卫生处置
护送患者入病区	根据患者的病情,选择步行、轮椅、平车或担架等方式

> 考查年份:2014 年,2016 年,2017 年。
>
> 考情分析:属于偶尔考查的知识点,着重记忆患者入院的卫生处置与护送入病区时的注意事项。
>
> 小贴士:在护送患者入病区时,患者的输液、吸氧不能中断。

• 经典考题

1. 乙型肝炎患者入院时换下的衣服的保存方式是( )

    A. 统一焚烧
        B. 包好后存放

    C. 消毒后存放
    D. 交给家属带回

    E. 消毒后交给患者

【答案】　C

2. 年轻男性患者因车祸昏迷送来急诊,初步诊断为颅骨骨折、骨盆骨折。医嘱开放静脉通路,急行 X 线检查。护士护送患者时,不妥的做法是( )

    A. 选用平车运送
    B. 护士站在患者头侧

    C. 护送时注意保暖
    D. 检查时护士暂时离开照相室

    E. 运送期间暂时停止输液

【答案】　E

考点二　入病区后的初级护理

分　类	护理要点
一般患者	①为患者做各方面的介绍,增强患者的安全感 ②测量患者体温、脉搏、血压及体重等并记录 ③依下列顺序排列住院病历:体温单、医嘱单、入院记录、病史及体格检查、病程记录、检查检验报告单、护理记录单、护理病历首页、门诊病历 ④用红笔将入院时间竖写在体温单相应时间的 40 ~ 42℃之间

> 小贴士:住院病历中体温单排在首页,出院病历中住院病历放首页,体温单放最后一页。

续表

分 类	护理要点
急诊患者	①通知有关医生做好抢救的准备,备好急救药物及仪器 ②安置好患者后,与护送人员交接患者的病情、治疗情况及有关物品等。密切观察患者的病情变化

● 经典考题

1.关于住院病历的排列顺序,正确的是( )
  A.门诊病历、住院病历首页、体温单、医嘱单
  B.门诊病历、入院记录、检验报告单、医嘱单
  C.体温单、医嘱单、住院病历首页、门诊病历
  D.体温单、门诊病历、住院病历首页、护士记录单
  E.住院病历首页、出院记录、入院记录、检验报告单
【答案】 C

2.患者,男,25岁。患肺炎入院治疗,患者进入病区后,护士的初步护理工作不包括( )
  A.迎接新患者　　　　B.通知病区医生　　　　C.测量生命体征
  D.准备急救物品　　　　E.建立患者住院病历
【答案】 D

考点三 分级护理

考查年份:2013 年,2014 年,2015 年,2016 年,2019 年,2020 年。
考情分析:属于高频考点,重点记忆特级护理与一级护理的适用对象及措施。

分级	适用对象	护理内容
特级护理	病情危重,如严重创伤、复杂疑难的大手术后、器官移植、大面积灼伤以及某些严重内科疾病等患者,需随时观察,以便进行抢救	①严密观察病情及生命体征的变化 ②严格执行各项诊疗及护理措施,及时准确填写护理记录单 ③备好急救所需药品及仪器 ④做好基础护理,实施床旁交接班
一级护理	患者病情危重,需绝对卧床休息,如各种手术后、休克、昏迷、瘫痪、高热、大出血等	每小时巡视患者,观察病情及生命体征的变化
二级护理	患者病情稳定,生活部分自理,如大手术后病情稳定者、慢性病不宜多活动者等	每2小时巡视患者,观察病情
三级护理	患者病情较轻,生活基本自理,如一般慢性病、疾病恢复期等	每3小时巡视患者,观察病情

经典考题

1. 患者,女,18岁。因失血性休克给予特级护理,不符合特级护理要求的是(　　)
   A. 严密观察病情变化　　　　　　　B. 实施床旁交接班
   C. 每2小时监测生命体征1次　　　　D. 基础护理由护理人员完成
   E. 保持患者的舒适和功能体位

【答案】　C

2. 患者,男,56岁。Ⅲ度烧伤面积大于60%,入院后的护理级别是(　　)
   A. 重症护理　　　B. 特级护理　　　C. 一级护理　　　D. 二级护理　　　E. 三级护理

【答案】　B

考点四　出院护理

做好患者出院指导。在体温单40~42℃之间用红笔竖写出院时间,注销诊断卡、治疗卡等卡片。整理患者病历。处理床单位,床垫、床褥、枕芯、棉胎放在阳光下暴晒6小时或用紫外线灯照射,传染病患者的床单位及病房按传染病终末消毒法处理。

> 💡小贴士:传染病患者的病室及用物应先消毒后再清洗,之后再次消毒。

经典考题

处理出院患者医疗护理文件的方法错误的是(　　)
   A. 患者病历交档案室保存　　　　　B. 出院病历的最后一页是体温单
   C. 诊断卡、医疗卡夹入病历内　　　D. 注销床头卡、饮食卡
   E. 填写患者出院登记本

【答案】　C

考点五　运送患者法

> 👍考查年份:2012年,2013年,2017年,2018年。
> 考情分析:属于常考点,主要掌握搬运患者时的注意事项。

要　点	内　容
轮椅运送法	①推轮椅速度宜慢,保证患者安全舒适 ②观察患者病情变化,注意保暖
平车运送法	①挪动法:协助患者上平车时,按上身、臀部、下肢的顺序向平车挪动,头部卧于大轮一端,下平车时,顺序相反 ②单人搬运法:护士一手伸至患者对侧肩部,一手伸至大腿下 ③双人搬运法:甲一手托住患者头、颈、肩部,一手托住腰部,乙一手托住患者臀部,一手托住腘窝 ④三人搬运法:甲托住患者头、颈、肩和背部,乙托住患者腰部、臀部,丙托住患者腘窝、腿部 ⑤四人搬运法:适用于颈椎、腰椎骨折或病情较重的患者
注意事项	①推车途中护士应站在患者头侧,利于观察患者的病情变化;平车上下坡时,患者的头部应位于高处,以免引起不适 ②骨折患者挪动时应在车上垫一木板,并固定好骨折部位 ③有输液和引流管时注意妥善固定,并保持通畅

> 💡小贴士:①挪动法:平车靠近床边,大轮紧靠床头。
> ②单人搬运法:平车与床尾呈钝角,大轮靠近床尾。

• 经典考题

患者,男,36 岁。因车祸下肢瘫痪来诊,初步诊断为腰椎骨折。运送患者时最佳的方式是(　　)

　　A. 轮椅运送法　　　　　　　　　　B. 平车挪动法

　　C. 平车单人搬运法　　　　　　　　D. 平车两人搬运法

　　E. 平车四人搬运法

【答案】　E

第六节　卧位和安全的护理

考点一　卧位的分类

分　类	内　容
主动卧位	适用于病情轻,有自主活动能力的患者
被动卧位	适用于病情重,无自主活动能力的患者。如昏迷、瘫痪、极度虚弱等
被迫卧位	适用于意识清晰,有自主活动能力的患者,需要保持特定卧位减轻不适。如支气管哮喘发作患者因呼吸困难采取端坐位

考点二　常用的卧位

常用卧位	内　容
仰卧位	①去枕仰卧位:去枕平卧,头偏向一侧。适用于:1) 昏迷或全麻未清醒者,避免呕吐物误吸进入气管引发窒息或肺部感染;2)椎管内麻醉或腰椎穿刺术后易引起颅内压降低进而引起头痛,应在术后保持该卧位 6～8 小时 ②中凹卧位:头胸部抬高 10°～20°,下肢抬高 20°～30°。适用于休克患者,头胸部抬高有利于通气,下肢抬高有利于静脉回流,增加心排出量 ③屈膝仰卧位:适用于胸腹部检查、导尿术与会阴冲洗的患者
侧卧位	适用于臀部肌内注射,肛门直肠检查、灌肠,配合胃镜、肠镜检查等
半坐卧位	摇起床头支架抬高 30°～50°,抬高膝下支架。适用于: ①限制感染扩散,下腹、盆腔术后或出现感染征象的患者,使感染局限于盆腔,防止引起膈下脓肿 ②减轻呼吸困难,尤其是有心肺疾患的患者。坐位时膈肌下降,肺部容量增加,增加肺部血流和减轻心脏负担,增加肺活量,改善呼吸困难 ③促进疾病恢复,适用于疾病恢复期的患者 ④减少局部出血,适用于某些面部及颈部手术后患者 ⑤缓解疼痛,促进伤口愈合,适用于腹部手术患者
端坐卧位	患者坐位,床头支架抬高呈 70°～80°,摇起膝下支架呈 15°～20°。适用于急性肺水肿与心包积液、心力衰竭、支气管哮喘突然发作患者

👍考查年份:2012 年,2013 年,2015 年,2017 年,2018 年,2019 年。

考情分析:属于高频考点,重点记忆各个卧位的要求与适用疾病。

续表

常用卧位	内　容
俯卧位	适用于： ①腰、背、臀部受创,脊椎受创或脊椎术后患者 ②腰、背部的检查,配合胰、胆管造影 ③缓解腹痛,如胃肠胀气所致腹痛,以缓解胃肠胀气
头低足高位	患者仰卧,床尾置用物垫高 15～30cm。适用于： ①用于跟骨及胫骨结节牵引,以保持反牵引力 ②预防窒息,肺部分泌物过多时,利于痰液咳出 ③十二指肠引流 ④妊娠时胎膜早破,防止脐带脱垂
头高足低位	患者仰卧,床头置用物垫高 15～30cm。适用于： ①维持重力、保持反牵引力,用于颈椎骨折患者的颅骨牵引 ②减轻脑水肿 ③用于颅骨手术后患者
膝胸位	患者跪于床上,胸部贴于床面,臀部抬高,两臂屈肘放于身体两侧。适用于： ①矫正子宫后倾和胎位不正 ②肛门、直肠、乙状结肠的检查与治疗 ③产后促进子宫复原
截石位	患者两腿分开置于支腿架上,仰卧于检查台。适用于产妇分娩及会阴、肛门部位的检查、治疗、手术

💡小贴士:孕妇采取膝胸位矫正胎位时,每次不应超过15分钟。

● 经典考题

1.患者,男,38 岁。进行乙状结肠镜检查,应采取的体位是(　　)
　　A.头低足高位　　　B.头高足低位　　　C.俯卧位　　　D.膝胸卧位　　　E.端坐位
【答案】 D

2.患者,女,25 岁。因车祸导致面部开放性伤口。经清创缝合后,暂时入院观察。应采取的体位是(　　)
　　A.膝胸位　　　B.俯卧位　　　C.半坐卧位　　　D.侧卧位　　　E.仰卧位
【答案】 C

3.患者,男,26 岁,民工。在作业中不慎从高空坠落,头痛、呕吐,急诊入院,诊断为脑挫裂伤。为预防脑水肿,降低颅内压,应采取的体位是(　　)
　　A.仰卧位　　　B.头高足低位　　　C.半坐卧位　　　D.端坐位　　　E.俯卧位
【答案】 B

4.患者,女,32 岁。宫外孕造成失血性休克入院,该患者应采取的体位是(　　)
　　A.头高足低位　　　B.去枕仰卧位　　　C.中凹卧位　　　D.半坐卧位　　　E.头低足高位
【答案】 C

考点三 保护具的应用

要 点	内 容
床档	预防坠床
约束带	①宽绷带:用于固定患者的手腕和踝部 ②肩部约束带:用于固定患者的肩部,限制其坐起 ③膝部约束带:用于固定患者的膝部,限制其下肢活动 ④尼龙搭扣约束带:用于固定患者的手腕、上臂、膝部、踝部等部位
支被架	防止盖被压迫肢体,用于瘫痪、牵引、极度虚弱、烧伤患者的暴露疗法时的保暖等
注意事项	①使用前需告知患者及其家属约束带的使用目的与注意事项 ②使用约束带时需垫衬垫并定时松解,一般2小时放松一次。期间注意观察患者局部肤色和温度。当肢体出现苍白、冰冷、麻木时,应立即松解约束带

● 经典考题

患者,女,62岁。因下肢瘫痪,长期卧床并用盖被保暖。为保护双足功能,可选用的保护具是(　　)

　　A.床档　　　　B.宽绷带　　　　C.肩部约束带　　　　D.支被架　　　　E.膝部约束带

【答案】 D

第七节　患者的清洁护理

考查年份:2012年,2014年,2016年,2017年,2018年,2019年。

考情分析:属于高频考点,重点记忆常用漱口液及口腔护理的注意事项。

考点一 口腔护理

1.适应证

禁食、鼻饲、高热、昏迷、术后、口腔疾患以及无生活自理能力的患者。

● 经典考题

患者,男,29岁。因外伤致昏迷,需鼻饲,护士在晨晚期间为其进行口腔护理的目的不包括(　　)

　　A.保持口腔清洁　　　　　　　　B.清除口腔内一切细菌

　　C.清除口臭、口垢　　　　　　　D.观察口腔黏膜

　　E.预防炎症

【答案】 B

2.常用漱口液

名 称	作 用
0.9%的氯化钠	清洁口腔、预防感染
朵贝尔溶液(复方硼酸溶液)	除臭、抑菌
1%～3%过氧化氢溶液	抗菌、除臭
2%～3%硼酸溶液	防腐、抑菌
1%～4%碳酸氢钠溶液	破坏真菌的生长环境,用于真菌感染

续表

名　称	作　用
0.1%醋酸溶液	用于铜绿假单胞菌感染
0.02%呋喃西林溶液	清洁口腔、广谱抗菌

● 经典考题

1. 患者,男,89岁。因腹部隐痛来院就诊,门诊以腹痛待查收入院。患者身高160cm,体重40kg,意识清楚,生活基本不能自理。护士在晨间为其进行口腔护理时发现患者口腔黏膜充血糜烂,舌苔增厚,有假膜。此时护士应(　　)
　　A. 要求患者每次饭后均要刷牙　　　　　B. 要求家属加强照护,注意口腔清洁
　　C. 允许患者在不适时,自行消除假膜　　D. 提供0.9%生理盐水漱口
　　E. 提供3%碳酸氢钠溶液漱口
【答案】　E

2. 为口腔铜绿假单胞菌感染的患者进行口腔护理时,可选用的漱口液是(　　)
　　A. 1%～3%过氧化氢溶液　　　　　　　B. 0.02%呋喃西林溶液
　　C. 2%～3%硼酸溶液　　　　　　　　　D. 1%～4%碳酸氢钠溶液
　　E. 0.1%醋酸溶液
【答案】　E

3. 注意事项

(1)昏迷患者不可漱口,擦洗时棉球不可过湿,避免引起误吸;用开口器时从白齿放入,牙关紧闭者不可暴力放入,避免口腔受损。

(2)擦洗动作要轻柔,特别是对凝血功能差者,防止损伤黏膜引起出血。

(3)一次夹取一个棉球,擦洗时血管钳要夹紧棉球,切忌遗漏在口腔。

(4)长期使用抗生素者,注意观察有无真菌感染。

(5)有活动义齿者应取下放入冷开水中,不可放入热水或消毒液中,以免变色、变形和老化。

💡 小贴士:昏迷患者禁止漱口,因此准备用物时不需准备吸水管。

● 经典考题

1. 取下活动义齿应放入(　　)
　　A. 热水中　　　　B. 冷开水中　　　　C. 酒精中　　　　D. 生理盐水中　　　　E. 碳酸氢钠溶液中
【答案】　B

2. 口腔护理时开口器应从(　　)
　　A. 门齿处放入　　B. 尖齿处放入　　C. 白齿处放入　　D. 双腭处放入　　E. 脸颊处放入
【答案】　C

3. 患者李某,女,42岁。诊断为血小板减少性紫癜,检查头、面部及双下肢有散在淤血点,轻触牙龈可见出血,该患者在口腔护理时应特别注意(　　)
　　A. 动作要轻勿损伤黏膜　　　　　　　　B. 蘸水不可过湿以防呛咳
　　C. 擦拭时勿触及咽部以免恶心　　　　　D. 先取下假牙避免操作中脱落
　　E. 夹紧棉球防止遗留在口腔
【答案】　A

考点二　头发护理

（1）头发打结可用30%乙醇湿润后再梳理。
（2）身体极度衰弱者，不宜进行床上洗发。
（3）灭虱药液：30%含酸百部酊（百部30g，加50%乙醇100ml，再加入纯乙酸1ml 盖严，48小时即可使用）。

💡小贴士：床上洗发时，注意调节水温和室温，水温不宜超过40℃。

● 经典考题

患者，女，32岁。因剖腹产后卧床多日造成长发打结且黏结成团，护士欲帮其湿润疏通头发宜选用（　　）

A. 清水　　　　B. 油剂　　　　C. 百部酊　　　　D. 生理盐水　　　　E. 30%乙醇

【答案】　E

考点三　皮肤护理

分　类	内　　容
淋浴、盆浴	①室温在22℃以上，浴室勿闩门 ②妊娠7个月以上的孕妇禁用盆浴。创伤、身体虚弱、心脏病患者因耐力差，需卧床休息，不宜沐浴或盆浴 ③沐浴时防止滑到，一般在饭后1小时进行，避免影响消化
床上擦浴	①室温在24℃以上。辅助患者脱衣时，先脱近侧、后脱远侧，有外伤时先脱健侧；穿衣时先穿远侧，再穿近侧，有外伤时先穿患侧 ②给患者擦洗后，可用50%乙醇按摩骨隆突处，预防压疮

💡小贴士：背部手术或肋骨骨折的患者禁止进行背部按摩。

● 经典考题

患者，男，27岁。从高处摔下引起右上肢骨折，护士在为其换衣应（　　）

A. 先脱左肢，先穿左肢　　　　B. 先脱右肢，先穿左肢
C. 先脱左肢，先穿右肢　　　　D. 先脱右肢，先穿右肢
E. 按患者意愿做

【答案】　C

考点四　压疮的预防及护理

1. 概述

压疮指局部身体组织长期受压，逐渐造成血液循环障碍、组织营养缺乏，导致皮肤失去正常生理功能，从而引起组织的破损甚至坏死。发生的原因与压力因素（主要是垂直压力）、营养状况、潮湿、排泄物刺激等有关。

2. 好发部位

体　位	部　　位
仰卧位	枕骨粗隆、肩胛、肘部、骶尾部和足跟，骶尾部最常见
侧卧位	耳廓、肩峰、肋骨、肘部、髋部、膝关节的内外侧、内外踝
俯卧位	面颊、耳廓、肩峰、女性乳房、男性生殖器、髂前上棘、膝部和足趾处
坐位	坐骨结节

👍考查年份：2012年，2013年，2015年，2017年，2019年，2020年。

考情分析：属于高频考点，重点记忆压疮的临床表现与护理。

● **经典考题**

患者,女,72 岁。患扩张型心肌病伴慢性右心衰竭 5 年,长期卧床。皮肤护理时,应着重预防压疮发生的部位是( )
  A. 肩胛部   B. 枕部   C. 骶尾部   D. 胫前部   E. 足踝部
【答案】 C

3. 临床表现与护理

分　期	临床表现	护　理
淤血红润期	皮肤红、肿、热、感觉麻木或触痛,无破溃	去除病因,勤翻身,加强营养供给,避免摩擦、潮湿和排泄物对皮肤的刺激
炎性浸润期	皮肤紫红色,皮下硬结,水疱形成,有疼痛感	保护创面,预防感染。未破溃的小水疱可自行吸收,无须特别处理,大水疱用无菌注射器抽出液体后消毒包扎
浅度溃疡期	疼痛加剧,真皮层创面有黄色渗出液	清洁创面,促进愈合,保持局部清洁、干燥,红外线灯照射疮面,用鸡蛋内膜贴于疮面可促进愈合
深度溃疡期	创面脓性分泌物增多,坏死组织逐渐变黑,有臭味,严重者危及生命	去除坏死组织,促进肉芽组织生长,用生理盐水、3% 过氧化氢冲洗创面,较深溃疡引流,严重者植皮

● **经典考题**

1. 患者,女,60 岁。因脑出血入院 2 周,患者意识不清,骶尾部皮肤发红,大小为 3cm×3cm,未破损,患者的压疮处于( )
  A. 淤血红润期   B. 炎性浸润期   C. 浅度溃疡期   D. 深度溃疡期   E. 坏死溃疡期
【答案】 A

2. 患者,男,60 岁。车祸致颅脑损伤,下肢粉碎性骨折,深昏迷,营养状况差,轻度水肿。评估见骶尾部皮肤紫红色,有皮下硬结,并有小水疱。患者目前皮肤状况处于( )
  A. 正常   B. 压疮淤血红润期
  C. 压疮炎性浸润期   D. 压疮浅度溃疡期
  E. 压疮坏死溃疡期
【答案】 C

4. 压疮的预防措施

(1)避免局部组织长期受压:每 2 小时翻身一次。对容易发生压疮的患者,可在身体空隙处垫软枕,降低骨隆突部位所承受的压力。

(2)增进全身营养:高热量、高蛋白、高维生素饮食,维生素 C 和锌可促进伤口愈合。水肿患者限制水钠摄入,脱水者及时补充水和电解质。

(3)促进皮肤血液循环:每日进行主动或被动全范围关节运动练习,定时温水擦浴或用 50% 乙醇局部按摩,促进血液循环。

💡 小贴士:预防压疮应做到七勤,即勤观察、勤翻身、勤擦洗、勤按摩、勤整理、勤更换、勤交班。

● 经典考题

患者,女,78 岁。瘫痪 3 年,为预防老人发生压疮,应采取的措施是( )

　A. 睡木制硬床　　　　　　　　B. 每周一次物理治疗
　C. 每日更换衣服与被褥　　　　D. 局部置热水袋促进循环
　E. 定期更换体位与局部按摩

【答案】　E

第八节　生命体征的评估

考点一　体温的评估与护理

1. 正常体温

测量部位	正常范围	平均温度
口腔	36.3～37.2℃	37.0℃
直肠	36.5～37.7℃	37.5℃
腋窝	36.0～37.0℃	36.5℃

● 经典考题

成人腋温的正常范围是( )

　A. 35.6～36.6℃　　B. 36.0～37.0℃　　C. 36.5～37.2℃　　D. 36.5～37.5℃　　E. 36.5～37.7℃

【答案】　B

2. 体温的生理性变化

体温可随着年龄、昼夜、性别、情绪等因素而发生变化,但这种变化波动小。

3. 散热

人体主要通过皮肤进行散热,当环境温度低于皮肤温度时,大部分体热通过辐射、传导(如高热用冰袋降温)和对流的方式向外界散热,呼吸和排泄也能散发小部分热量。当环境温度高于皮肤温度时,主要通过蒸发的方式来散热。

4. 体温过高

(1)分级:以口腔温度为例

分 级	温 度
低热	37.3～38℃
中等热	38.1～39℃
高热	39.1～41℃
超高热	超过41℃

考查年份:2012 年,2013 年,2014 年,2015年,2016 年,2017 年,2018年,2019 年,2020 年。
考情分析:属于高频考点,着重掌握临床常见 4 种热型的临床表现。

小贴士:人体主要的产热部位是肝脏和骨骼肌。

（2）发热的临床分期及特点

分　期	特　点
体温上升期	机体产热大于散热,体温不断升高,患者出现皮肤苍白、无汗、畏寒,严重者有寒战。体温上升的方式包括骤升和渐升,骤升是体温突然升高,数小时内可升至高峰;渐升是体温逐渐上升,于数日内升至高峰
高热持续期	机体产热和散热在较高水平上趋于平衡,患者出现颜面潮红并有灼热感、呼吸与心率增快、头晕、头痛、全身软弱无力,小儿易出现惊厥
体温下降期	机体散热增加,产热趋于正常,体温恢复正常水平。患者大量出汗,皮肤潮湿,体温下降。体温下降方式有骤退和渐退,骤退即体温急剧下降,于数小时内恢复至正常水平;渐退是指体温在数日内逐渐恢复至正常

💡**小贴士**:体温骤升常见于肺炎球菌肺炎、疟疾等,渐升常见于伤寒;体温骤退常见于肺炎球菌肺炎,渐退常见于伤寒。

（3）常见热型

热　型	表　现	常见疾病
稽留热	体温维持在 39～40℃,持续数天或数周,24 小时波动范围不超过 1℃	肺炎球菌肺炎、伤寒
弛张热	体温多维持在 39℃ 以上,24 小时体温波动幅度大于 1℃,最低体温仍高于正常水平	风湿热、败血症
间歇热	体温骤然升高至 39℃ 以上且持续数小时或更长时间,后又迅速降至正常水平	疟疾、急性肾盂肾炎
不规则热	发热无规律,且持续时间长短不一	流行性感冒、癌性发热

● 经典考题

1. 患者,男,28 岁。因高烧 1 天后入院。护士为其测量体温发现:患者早上 8 点时体温在 39℃ 左右,下午 4 时达 39.9℃。此热型属于（　　）
　　A. 弛张热　　　　　B. 间歇热　　　　　C. 不规则热　　　　　D. 稽留热　　　　　E. 波浪热
【答案】　D

2. 患儿,男,6 岁。持续发热 1 周入院,体温 39.6～40.2℃,每天最低温度 37.8℃ 左右。该患儿热型属于（　　）
　　A. 不规则热　　　　B. 稽留热　　　　　C. 弛张热　　　　　D. 间歇热　　　　　E. 波浪热
【答案】　C

（4）护理措施

要　点	内　容
降温	药物降温主要指应用退热药,使用时注意药物的剂量及副作用。物理降温有局部降温和全身冷疗两种方法,如使用冰袋、冰囊、冰帽、温水或酒精擦浴,达到降温的目的。降温半小时后需测量体温并记录

续表

要 点	内 容
观察病情	高热患者每4小时测量一次体温,观察患者的热型、程度及临床过程和特点,有无寒战、结膜充血、淋巴结肿大等伴随症状
支持治疗	发热时机体代谢旺盛,水和电解质大量丢失,应给予患者高热量、高蛋白、高维生素、易消化的流质或半流质饮食,以供给充分的热能和营养,提高机体的抵抗力。鼓励患者多补充水分,以促进毒素和代谢产物的排出
增进舒适	提供安静、舒适的环境,定时通风。嘱患者卧床休息,注意保暖。在退热期患者往往大量出汗,应及时更换衣服,保持皮肤清洁干燥

5.体温过低

要 点	内 容
概念	体温低于35.0℃时,称为体温过低,常提示病情危重或预后不良,多见于早产儿及全身衰竭的患者
分度	轻度:32.1~35.0℃,中度:30.0~32.0℃,重度:<30.0℃,并出现瞳孔散大,对光反射消失,致死温度:23.0~25.0℃
症状	皮肤苍白、口唇、耳垂发绀,四肢冰冷,发抖,血压下降,尿量减少,躁动不安,意识障碍甚至昏迷等
护理	①提升温度:调节室温,注意保暖,给予毛毯、棉被或添加衣服等减少机体热散失,也可提供热水袋、电热毯等促进体温的回升 ②密切观察:监测体温,至少每小时测量一次,直至体温恢复正常

6.体温的测量

(1)体温计的消毒:常用的消毒液有70%乙醇、1%过氧乙酸等。

(2)体温计的检测:将体温计的汞柱甩至35℃以下,放进36~40℃的温水中,3分钟后取出擦净并检视。温度相差超过0.2℃,或是玻璃管有裂隙、汞柱自动下降等则不能再使用。

7.体温测量的注意事项

(1)给危重患者或躁动不安、婴幼儿等不合作患者测体温时,需在旁守护,给予必要的帮助及防止发生意外。

(2)测温前应评估患者有无进食或冷热饮、洗浴、冷热敷、灌肠、剧烈运动等,若有这些情况,应让患者安静休息30分钟后再进行测量。

(3)腋下有炎症、手术、创伤或肩关节活动受限者禁忌测量腋温;过于消瘦者不宜测量腋温。口鼻手术、口腔疾病、张口呼吸患者,以及昏迷、精神异常和婴幼儿等不合作者禁用口温测量法。

(4)腹泻、直肠或肛门手术患者禁用肛温测量法,心肌梗死者因肛温计可刺激肛门致迷走神经反射而引起心动过缓,故应慎用。

小贴士:腋温测量时间为10分钟,口温测量时间为3分钟,直肠温度测量时间为3分钟,肛表缓慢插入肛门3~4cm。

小贴士:测口温时,若患者不慎咬破体温计应及时清除玻璃碎屑,防止损伤口腔黏膜。让患者口服蛋清或牛奶,保护消化道黏膜,延缓汞的吸收,在病情允许的情况下,进粗纤维食物,有助于加快汞的排出。

● 经典考题

某患者因脑出血入院治疗,现意识模糊,左侧肢体瘫痪。护士为其测量血压、体温的正确方法是(　　)

A. 测量口腔温度、右上肢血压　　　　B. 测量腋下温度、右上肢血压

C. 测量腋下温度、左上肢血压　　　　D. 测量直肠温度、左上肢血压

E. 测量口腔温度、左上肢血压

【答案】　B

考点二　脉搏的观察与护理

1. 脉搏

正常成人静息状态下脉率为 60 ~ 100 次/分,可受年龄、性别等多种生理因素影响。同时,体型、情绪、饮食、活动等多种因素也会引起脉率的生理性波动。

2. 异常脉搏的观察

(1)脉率异常

①速脉:指成人安静状态下脉率超过 100 次/分,又称心动过速,其病理情况常见于发热、甲亢、大出血前期、贫血、心肌炎、心力衰竭等。

②缓脉:指成人静息状态下脉率低于 60 次/分,又称心动过缓,其病理情况常见于颅内压增高、房室传导阻滞、甲减等。

(2)节律异常

①间歇脉:指在一系列正常规则的脉搏中,出现一次提前的较弱脉搏,其后有一段较正常延长的间歇(代偿性间歇),又称过早搏动。多发生于各种心脏病或洋地黄中毒患者。

②脉搏短绌:指单位时间内脉率少于心率,又称绌脉。特点是心率快慢不一、心音强弱不等、心律完全不规则。常见于房颤患者。

(3)强弱异常

类　型	表　现	常见疾病
洪脉	脉搏强而有力,极易触诊	高热、甲状腺功能亢进、主动脉瓣关闭不全
丝脉	脉搏弱而细小,扪之如细丝,难以触及	心功能不全、大出血、休克、主动脉瓣狭窄及全身衰竭
交替脉	脉搏节律正常,呈强弱交替出现	高血压性心脏病、心功能不全及冠状动脉粥样硬化性心脏病
奇脉	脉搏在吸气时明显减弱甚至消失,而在呼气末时增强	心包腔积液、缩窄性心包炎

3. 异常脉搏的护理

严密观察病情,指导患者正确用药,观察其用药后的不良反应。嘱患者适当休息。备好急救用品,如除颤仪以及抗心律失常的药物等。

4. 脉搏的测量

(1)测量的部位:桡动脉是临床上常选择的部位。

(2)测量要点:以一手中间三指的指端置于患者腕部外侧桡动脉的表面。正常脉搏可测量 30

考查年份:2012 年,2016 年,2017 年,2018 年,2019 年,2020 年。

考情分析:属于高频考点,重点记忆脉搏的节律异常与脉搏短绌的测量。

💡小贴士:间歇脉可表现为二联律或三联律。二联律是指每隔一个正常搏动出现一次过早搏动,三联律是指每隔两个正常搏动出现一次过早搏动。

💡小贴士:奇脉是心脏压塞的重要体征之一,它的产生主要与左心室搏出量减少有关。

秒,然后用所得数值×2即为脉率,若遇心脏疾病、危重患者或脉搏异常时,应测足1分钟。

(3)注意事项

①保证患者体位舒适、情绪稳定,若患者出现剧烈运动、紧张、恐惧、哭闹等状况时,应休息20～30分钟再测量。

②偏瘫患者应选择健侧肢体诊脉,以保证测量结果的可靠性。

③出现脉搏短绌时,应由两名护士分别测量患者的心率和脉率,由听心率者发出"起""停"口令,两人同时计数1分钟,以分数式正确记录心率和脉率,即率/脉率。

● 经典考题

患者,男,60岁。因"风湿性心肌病"入院,住院期间患者曾出现心房纤颤。护士为其测量脉搏时,错误的方法是(　　)

　　A. 应由两名护士同时测量心率和脉率　　B. 测量前使患者安静

　　C. 患者手臂放于舒适位置　　D. 将手指指端按压在桡动脉搏动处

　　E. 计数30秒,将所测量得数值乘以2

【答案】　E

考点三　呼吸的观察及测量

1. 概述

成人静息状态下呼吸频率为16～20次/分,男性和儿童的主要呼吸形式是腹式呼吸,而女性多以胸式呼吸为主。呼吸随着年龄、情绪、活动等因素的影响而存在一定范围内生理性波动。

2. 异常呼吸的观察

(1)频率异常

①呼吸增快:指呼吸频率明显超过正常范围,成人安静状态下呼吸超过24次/分,多见于发热、缺氧、贫血、疼痛、甲亢等患者。

②呼吸减慢:是指呼吸频率明显低于正常范围,成人安静状态下呼吸在12次/分以下,多见于颅内压增高、麻醉剂使用过量等患者。

(2)节律异常

①潮式呼吸:又称陈－施呼吸。呼吸特点是由浅、慢逐渐转为深、快,达高峰后又逐渐变为浅、慢,随后经过短暂的呼吸暂停,又开始重复以上周期性的呼吸,其形态犹如潮水涨落。多见于脑炎、脑膜炎、尿毒症、巴比妥类药物中毒和临终患者。

②间断呼吸:又称毕奥呼吸。其特点是有规律地呼吸几次后,突然停止呼吸,经过短时间停顿继而又出现以上节律,如此反复进行,表现为呼吸和呼吸暂停交替出现。常在临终前发生。

(3)深浅度异常

①浅快呼吸:呼吸浅而不规则,速率增快。常见于胸肺疾病、呼吸肌麻痹及濒死的患者。

②深度呼吸:是一种深而规则的大呼吸。见于糖尿病酮症酸中毒和尿毒症酸中毒患者,深而大的呼吸状态是为了排出较多的二氧化碳来调节血中的酸碱平衡。

(4)呼吸困难

分　类	表　现	常见疾病
吸气性呼吸困难	见于上呼吸道部分梗阻,由于气流难以顺利进入下呼吸道,使吸气费力,呼气时相延长,甚至出现三凹征	喉头水肿、气管或喉头异物、喉痉挛

考查年份:2013年,2015年,2016年,2017年,2018年。

考情分析:属于高频考点,重点记忆潮式呼吸与呼吸困难。

小贴士:一般体温每升高1℃,呼吸约增加4次/分。

续表

分　类	表　现	常见疾病
呼气性呼吸困难	见于<u>下呼吸道部分梗阻</u>,由于气流呼出不畅,使呼气费力,呼气时相延长	支气管哮喘、阻塞性肺气肿
混合性呼吸困难	指<u>吸气与呼气均感费力,呼吸浅而快</u>	肺部感染、严重肺不张

3. 呼吸的测量

(1)测量要点:使患者体位舒适、精神放松、保持自然呼吸状态。如患者处于剧烈运动后或情绪激动时应休息半小时再测量。注意观察患者胸、腹部,计一起一伏为一次呼吸,通常计时为 30 秒,然后将所得数值×2 即为呼吸频率。

(2)注意事项

①测量时应尽量让患者保持自然呼吸状态,不必解释,避免与患者说话。

②呼吸微弱或危重患者,可将棉签头端拉出少许棉花纤维,置于患者鼻孔前,棉花纤维被来回吹动一次为一次呼吸,计时 1 分钟。

● 经典考题

患者,男,29 岁。因脑膜炎入院,查体:口唇发绀,呼吸呈周期性,先浅慢后深快,继而又浅慢,经过一段呼吸暂停,又开始重复上述的周期变化,该患者的呼吸属于(　　　)

A. 潮式呼吸　　B. 间断呼吸　　C. 鼾声呼吸　　D. 蝉鸣样呼吸　　E. 呼吸困难

【答案】　A

考点四　血压的观察与护理

1. 正常血压

正常人静息状态下的血压范围:收缩压:90～139mmHg,舒张压:60～89mmHg,脉压:30～40mmHg。

2. 血压的生理性变化

正常人的血压一般在小范围内波动,维持着相对恒定的状态。性别、年龄、昼夜等多种因素可引起生理性血压波动,往往以收缩压的改变为主。在寒冷刺激、紧张、兴奋、睡眠不足、疼痛等情况下,血压可升高。

👍考查年份:2012 年,2014 年,2015 年,2016 年,2017 年,2019 年。

考情分析:属于高频考点,重点记忆血压的测量。

💡小贴士:一般而言,血压随着年龄的增长呈逐渐增高的趋势;白天血压高于夜间,傍晚血压高于清晨。

● 经典考题

下列因素除哪项外,可使血压升高(　　　)

A. 睡眠不足　　B. 寒冷环境　　C. 高热环境　　D. 兴奋　　E. 精神紧张

【答案】　C

3. 异常血压的观察

(1)高血压:在测量前未服用抗高血压药物的情况下,成人收缩压≥140mmHg 和(或)舒张压≥90mmHg。高血压的分级标准:

分　级	收缩压/mmHg		舒张压/mmHg
正常血压	<120	和	<80
正常高值血压	120～139	和(或)	80～89

💡小贴士:不同单位血压值的换算:

1kPa ＝ 7.5mmHg

1mmHg ＝ 0.133kPa

续表

分　级	收缩压/mmHg		舒张压/mmHg
高血压	≥140	和（或）	≥90
1级高血压（轻度）	140～159	和（或）	90～99
2级高血压（中度）	160～179	和（或）	100～109
3级高血压（重度）	≥180	和（或）	≥110
单纯收缩期高血压	≥140	和	<90

（2）低血压：血压低于90/（60～50）mmHg称低血压，常出现头晕、心悸、脉搏细速等供血不足的临床征象。见于急性心力衰竭、大量失血、休克等患者。

（3）脉压异常

①脉压增大：指脉压超过40mmHg。见于甲亢、主动脉硬化、动脉导管未闭和主动脉瓣关闭不全等患者。

②脉压减小：指脉压低于30mmHg。见于主动脉瓣狭窄、心包积液和缩窄性心包炎等患者。

4.异常血压的护理

密切监测血压，做到"四定"，即定时间、部位、体位、血压计，以达到精准化测量。指导患者按时、按量服药，注意用药后的反应。低血压者应避免突然的坐起或站立，防止发生体位性低血压。

5.血压的测量

（1）操作要点（以上肢肱动脉为例）

①测量时保证患者体位舒适，情绪稳定。如患者有剧烈运动、紧张、恐惧等干扰情况，应休息15～30分钟后测量。

②协助患者取坐位或仰卧位，使血压计"0"点、被测肱动脉与心脏处于同一水平（一般坐位时平第四肋，仰卧时平腋中线）。

③将袖带平整的缠绕于上臂中部，袖带下缘距肘窝2～3cm为宜，松紧度以能插入一指为宜。以一手固定，另一手握输气球并控制气阀，注气至肱动脉搏动消失后继续升高20～30mmHg，然后以汞柱每秒下降4mmHg的速度缓慢放气。放气过程中，出现第一声搏动音时汞柱所示刻度数值为收缩压，当搏动音突然变弱或消失时汞柱所示刻度数值为舒张压。

（2）注意事项

①偏瘫、一侧肢体外伤或术后患者在测血压时，应选择健侧肢体测量。

②长期监测血压者应做到四定：定血压计、定时间、定部位和定体位测量，使测量结果的可比性更高。

③测量时，肢体位置过高，可使测得的血压值偏低，反之偏高；血压计放置过低时，可使测得的血压值偏高，反之偏低；袖带缠绕过紧时，可使测得的血压值偏低，反之偏高；放气过慢，可使测得的血压值偏高，反之偏低；袖带过宽时，可使测得的血压值偏低，反之偏高。

④如有血压异常应及时报告医生，并加强观察。

💡小贴士：测量血压时，视线低于水银柱弯月面时读数偏高，反之偏低。

● 经典考题

患者,男,65 岁。因原发性高血压入院,患者右侧肢体偏瘫。测量血压操作正确的是( )

A. 固定专人测量　　　　　　　　　　B. 测量左上肢血压

C. 袖带下缘平肘窝　　　　　　　　　D. 听诊器胸件置于袖带内

E. 充气至水银刻度达 150mmHg

【答案】 B

第九节　患者饮食的护理

考查年份：2012 年,
2017 年,2018 年,2019 年。
考情分析：属于常考点,
重点记忆 10 种治疗饮食
的适应证。

考点一　医院饮食

1. 基本饮食

分　类	适用范围	可选食物
普通饮食	恢复期、病情较轻且消化功能正常者	一般食物即可
软质饮食	低热、老、幼患者,消化能力差或术后恢复期患者	软饭、面条等
半流质饮食	发热、体弱、消化道疾患、咀嚼不便、术后患者	泥、沫、粥、羹等
流质饮食	高热、各种大手术后、急性消化道疾病、危重或全身衰竭患者	豆浆、米汤(每次 200～300ml)

● 经典考题

不属于医院基本饮食的是( )

A. 普通饮食　　B. 软质饮食　　C. 半流质饮食　　D. 流质饮食　　E. 治疗饮食

【答案】 E

2. 治疗饮食

类　别	适应证	饮食原则和用法
高热量饮食	甲亢、高热、结核病、肝炎、大面积烧伤、产妇	总热能供给为 3 000kcal
高蛋白饮食	慢性消耗性疾病如结核、恶性肿瘤、严重贫血、烧伤、营养不良、低蛋白血症和孕妇等	总量 <120g/d
低蛋白饮食	肝性脑病、急性肾炎、尿毒症	蛋白质含量 <40g/d
低脂肪饮食	动脉粥样硬化、高血压、冠心病	脂肪含量 <50g/d,肝、胆、胰疾病患者 <40g/d,重点限制动物脂肪的摄入

小贴士:肾功能不全
患者应以动物蛋白为主,
忌用豆类;肝性脑病患者
应以植物蛋白为主。

小贴士:清淡、少油饮
食,高脂血症不必限除
椰子油以外的植物油。

续表

类 别	适应证	饮食原则和用法
低盐饮食	心脏病、急慢性肾炎、肝硬化有腹水、先兆子痫、高血压和水钠潴留等	禁食腌制食品如咸菜、皮蛋、火腿、香肠和虾皮。食盐量 <2g/d(含钠0.8g)
无盐低钠饮食	适应证同上，水肿更重的患者	饮食含钠量 <0.5g/d
低胆固醇饮食	高脂血症、动脉硬化、高血压和冠心病等	胆固醇摄入 <300mg/d,禁食或少食蛋黄、动物内脏、动物油、鱼子等高胆固醇食物
高膳食纤维饮食	便秘、肥胖症、高脂血症和糖尿病等	宜食芹菜、卷心菜、粗粮、谷物、豆类等富含纤维素的食物
少渣饮食	伤寒、痢疾、肠炎、腹泻、食管胃底静脉曲张、咽喉部和消化道手术者	蛋类等膳食纤维少的食物
要素饮食	胃肠道瘘、严重烧伤、低蛋白血症、术后胃肠功能紊乱、营养不良、急性胰腺炎、癌症晚期患者	是一种营养价值高且全面,不含纤维素,无须消化,肠道直接吸收,有利于纠正负氮平衡的化学精制、无渣食物。口服温度为37℃左右,鼻饲温度是41~42℃,滴速40~60滴/分,最快不宜超过150ml/h,要求无菌环境下配制,4℃冰箱冷藏,24小时内用完

💡小贴士:停用要素饮食时,需逐渐减量,不可突然停用,以免出现心慌、脉速、出汗、乏力等低血糖症状,应定期监测血糖。

● 经典考题

患者,女,42岁。肝硬化腹水,重度高血压,但水肿较轻,因此给予低盐饮食,每日食盐量不超过( )

A.3g   B.0.5g   C.1g   D.2g   E.5g

【答案】 D

3.试验饮食

分 类	适用范围	方法与注意事项
潜血试验饮食	诊断消化道有无出血或检查原因不明的贫血	①试验前3天禁食肉类、动物肝脏、血制品、铁剂和大量绿叶蔬菜等 ②第4天留取粪便做潜血检查
胆囊造影饮食	需进行造影以检查胆囊、胆管、肝胆管有无结石、炎症的患者	①检查前1天午餐进食高脂肪食物,以刺激胆囊收缩、排空,使显影剂附着在胆囊 ②前1天晚餐进食无脂肪、低蛋白、高糖类物,晚餐后服显影剂,禁食、水、烟至次日上午
吸碘试验饮食	协助测定甲状腺功能	2周试验期内,禁食含碘食物,如海带、紫菜、鱼、虾等,禁用碘消毒;2周后做^{131}I功能测定

● 经典考题

1. 患者,男,56岁。需做大便潜血试验,护士指导其在标本采集前三天内,可食用的食物是( )

  A. 肉类　　　　B. 动物肝　　　　C. 绿叶蔬菜　　　　D. 豆制品　　　　E. 动物血

【答案】 D

2. 患者,女,32岁。医嘱行^{131}I甲状腺功能测定,护士指导患者在试验期间应忌食的食物是( )

  A. 芹菜　　　　B. 紫菜　　　　C. 花菜　　　　D. 黄瓜　　　　E. 西红柿

【答案】 B

考点二 鼻饲法

1. 适应证

昏迷、口腔疾患、某些疾病术后或肿瘤、拒绝进食者、早产儿和病情危重等不能经口进食患者。

2. 禁忌证

上消化道出血、食管胃底静脉曲张、鼻腔、食管手术后、食管癌和食管梗阻的患者。

3. 操作要点

要 点	内 容
插胃管前	①协助患者取半坐卧位或仰卧位,清洁鼻腔 ②测量插入长度:患者前额发际到剑突或鼻尖至耳垂再到剑突的长度,一般为45～55cm
插胃管时	胃管润滑后沿一侧鼻孔插入,插至咽喉部(10～15cm)时,指导清醒患者做吞咽动作,昏迷患者应托起头部,使下颌靠近胸骨柄,以增大咽喉部通道的弧度,更易于插入
插胃管后	①确定胃管在胃内的三大方法:1)可抽出胃液;2)将胃管末端置于盛水的碗内,无气泡逸出;3)注射器抽取空气10ml并向胃管内注入,胃部(剑突下)能听到气过水声 ②妥善固定
灌入食物或药物时	①灌注食物或药物前后应注入少量温开水,以免因食物在管腔中变质,引起管腔堵塞或胃肠炎等 ②鼻饲液温度以38～40℃为宜,每次鼻饲量应＜200ml,间隔时间＞2小时 ③长期鼻饲患者应注意口腔护理,每日2次。胃管每周更换

考查年份:2012年,2014年,2017年,2018年。

考情分析:属于高频考点,重点记忆鼻饲的禁忌证与操作要点。

💡小贴士:插胃管时,患者有恶心、呕吐的表现是正常反应,可暂停片刻再继续。如患者有呼吸困难、发绀,表示插入气管,应马上拔出胃管。

● 经典考题

1. 正确测量胃管插入长度的方法是( )

  A. 从鼻尖至剑突　　　　　　B. 从眉心至剑突　　　　　　C. 从眉心至胸骨柄

  D. 从前额发际至剑突　　　　E. 从前额发际至胸骨柄

【答案】 D

2. 患者,男,30岁。因脑外伤后昏迷入院,护士准备通过鼻饲为其提供营养。一般胃管插入的长度为( )

  A. 14～16cm　　　B. 20～30cm　　　C. 45～55cm　　　D. 60～70cm　　　E. 80～90cm

【答案】 C

3.患者,男,65 岁。因口腔疾患需插鼻饲管,在插管过程中,如果发现患者有呛咳、呼吸困难等情况时,应立即( )

A.嘱患者做深呼吸　　　　　　B.托起患者头部再插

C.嘱患者做吞咽动作　　　　　D.停止操作,取消鼻饲

E.立即拔出,休息片刻后再插管

【答案】 E

第十节　冷热疗法

微信扫描

考查年份:2012 年,2013 年,2014 年,2015 年,2016 年,2017 年,2019 年,2020 年,2021 年。
考情分析:属于高频考点,需重点记忆,尤其要注意冷疗的禁忌证。

考点一　冷疗法的作用、禁忌证及影响因素

要 点	内 容
作用	①减轻局部充血、出血:用冷可使血管收缩,血流缓慢,血液黏稠度增加,有利于血液凝固而控制充血、出血。常用于软组织损伤早期的患者 ②减轻疼痛:冷疗可抑制细胞的活动,减少神经冲动的传导,降低神经末梢的敏感性,以减轻疼痛。同时,冷疗可使血管收缩,血管壁的通透性降低,渗出液减少,以减轻由于神经受压迫引起的疼痛 ③控制早期炎症扩散:冷疗可使局部血流减少,降低细胞的新陈代谢和细菌的活力,限制炎症的扩散 ④降低体温:可通过传导、蒸发等物理作用,使体温降低
禁忌证	①血液循环障碍者:用冷可加重血管收缩,使血液循环障碍更严重 ②慢性炎症或深部化脓病灶:用冷可引起血管收缩,使局部血流量减少,阻碍对炎症的吸收 ③其他:对昏迷、冷过敏、感觉异常者应慎用 ④禁忌用冷的部位:1)枕后、耳郭、阴囊处:避免冻伤;2)心前区:避免反射性心率减慢、心律不齐;3)腹部:防止腹泻;4)足底:以防反射性末梢血管收缩而影响散热或一过性冠状动脉收缩
影响因素	冷疗的部位、面积、时间等

● 经典考题

患者,女,70 岁。今日下午活动时不慎跌倒,关节扭伤 1 小时来院就诊,护士正确的处理措施是( )

A.热敷　　　　　B.冷敷　　　　　C.冷、热敷交替

D.热水足浴　　　E.按摩推拿

【答案】 B

考点二 常用的冷疗法

考查年份：2020 年。

考情分析：重点掌握局部用冷法的时间

1. 局部用冷法

方　法	内　容
冰袋或冰囊	①多用于降温、消炎、镇痛、止血 ②高热降温时，将冰袋置于前额、头顶和体表大血管流经处，如颈部、腋窝和腹股沟 ③用冷时间最长不超过 30 分钟，若需再次使用，应间隔 1 小时
冰帽或冰槽	①用于头部降温，防治脑水肿，降低脑细胞的代谢，减少脑部需氧量，提高脑细胞对缺氧的耐受性，减少脑细胞损害 ②保持肛温≥30℃，每 30 分钟测量一次肛温
冷热敷法	①每 3～5 分钟更换一次敷布，持续时间为 15～20 分钟 ②若冷敷部位为开放性伤口，应严格遵守无菌原则，敷后换药

小贴士：使用冰帽或冰槽时，肛温维持在 33℃左右，以防止发生心室纤颤等并发症。

● 经典考题

患者，男，50 岁。发热急诊入院，体温 38.5℃，护士应采取的正确的物理降温措施是(　　)

　　A. 低温灌肠　　　　　　　　　B. 前额头顶冷敷　　　　　　　C. 全身冷水擦浴

　　D. 心前区酒精擦浴　　　　　　E. 冰敷 60 分钟后测体温

【答案】　B

2. 全身用冷法

方　法	内　容
乙醇拭浴	①25%～35% 乙醇 200～300ml(温度约 30℃) ②擦拭前，头部置冰袋可帮助降温，并防止头部充血引起头痛；热水袋置足底，以加速足底血液循环，减轻头部充血，并能使患者感到舒适 ③按照双上肢、腰背部、双下肢的顺序擦洗。擦拭腋窝、腹股沟和腘窝等血管丰富处，稍用力并延长停留时间，以促进散热 ④擦浴过程中若患者出现寒战、面色苍白、脉搏和呼吸异常时，需立即停止并报告医生 ⑤擦浴的时间控制在 15～20 分钟，防止患者着凉
温水拭浴	①温水的温度为 32～34℃ ②操作方法、注意事项同乙醇擦浴

小贴士：婴幼儿与血液病高热患者禁用乙醇拭浴，因婴幼儿用乙醇擦拭皮肤容易导致中毒，甚至可引起昏迷、死亡，血液病患者用乙醇容易导致或加重出血。

● 经典考题

患者，女，30 岁。高热 39℃，医嘱给予冰袋物理降温。冰袋正确放置的位置是(　　)

　　A. 枕部　　　　B. 足底　　　　C. 颈前颌下　　　　D. 前额　　　　E. 颧部

【答案】　D

考点三 热疗法的作用、禁忌证及影响因素

考查年份：2012 年，2014 年，2015 年。
考情分析：属于高频考点，重点记忆热疗的作用与禁忌证。

要 点	内 容
作用	①促进炎症消散、局限：热疗可使血管扩张，加快血液循环，促进组织中毒素的排出；血流量增多，营养状态改善，使白细胞吞噬能力增强和新陈代谢加快，因此炎症早期用热可促进炎性渗出物的吸收与消散；炎症后期用热，可加速蛋白溶解酶的释放，以溶解坏死组织，有利于坏死物的清除与组织修复，使炎症局限 ②减轻深部组织充血、肿胀：热疗使皮肤血管扩张，减轻深部组织的充血 ③缓解疼痛：热疗可降低痛觉神经兴奋性，改善血液循环，加速镇痛物质的运输和炎性渗出物的吸收，解除对神经末梢的刺激和压迫，从而减轻疼痛。同时，热疗能使肌肉松弛，增强结缔组织的伸展性，增加关节的活动范围，减轻肌肉痉挛、僵硬而引起的疼痛 ④保暖作用
禁忌证	①面部危险三角区感染者：三角区血管丰富，且无静脉窦，与颅内海绵窦相通，热疗使血管扩张、血流加快，细菌和毒素进入血液循环，促进炎症扩散，引起严重的颅内感染和败血症 ②急性腹痛未明确诊断者：热疗易掩盖病情，同时会促进炎症过程，有引起腹膜炎的危险 ③各种脏器内出血者：可使血管扩张而加重出血 ④48 小时内软组织受损者：可促进血液循环，加重出血、肿胀和疼痛 ⑤其他：治疗部位有恶性肿瘤或金属移植物等

● **经典考题**

热疗的目的不包括（　　）

A. 促进炎症的消散和局限　　　　B. 减轻深部组织充血　　　　C. 缓解疼痛

D. 减慢炎症扩散或化脓　　　　E. 保暖

【答案】 D

考点四 热疗的方法

考查年份：2012 年，2013 年，2016 年，2017 年。
考情分析：属于高频考点，注意 5 种热疗法的注意事项。

1. 干热法

方 法	内 容
热水袋	①常用于保暖、解痉和镇痛 ②灌至 1/2～2/3 满，水温以 60～70℃为宜，小儿、老人、昏迷、麻醉未清醒、末梢循环不良、感觉迟钝等患者水温控制在 50℃以内，用大毛巾包裹，以防烫伤 ③使用时应加强巡视，如发现局部皮肤潮红、疼痛，须立即停止使用

续表

方 法	内 容
红外线灯	①消炎、镇痛、解痉、促进肉芽组织生长、利于伤口愈合 ②一般照射 20～30 分钟,灯距 30～50cm,使用过程中随时观察患者局部皮肤。红外线用热时,皮肤出现桃红色的均匀红斑为正常,若局部皮肤出现紫红色,应立即停止照射,并涂凡士林以保护皮肤,注意保暖 ③照射后,让患者休息 15 分钟再外出,防止感冒

● 经典考题

1. 患者,男,65 岁。脑梗死入院,意识模糊 2 天,身体虚弱,生命体征尚平稳,四肢发凉。护士用热水袋为其进行保暖,正确的方法是(　　)

　　A. 袋内水温为 60℃　　　　　　　　　B. 热水袋外裹毛巾
　　C. 热水袋置于腹部　　　　　　　　　D. 热水袋水温与室温相同后撤走热水袋
　　E. 叮嘱家属随时更换袋内热水
【答案】　B

2. 患者,男,55 岁。因关节疼痛需每日红外线照射一次,在照射过程中观察皮肤出现紫红色,此时护士应该(　　)

　　A. 停止照射,改用热敷　　　　　　　　B. 立即停止照射,涂抹凡士林保护皮肤
　　C. 适当降低温度,继续照射　　　　　　D. 改用小功率灯,继续照射
　　E. 改用大功率灯,继续照射
【答案】　B

2. 湿热法

方 法	内 容
湿热敷法	①消炎、消肿、解痉、镇痛 ②每 3～5 分钟更换一次敷布,持续时间为 15～20 分钟,面部热敷者,半小时内不能外出,防止感冒 ③如热敷部位为开放性伤口,须严格遵守无菌原则,敷后换药
热水坐浴	①消炎、消肿、镇痛,用于会阴部、肛门疾病及手术后 ②将坐浴溶液倒入盆内,以 1/2 满,水温 40～45℃为宜,时间一般为 15～20 分钟 ③女性患者月经期、妊娠后期、产后 2 周内、阴道出血和盆腔急性炎症者不宜坐浴,以免引起感染
局部浸泡	①消炎、镇痛、清洁及消毒伤口 ②将坐浴溶液倒入盆内 1/2 满,水温 43～46℃,时间为 30 分钟,随时调节水温,如需添加热水,应先将肢体移出盆外,以免烫伤

第十一节　排泄护理

微信扫描

考查年份: 2012 年,2013 年,2017 年,2018 年,2019 年,2020 年。
考情分析: 属于高频考点,重点掌握尿量异常与气味异常的常见疾病。

考点一　正常尿液与异常尿液的观察

要 点	内 容
正常尿液	正常新鲜尿液为淡黄色,每天尿量在 1 000 ~ 2 000ml,呈弱酸性,尿比重为 1.015 ~ 1.025
异常尿液	①多尿:尿量 > 2 500ml/24h,见于糖尿病、尿崩症、急性肾衰多尿期等。少尿:尿量 < 400ml/24h 或 < 17ml/h,见于休克、心衰。无尿:尿量 < 100ml/24h 或 12 小时内无尿,常见于严重休克、急性肾衰 ②气味异常:新鲜尿有氨臭味提示尿道感染,烂苹果味见于糖尿病酮症酸中毒,大蒜臭味见于有机磷农药中毒,粪臭味见于膀胱直肠瘘 ③颜色异常:血尿为尿液中含有红细胞,当尿液中红细胞量多时呈洗肉水色,见于急性肾小球肾炎、输尿管结石等;血红蛋白尿为尿液中含有血红蛋白,呈浓茶色或酱油色,见于溶血反应、恶性疟疾等;胆红素尿为尿液中含有胆红素,呈深黄色或黄褐色,见于阻塞性黄疸及肝细胞性黄疸;乳糜尿为尿液中含有淋巴液,呈乳白色,见于丝虫病

● 经典考题

患者,男,70 岁。因肾功能衰竭住院。护士观察其 24 小时尿量为 360ml,该患者的排尿状况是(　　)

A. 正常　　　　B. 尿量偏少　　　　C. 无尿　　　　D. 少尿　　　　E. 尿潴留

【答案】　D

考点二　排尿异常的护理

考情分析:主要掌握尿潴留的表现与护理措施。

分 类	表 现	护 理
尿潴留	尿液存留在膀胱(容量为 3 000 ~ 4 000ml)内不能自主排出。患者出现下腹胀痛,排尿困难,耻骨上膨隆,可扪及包块,叩诊呈实音	①提供合适环境,调整体位 ②听流水声、温水冲洗会阴 ③按摩、热敷或针灸 ④遵医嘱肌内注射卡巴胆碱 ⑤遵医嘱行导尿术
尿失禁	膀胱内的尿液不受自主控制而自行流出	①注意会阴部清洁卫生 ②多饮水,每日 2 000 ~ 3 000ml,冲刷尿路以预防泌尿系统感染 ③训练膀胱功能,定时使用便器 ④训练肌肉力量,指导盆底肌肉锻炼

● 经典考题

患者,女,38岁。剖宫产术后第2天,导尿管拔后5小时,患者诉下腹胀痛,有尿意但排不出来。护士检查发现耻骨上膨隆,应首先进行的处理措施是( )

A. 肌内注射卡巴胆碱
B. 用力按压膀胱,帮助患者排尿
C. 重新插导尿管,将尿液排出
D. 让患者听流水声诱导其排尿
E. 让患者尝试去厕所蹲着排尿

【答案】 D

考点三 导尿术

1. 导尿术

考查年份:2012 年, 2013 年, 2015 年,2016 年,2017 年。

考情分析:属于高频考点,尤其注意导尿术的消毒顺序与导尿的注意事项。

操作步骤	操作要点
操作前	做好环境准备、护士准备以及患者和用物准备
操作中	①协助患者脱去对侧裤腿盖于近侧腿部,取屈膝仰卧位,暴露外阴,铺洞巾 ②初步消毒:由外向内,由上而下。一手戴手套,一手握持物钳,用持物钳夹取消毒棉球,依次消毒阴阜、大阴唇、小阴唇和尿道口,每个棉球限用一次(男性:阴阜、阴茎、阴囊,将包皮推后,旋转擦拭消毒尿道口、阴茎头、冠状沟) ③二次消毒:由上而下,由内→外→内,消毒顺序为尿道口、两侧小阴唇、尿道口(男性:尿道口、龟头、冠状沟) ④导尿:导尿管插入尿道4~6cm,见尿流出后再插入1~2cm,用固定小阴唇的手固定导尿管,将尿液引入治疗碗内(男性:固定并提起阴茎,使其与腹壁呈60°,使耻骨前弯消失,利于插管,插入尿道20~22cm,见尿流出后再插入2cm) ⑤取标本:无菌培养瓶接中段尿5ml进行培养
操作后	拔管、整理用物、洗手并记录
注意事项	①第一次导尿<1 000ml,以防腹腔压力突然降低,引起虚脱、血尿 ②若导尿管误插入阴道,须立即拔出,并重新更换导尿管

● 经典考题

患者,女,40岁。上午拟行子宫切除术,术前需留置导尿管,护士在导尿操作中,应为患者安置的体位是( )

A. 去枕仰卧位　　B. 头高足低位　　C. 侧卧位　　D. 屈膝仰卧位　　E. 截石位

【答案】 D

2. 留置导尿术

要 点	内 容
目的	①观察病情,适用于抢救休克、危重患者,记录尿量,测量尿比重 ②保持会阴部清洁、干燥,适用于昏迷、瘫痪患者 ③便于引流冲洗,适用于泌尿系统术后患者 ④保持膀胱空虚,适用于盆腔器官手术患者,避免术中误伤 ⑤训练膀胱功能,适用于尿失禁患者

续表

要 点	内 容
操作要点	插管操作同导尿术,使用双腔气囊导尿管时,见尿液后再插入 7~10cm,在导尿管插入后,根据导尿管上标注的气囊容积,向气囊内注入等量的无菌生理盐水,轻拉导尿管有阻力感,提示导尿管已固定
注意事项	①保持尿道口清洁、干燥,每天进行会阴护理,以保持会阴卫生 ②保持引流管通畅,防止引流管扭曲、受压、堵塞,鼓励患者勤翻身,多饮水,达到自然冲洗尿道的目的,避免感染与结石的发生 ③离床活动时,集尿袋要始终处于下腹部,不可高于耻骨联合,避免尿液逆流 ④集尿袋需每日更换,导尿管一周更换一次 ⑤采用间歇性夹管方式训练膀胱功能,一般 3~4 小时开放一次 ⑥一旦发现尿液有浑浊、沉淀、结晶等现象,应及时处理,如膀胱冲洗

💡 小贴士:膀胱冲洗溶液温度为 38~40℃,冲洗速度60~80滴/分,冲洗溶液液面距离床面60cm。若患者出现不适或有出血情况,应立即停止冲洗并通知医生。

● **经 典 考 题**

为一孕妇导尿,导尿包未打开前,外阴消毒的顺序为( )

A. 由内向外,由下向上　　　B. 由内向外,由上向下　　　C. 由外向内,由下向上

D. 由外向内,由上向下　　　E. 由外向内,重复两次

【答案】 D

考点四　异常粪便的观察

分 类	原 因	护理措施
次数异常	①腹泻:肠道疾病、甲亢、霍乱、服用甘露醇等 ②便秘:饮食不当、久坐、排便习惯不良、痔疮、肛裂等	①腹泻:合理膳食、多饮水、保护肛周皮肤 ②便秘:多食蔬菜、水果、粗粮,腹部环形按摩,灌肠法
颜色、性状异常	①柏油样便:上消化道出血 ②暗红色便:下消化道出血 ③粪便表面有鲜血:痔疮、肛裂 ④果酱样便:肠套叠、阿米巴痢疾 ⑤白色"米泔水"样便:霍乱、副霍乱 ⑥白陶土色便:胆道完全梗阻	对症护理
气味异常	酸臭味常见于消化不良;腥臭味常见于上消化道出血;恶臭味常见于下消化道溃疡、肠道恶性肿瘤	

考点五 灌肠法

分 类	操作要点	注意事项
大量不保留灌肠（清洁肠道、解除便秘）	①溶液:成人每次用量500～1 000ml,小儿200～500ml。溶液温度为39～41℃,降温时28～32℃,中暑时4℃ ②取左侧卧位,双膝屈曲,臀部移至床沿,铺垫巾,灌肠筒内液面高于肛门40～60cm ③戴手套,润滑肛管并排气,持肛管插入直肠7～10cm(小儿插入4～7cm) ④灌肠时若液面下降速度过慢或停止时,可前后旋转、移动或挤捏肛管以恢复滴速 ⑤嘱患者保留5～10分钟后排便。降温灌肠时,应保留30分钟,排便后30分钟应测量体温并记录	①伤寒患者灌肠时液面不超过肛门30cm,液体量不超过500ml ②急腹症、消化道出血、严重心血管疾病、妊娠等患者严禁灌肠 ③肝性脑病患者禁用肥皂液灌肠,以减少氨的产生和吸收;充血性心力衰竭和水钠潴留患者禁用生理盐水灌肠,减少钠的吸收
小量不保留灌肠	①溶液:"1、2、3"溶液(50%硫酸镁30ml、甘油60ml、温开水90ml),油剂(甘油加等量的温开水),溶液温度为38℃ ②操作同大量不保留灌肠 ③保留灌肠液10～20分钟后排便	用小容量灌肠筒时,筒内液面距肛门应低于30cm
保留灌肠	①溶液:镇静常用10%水合氯醛,肠道抗感染常用2%小檗碱、0.5%～1%新霉素,量不超过200ml,温度为38℃ ②根据患者病情取合适卧位,抬高臀部约10cm,润滑排气后插入肛门15～20cm,药液注射完毕再注入温开水5～10ml ③嘱患者保留药液1小时以上	慢性细菌性痢疾病灶多在乙状结肠和直肠,取左侧卧位,阿米巴痢疾病灶多见于回盲部,取右侧卧位以提高疗效

考查年份:2012年,2013年,2014年,2017年,2018年,2019年。

考情分析:本考点在考试中考查频率较多,需重点记忆。

小贴士:大量不保留灌肠的目的:清除和软化粪便,解除便秘、肠胀气;清洁肠道;减轻中毒;降低体温。

小贴士:灌肠时注意观察患者情况,如出现腹痛、心慌、面色苍白、出冷汗,应停止灌肠并通知医生。

小贴士:小量不保留灌肠适用于小儿、老人、虚弱者。

小贴士:保留灌肠是将药液灌入肠内,用于镇静、治疗疾病等。

● 经典考题

1. 大量不保留灌肠肛管插入直肠的深度为( )
   A. 7～10cm　　　B. 10～15cm　　　C. 15～18cm　　　D. 18～20cm　　　E. 20～25cm
   【答案】 A

2. 患者,男,50岁。术前医嘱:清洁灌肠。在灌肠过程中出现面色苍白,出冷汗,心慌气促,此时护士应采取的措施是( )
   A. 边灌肠边通知医生　　　　　　　B. 转移患者的注意力
   C. 立即停止灌肠并通知医生　　　　D. 边灌肠边指导患者深呼吸
   E. 减低灌肠筒高度以减轻压力
   【答案】 C

3. 阿米巴痢疾患者保留灌肠时,采取右侧卧位的原因是( )
   A. 可以提高疗效　　　　B. 使患者更加舒适　　　　C. 便于操作
   D. 促进药物的排泄　　　E. 减轻不良反应
   【答案】 A

考点六 肠胀气

要 点	内 容
原因	吞入大量气体、大肠产气增多等
护理	鼓励患者适当活动,腹部热敷、按摩、药物治疗、肛管排气,勿食产气食物、饮料,如糖、豆类等

考点七 肛管排气法

要 点	内 容
操作前	评估患者并向其解释,做好护士准备、患者准备、用物准备和环境准备
操作中	插管:协助患者取左侧卧位,嘱其张口呼吸,轻轻插入直肠 15～18cm 并固定。保留肛管不超过20分钟,拔出肛管,协助患者卧位休息。重复插管排气时,须间隔 2～3 小时
操作后	整理用物,洗手并记录

考查年份:2020 年。

考情分析:重点掌握肛管排气时的插管深度。

第十二节 药物疗法和过敏试验

微信扫描

考点一 药物的保存

小贴士:药物的标签注明:内服药物标签蓝色边,外用药物标签红色边,剧毒药物标签黑色边。

属 性	代表药物	保存方法
易氧化、遇光变质	维生素 C、氨茶碱、盐酸肾上腺素	置于深色密闭瓶内或有黑纸遮光的纸盒内,放于阴凉处
易挥发、潮解或风化	过氧乙酸、乙醇、碘酊、酵母片、糖衣片	置于密封瓶中,须装瓶盖紧
易燃、易爆	乙醇、乙醚、环氧乙烷	远离明火
易被热破坏	疫苗、白蛋白、抗毒血清、青霉素皮试液	应冷藏保存(2～10℃),或阴凉干燥处

考点二 给药的原则、途径与时间

考查年份:2013 年,2015 年,2016 年,2020 年。

考情分析:重点记忆给药的次数与时间。

1.原则

(1)按医嘱准确给药。

(2)严格执行查对制度(三查:操作前、操作中、操作后;八对:床号、姓名、药名、浓度、剂量、用法、时间和有效期)。

(3)安全正确用药。

(4)观察用药反应。

2.途径(按药物吸收顺序)

动、静脉 > 吸入 > 舌下含服 > 直肠给药 > 肌内注射 > 皮下注射 > 口服给药 > 皮肤给药。

3.给药次数与时间

小贴士:给药的间隔时间应以药物的半衰期作为参考依据。

外文缩写	中文译意	外文缩写	中文译意
qm	每晨1次	12n	中午12点
qn	每晚1次	12mn	午夜12点
qd	每日1次	hs	临睡前
bid	每日2次	ac	饭前
tid	每日3次	pc	饭后
qid	每日4次	st	立即
qod	隔日1次	prn	需要时(长期)
biw	每周2次	sos	必要时(限用1次,12小时内有效)
qh	每小时1次	DC	停止
q2h	每2小时1次	PO	口服
q3h	每3小时1次	ID	皮内注射
q4h	每4小时1次	H	皮下注射
q6h	每6小时1次	IM/im	肌内注射
am	上午	IV/iv	静脉注射
pm	下午	iv drip	静脉滴注

● 经典考题

患者,男,30岁。阿米巴痢疾,医嘱:硫酸巴龙霉素40~60万U PO qid。患者正确的服药时间是(　　　)

A.每日4次　　B.每次3次　　C.每日2次　　D.每日1次　　E.每4小时1次

【答案】　A

考点三　口服给药法

考查年份:2012年,2015年,2016年,2017年。
考情分析:属于高频考点,尤其是口服给药的注意事项,需重点掌握。

1.口服给药要点

取药时,当药液不足1ml时,需用滴管吸取。发药时若患者不在病室或暂时不能服药者,应将药物带回保管。发药后药杯应先浸泡消毒,再冲洗清洁。

2.口服给药的注意事项

(1)口服给药临床最常见,但不适用于意识不清、昏迷、急救、呕吐不止和禁食患者。

(2)酸类和铁剂对牙齿有腐蚀或使牙齿染色的药物,应使用吸水管吸服并在服后漱口。

(3)磺胺类药物在尿少时易析出结晶堵塞肾小管,服药后应多饮水。

(4)抗生素与磺胺类药物应定时服药,以确保有效的血药浓度。发汗类药物服后应多饮水,以增强药物疗效。

(5)健胃药在饭前服用,助消化药和对胃黏膜有刺激性药应在饭后服用,催眠药在睡前服用,驱虫药在空腹服用。

(6)服用止咳糖浆等对呼吸道黏膜起安抚作用的药物时,服后不宜立即饮水。如与其他多种药物同服,应最后服用止咳糖浆,防止冲淡药效。

(7)婴幼儿、鼻饲、上消化道出血患者口服给药前应研碎药片。

（8）服用强心苷类药物前需先测脉率、心率,当脉率＜60 次/分或节律不齐时应停服,并通知医生及时处理。

● 经典考题

1.患者,男,26 岁。因上呼吸道感染,遵医嘱服用磺胺类药物,护士嘱其多饮水的目的是(　　)

A.降低药物毒性　　B.减少对胃的刺激　　C.减少对肾脏损害　　D.提高疗效　　E.减少对肝脏损害

【答案】C

2.患者,男,29 岁。因高热、畏寒、咳嗽、流涕而住院治疗。医生开出以下口服药,护士在指导用药时嘱咐患者宜最后服用的是(　　)

A.止咳糖浆　　　　B.利巴韦林　　　　C.维 C 银翘片　　　D.对乙酰氨基酚　　E.阿莫西林胶囊

【答案】A

3.患者,女,40 岁。近一个月来自觉疲惫无力,头晕。医嘱硫酸亚铁溶液口服,为减少不良反应正确的给药指导是(　　)

A.饭前服用　　　B.直接喝取　　　C.茶水送服　　　D.牛奶送服　　　E.服药后及时漱口

【答案】E

考点四　超声雾化吸入法

要 点	内 容
原理	利用超声波声能,使药液的雾滴可随深而慢的吸气均匀地到达终末细支气管和肺泡
常用药物	①防治呼吸道感染,如庆大霉素等抗生素 ②解除支气管痉挛,如氨茶碱、沙丁胺醇等 ③稀释痰液,协助祛痰,如 α - 糜蛋白酶等 ④减轻呼吸道黏膜水肿,如地塞米松等 ⑤治疗肺癌,抗肿瘤药物
注意事项	①使用时先开电源,再调节雾量;治疗结束后,先关雾化开关,再关电源 ②水槽内水温＞50℃时,应先关机,再更换冷蒸馏水。一般单次使用 15～20 分钟,连续使用时需间隔 30 分钟 ③使用完毕,雾化罐、口含嘴及螺旋管应浸泡消毒

● 经典考题

超声雾化过程中,水槽内蒸馏水的温度不超过(　　)

A.70℃　　　　　B.60℃　　　　　C.50℃　　　　　D.40℃　　　　　E.30℃

【答案】C

考点五　注射给药法

1.**注射的注意事项**

（1）严格遵守无菌操作原则和查对、消毒隔离制度(一人一物一用)。

（2）选择合适的注射器、针头和注射部位,注射部位皮肤应无硬结、瘢痕、损伤。

（3）注射药液应现配现用。

考查年份:2012 年、2013 年、2014 年、2017 年、2018 年、2019 年、2020 年。
考情分析:本考点为常考点,需重点记忆,尤其注意各种注射法的部位。

(4)注射前排尽空气、检查回血,皮下及肌内注射应无回血方可注射。

(5)注射时做到"二快一慢",即**进针快、拔针快、推药速度缓慢**;注射刺激性强的药物时,应选用细长针头,进针更深;注射油剂(如黄体酮)时,应选用粗针头。如需混合多种药物注射时,需先掌握配伍禁忌。**一般应先注射刺激性较弱的药物,再注射刺激性强的药物**。

小贴士:无菌注射时,以注射点为中心往外呈螺旋消毒,直径>5cm。

2. 注射前的准备要点

从安瓿内抽吸药液前,先用**75%乙醇**消毒安瓿颈部,然后用砂轮划一下后再次消毒。安瓿颈部若已有蓝色标记,无须划痕。抽吸药液时针尖斜面应朝下。

小贴士:无菌注射器应保持无菌的位置:空筒内面、活塞、乳头、针头的针梗、针尖。

3. 常用注射技术

(1)皮内注射法(ID)

要 点	内 容
概念	将少量药液或生物制品注射于表皮与真皮之间的方法
目的	药物过敏试验;预防接种;局麻的起始步骤
部位	①药物过敏试验进针部位一般在前臂掌侧下段,该处皮肤较薄,易观察其局部反应 ②预防接种进针部位一般在上臂三角肌下缘 ③局部麻醉则选择麻醉处
注射要点	用75%乙醇消毒皮肤,针尖斜面向上,与皮肤呈5°刺入,注射后拔出针头,勿按压针眼
注意事项	①严格遵循查对制度和无菌操作制度,注射前询问用药史、过敏史和家庭史 ②做药物过敏试验时消毒皮肤忌用碘酊、碘伏,避免影响结果判断 ③做药物过敏试验前,备好急救药物,以防发生意外 ④若试验结果为阳性,则不能再用该药物,应记录在病历上并告知患者及家属

● 经典考题

1. 接种活疫苗时,可用作皮肤消毒的是(　　)

A.75%乙醇　　　B.90%乙醇　　　C.0.5%碘伏　　　D.2%碘酊　　　E.生理盐水

【答案】A

2. 患者,男,29岁。体温39.3℃,咽痛。诊断为化脓性扁桃体炎。医嘱:头孢曲松钠皮试。护士进行皮试时,正确的操作是(　　)

A. 选择前臂掌侧下段为注射部位　　　B. 用安尔碘消毒皮肤

C. 注射时,针尖斜面向下　　　D. 针尖与皮肤呈15°刺入皮内

E. 注射完毕,迅速拔出针尖,用棉签按压针眼

【答案】A

(2)皮下注射法(H)

要 点	内 容
概念	将少量药液或生物制剂注入皮下组织的方法
目的	小剂量注射,用于不宜口服而需短期见效者;预防接种;局部麻醉用药

续表

要 点	内 容
部位	上臂三角肌下缘、两侧腹壁、后背、大腿前侧与外侧
角度	针尖斜面与皮肤呈30°~40°,快速刺入皮下,进针的深度是针梗的1/2~2/3
注意事项	①极度消瘦者,可捏起局部组织,以减小进针角度,避免刺入肌层 ②当药液<1ml时,用1ml注射器吸药,保证药物剂量精准

● 经典考题

患者,男,68岁。2型糖尿病8年,胰岛素6U治疗,餐前30分钟H tid。合适的注射部位是(　　)

A. 腹部　　　　B. 臀小肌　　　　C. 臀中肌　　　　D. 臀大肌　　　　E. 前臂外肌

【答案】 A

(3)肌内注射法(IM)

要 点	内 容
概念	将一定量药液注入肌肉组织的方法
目的	注入药物,用于不宜或不能口服、静脉注射,且要求比皮下注射更快起效时
部位	①臀大肌:1)十字法:从臀裂顶点向左或右划一水平线,在髂嵴最高点作一垂线,将一侧臀部分为四个象限,其外上象限并避开内角即为注射区;2)连线法:从髂前上棘至尾骨作一连线,其外上1/3处为注射部位 ②臀中肌、臀小肌:髂前上棘外侧三横指处(以患者的手指宽度为衡量标准) ③股外侧肌:大腿中段外侧。适用于多次注射的患者 ④上臂三角肌:上臂外侧,肩峰下2~3横指
角度	与皮肤呈90°,进针的深度是针梗的2/3
体位	①侧卧位时上腿伸直,下腿屈曲 ②俯卧位时足尖相对,足跟分开,头偏向一侧
注意事项	①<2岁婴幼儿不宜选臀大肌注射(选择臀中肌和臀小肌),有损伤坐骨神经的危险 ②对需长期注射者,应经常更换注射部位,防止产生硬结

● 经典考题

患者,女,28岁。有习惯性流产史,现妊娠8周,遵医嘱给予黄体酮肌内注射。以下正确的操作是(　　)

A. 乙酸消毒皮肤　　　　　　　　B. 消毒范围3cm

C. 选择粗长针头注射　　　　　　D. 45°注射

E. 见回血注射

【答案】 C

(4)静脉注射(Ⅳ)

要 点	内 容
目的	①药物不宜口服、皮下或肌内注射,需迅速发挥药效时 ②诊断性检查或实验用药
部位	①四肢浅静脉(手背静脉、贵要静脉等) ②头皮静脉(小儿头皮静脉丰富,且容易固定,因此静脉注射多采用头皮静脉) ③股静脉(在股动脉内侧0.5cm处)
操作要点	穿刺部位肢体下方垫小棉枕,在穿刺部位上方约6cm处扎紧止血带,嘱患者握拳;与皮肤呈15°~30°进针,见回血后再沿静脉进针少许
注意事项	①对长期静脉注射者,为保护血管,应有计划地从远心端向近心端选择静脉 ②对静脉有强烈刺激性的药物,应先用0.9%氯化钠溶液行静脉穿刺,成功后,注入少量0.9%氯化钠溶液,确认无渗漏,再换上要推注药液的注射器,避免药液外溢导致组织坏死
静脉注射失败的常见原因	①针头未刺入静脉,抽吸无回血 ②针头刺入过深,刺穿对侧血管壁,抽吸无回血 ③针头斜面未全进入血管内,抽吸可有回血,但推注药液时局部隆起、疼痛,推注少量药液,局部不一定隆起 ④针头刺入较深,针尖斜面一半刺破对侧血管壁,抽吸可有回血,推注药液时局部隆起、疼痛,推注少量药液,局部不一定隆起

● 经典考题

为患儿进行静脉注射时,最常采用的静脉是( )

A.肘正中静脉 B.颞浅静脉 C.大隐静脉 D.贵要静脉 E.手背浅静脉

【答案】 B

(5)股静脉注射法

要 点	内 容
部位	股三角区,即髂前上棘与耻骨结节连线的中点与股动脉相交处,股动脉内侧0.5cm处为股静脉
操作要点	股动脉内侧0.5cm处与皮肤呈90°或45°进针,抽动活塞可见暗红色血液,即表示针头已刺入股静脉
注意事项	股静脉穿刺拔针后应用无菌纱布加压止血3~5分钟。如针头刺入股动脉时,会抽出鲜红色血液,拔针时应用无菌纱布按压穿刺部位5~10分钟

考点六 药物过敏试验法

1.青霉素过敏试验法

(1)青霉素过敏反应的预防、试验方法与结果判断

👉考查年份:2012年,2013年,2014年,2015年,2017年,2018年,2020年。

考情分析:本考点每年必考,尤其是青霉素过敏反应的预防、过敏性休克的表现与抢救,需重点记忆。

要　点	内　容
预防	①青霉素过敏试验前询问患者"三史",即用药史、过敏史、家族史 ②凡首次用药、停药 3 天后再用者以及更换药物批号,均须按常规做过敏试验 ③试验液须现用现配 ④首次做青霉素过敏试验后应注意观察 30 分钟,防止发生迟缓性过敏反应
试验方法	皮试液的标准为 200～500U/ml,取 0.1ml(含青霉素 20～50U)的皮试液皮内注射,20 分钟后观察结果并记录
结果判断	①阴性:皮丘无改变,局部无红肿,患者无自觉症状 ②阳性:皮丘隆起,出现红肿、硬结,直径 >1cm,或周围出现伪足,有痒感,甚至发生过敏性休克

(2)青霉素过敏反应

要　点	内　容
过敏性休克	一般于用药后数秒或数分钟内发生。表现为胸闷、气急、发绀、四肢厥冷、血压下降、面色苍白、意识不清等,还可出现皮疹、荨麻疹等皮肤反应
血清病型反应	发热、皮肤发痒、关节肿痛、荨麻疹、全身淋巴结肿大、腹痛等
各器官或组织的过敏反应	①皮肤过敏反应:轻者出现皮肤瘙痒,重者可出现剥脱性皮炎 ②呼吸系统过敏反应:可引起哮喘或促发原有哮喘发作或加重 ③消化系统过敏反应:可引起过敏性紫癜,主要表现为腹痛和便血

(3)过敏性休克的急救措施

①立即停药、平卧,就地抢救,同时报告医生。

②首选 0.1% 盐酸肾上腺素 0.5～1ml 皮下注射,盐酸肾上腺素具有收缩血管、增加外周阻力、增加心排出量和松弛支气管平滑肌的作用。如果症状不缓解,可遵医嘱每隔 30 分钟再行皮下或静脉重复注射。

③遵医嘱给予氧气吸入,呼吸抑制者给予呼吸兴奋药(尼可刹米或洛贝林),必要时气管插管。

④遵医嘱给予抗过敏、升压等药物。心搏骤停者应立即配合医生实施心肺复苏、人工呼吸等。

> ● 经典考题

1.患者,男,38 岁。肺部感染,遵医嘱行青霉素皮试,突然出现呼吸困难,意识丧失。护士应立即采取的措施是（　　）

　　A.通知家属　　　　　　　　B.报告医生
　　C.行心肺复苏　　　　　　　D.立即平卧,皮下注射盐酸肾上腺素
　　E.给予抗过敏药

【答案】　D

2. 患者,男,65岁。因"直肠癌"拟行手术治疗,医嘱青霉素皮内试验,护士配制好青霉素皮试液后给患者注射。注射的剂量应是(　　)

　　A. 1 500U　　　　B. 200U　　　　C. 150U　　　　D. 20U　　　　E. 15U

【答案】　D

2. 破伤风抗毒素过敏试验法

要　点	内　容
试验方法	标准溶液为每1ml含150IU的TAT,皮内注入0.1ml(含TAT 15IU),20分钟后观察结果
结果判断	①阴性:局部无红肿、全身无异常反应 ②阳性:皮丘出现红肿、硬结,直径>1.5cm,红晕直径>4cm,可有伪足或痒感,全身过敏性反应与青霉素过敏反应相似
脱敏注射法	试验结果为阳性的患者,可采用脱敏注射法,小量多次注射,每隔20分钟注射一次,每次注射后均需密切观察。注射中患者出现气促、发绀或过敏性休克时,应停止注射并通知医生

小贴士:脱敏注射法:分4次注射,隔20分钟一次,待反应消退后减量,增次注射。

● 经典考题

1. 破伤风抗毒素皮试液的标准是每1ml皮试液含破伤风抗毒素是(　　)

　　A. 50IU　　　　B. 100IU　　　　C. 150IU　　　　D. 1 500IU　　　　E. 15 000IU

【答案】　C

2. 患者,女,17岁。行破伤风抗毒素过敏试验,20分钟后结果示局部皮丘红肿,硬结大于1.5cm,红晕大于4cm,自述有痒感。应采取的处理措施是(　　)

　　A. 将抗毒素分成4份,分次注射　　　　B. 在对侧前臂作对照试验后再注射
　　C. 将抗毒素稀释,分两次注射　　　　D. 待患者痒感消失后再全量注射
　　E. 将抗毒素分4次,逐渐增加剂量注射

【答案】　E

3. 链霉素过敏试验法

要　点	内　容
试验方法	标准溶液为2 500U/ml,皮内注入剂量0.1ml,含链霉素250U
结果判断	同青霉素
过敏反应及处理	过敏反应同青霉素,常伴有全身麻木、抽搐、耳鸣等毒性反应,处理与青霉素大致相同。此外还可有血钙下降的表现,可遵医嘱缓慢静脉推注10%葡萄糖酸钙或氯化钙10ml,使钙离子与链霉素络合,减轻中毒反应

4.其他药物过敏试验

类 型	试验方法	结果判断	处 理
普鲁卡因过敏试验	0.25%普鲁卡因溶液,2.5mg/ml,皮内注射0.1ml(含普鲁卡因0.25mg)	同青霉素	同青霉素
细胞色素C过敏试验	①皮内注射细胞色素C皮试液0.1ml(含细胞色素C 0.075mg),20分钟后观察 ②划痕试验	局部发红、直径>1cm,出现丘疹者为阳性	同青霉素
碘过敏试验法	①口服碘化钾5ml,每天3次 ②注射碘造影剂:皮内注射碘造影剂0.1ml,等待20分钟后观察结果 ③静脉注射法:静脉推注碘造影剂1ml,5~10分钟后观察结果	①口服者有口麻、头晕、恶心、呕吐、流泪、荨麻疹等表现即为阳性 ②皮内注射者局部出现红肿、硬块,直径>1cm为阳性 ③静脉注射者出现血压、脉搏、呼吸、面色等异常改变即为阳性	同青霉素

💡小贴士:临床上为协助疾病诊断,常用碘化物造影剂做胆囊、肾脏、膀胱、心血管等造影,此类药物可引起过敏反应,在造影前需先做碘过敏试验。

第十三节　静脉输液与输血

考点一　静脉输液

1.静脉输液的目的

补充营养、水分和电解质;输入药物治疗疾病;补充血容量。

2.常用的静脉输液溶液

分 类	溶液及作用
晶体溶液	①葡萄糖溶液:补充水分和热量 ②等渗电解质溶液:补充水和电解质,维持渗透压 ③碱性溶液:纠正酸中毒,维持酸碱失衡 ④高渗溶液:利尿脱水
胶体溶液	①右旋糖酐:低分子右旋糖酐能降低血液黏稠度,改善微循环,防止血栓形成;中分子右旋糖酐能提高血浆胶体渗透压和维持血容量 ②血浆代用品:增加血浆渗透压和循环血量,用于大出血时 ③水解蛋白注射液:补充蛋白质,纠正低蛋白血症 ④浓缩白蛋白:维持胶体渗透压,补充蛋白质,减轻水肿 ⑤氨基酸、脂肪乳等高营养液:提供热量,补充维生素和矿物质
静脉营养液	补充营养,提供热量,常用的有脂肪乳剂、复方氨基酸等

📌考查年份:2012 年,2013 年,2016 年,2017年,2018 年,2019 年,2020 年。

考情分析:本考点属于高频考点,尤其是急性肺水肿的临床表现与护理措施,需重点掌握。

💡小贴士:晶体溶液:维持细胞内外水分的相对平衡,有效纠正体液及电解质失衡。胶体溶液:在血管内停留时间长,有效维持血浆胶体渗透压,增加血容量,改善微循环。

3. 密闭式输液法

操作流程	内　　容
操作前	备好用物,核对、评估患者,告知输液目的与注意事项,选择合适静脉
操作中	①挂好输液瓶,排气 ②协助患者取舒适卧位,选择注射部位后消毒皮肤,在穿刺点的上方 6～8cm 处扎紧止血带 ③再次核对,排气,针头与皮肤呈 15°～30°穿刺,见回血后再将针头沿血管方向平行送入少许,固定针柄,松止血带、调节器,嘱患者松拳 ④根据病情、药物性质及年龄调节滴速,一般成人 40～60 滴/分,小儿 20～40 滴/分,嘱患者不要随意调节滴速
操作后	再次核对,整理用物,洗手,记录
注意事项	①长期输液的患者,应有计划地从远心端小静脉开始穿刺,交替使用静脉,合理使用和保护静脉 ②加强输液过程中的巡视,密切观察输液时患者的情况,如注射部位有无肿胀、滴注是否通畅等 ③24 小时连续输液者,应每天更换一次输液器

💡小贴士:静脉留置输液时,在穿刺点上方 10cm 处扎止血带。每次输液后应用封管液封管。留置针保留时间为 3～5 天,最多不超过 7 天。

4. 输液速度的计算

(1)每分钟滴数 = 液体的总量(ml)×滴系数(滴/毫升)/输液所用时间(分钟)

(2)输液所用时间(h) = 液体的总量(ml)×滴系数(滴/毫升)/[每分钟滴数(滴/分)×60(分钟)]

💡小贴士:颈外静脉穿刺部位在下颌角与锁骨上缘中点连线的上 1/3 处,颈外静脉外缘处。

● **经典考题**

医嘱:0.9% 氯化钠溶液 500ml,ivgtt。患者从上午 8 点 20 分开始输液,输液器点滴系数为 20。护士根据情况将输液速度调整至 40 滴/分,预计输液完成的时间为(　　)

A. 上午 9 时 56 分　　　　　B. 上午 11 点 40 分　　　　　C. 中午 12 时 30 分

D. 下午 1 时 20 分　　　　　E. 下午 2 点 15 分

【答案】 C

5. 常见输液故障与处理

故　障	原因及处理
溶液不滴	①针头滑出静脉外:局部组织出现肿胀伴疼痛,应拔出针头重新穿刺 ②针头斜面紧贴血管壁:液体滴入不畅,局部组织无肿胀、疼痛,有回血。调整针头或变换肢体位置,直到点滴通畅 ③压力过低:穿刺局部无疼痛、肿胀,有回血。适当抬高输液瓶或放低肢体位置 ④针头阻塞:挤压输液管时有阻力,松手后无回血。应更换针头重新穿刺 ⑤静脉痉挛:局部进行热敷以缓解痉挛
滴管内液面过高	取下输液瓶并倾斜,使插入瓶内的针头露出液面,直至滴管内液面缓慢下降至所需高度

续表

故　　障	原因及处理
滴管内液面过低	挤压滴管直至液面升高至滴管1/2～2/3满
管内液面自行下降	检查输液管与滴管的衔接有无松动、滴管有无漏气等,必要时更换输液器

● 经典考题

1.患者,女,20岁。诊断为再生障碍性贫血,医嘱输注浓缩红细胞。护士巡房时发现输血速度变慢,穿刺点局部无肿胀、无压痛,挤捏输液器无阻力,局部皮温正常。护士首先应(　　　)

A.用生理盐水冲管　　　　　　　B.热敷患者穿刺局部

C.更换输血器后继续输血　　　　D.使用恒温器加热血液

E.拔针后另行穿刺

【答案】 A

2.护士遵医嘱为患者行10%葡萄糖酸钙10ml缓慢静脉推注,推注约5ml后护士发现推注稍有阻力,局部略肿胀,抽无回血,发生上述情况的原因可能是(　　　)

A.静脉痉挛　　　　　　　　　　B.针刺入过深,穿破对侧血管壁

C.针头斜面一半在血管外　　　　D.针头斜面紧贴血管内壁

E.针头刺入皮下

【答案】 B

6. 常见输液反应与护理措施

输液反应	原因及处理
发热反应	①原因:输入致热物质、灭菌不彻底、未严格无菌操作等 ②表现:常于输液后数分钟至1小时后,患者出现寒战、发热、头痛、呕吐、脉速等症状 ③护理:轻者减慢输液速度,重者立即停止输液,通知医生,寒战时给予保暖,高热时物理降温,遵医嘱给予抗过敏药物。保留剩余药物与输液器送检,查找引起发热反应的原因 ④预防:输液前应认真检查药物、输液器具的质量,操作中严格无菌操作
静脉炎	①原因:长期输注高浓度、高刺激性药液,静脉留置管的刺激等 ②表现:沿静脉走向出现条索状红线,局部红、肿、热、痛,有时伴畏寒、发热 ③护理:暂停在此部位继续输液,并将患肢抬高、制动。局部用50%硫酸镁或95%乙醇湿热敷,还可用中药外敷。有感染时可给予抗生素治疗 ④预防:严格无菌操作,有计划地更换输液部位,刺激性强的药物充分稀释后再滴注,并减慢滴速,防止药液外漏
急性肺水肿	①原因:输液速度过快,患者原有心肺功能不全,短时间内输入过多液体等 ②表现:胸闷、咳嗽、呼吸困难、咳粉红色泡沫样痰,全肺湿啰音,心率快且节律不齐

续表

输液反应	原因及处理
急性肺水肿	③护理:1)立即停止输液,通知医生。患者取端坐位,两腿下垂,减轻下肢静脉回流),必要时进行四肢轮扎,每隔5~10分钟轮流放松一侧肢体的止血带; 2)高流量吸氧,6~8L/min,以加强肺泡内氧分压,改善低氧血症。湿化瓶内注入20%~30%乙醇溶液,乙醇可以降低肺泡内泡沫的表面张力,使泡沫破裂,从而改善肺泡内气体交换,减轻缺氧症状;3)遵医嘱应用扩血管药、平喘药、强心剂等 ④预防:严格控制滴速和输液量,对心肺功能不全、老年人等更应严格把握
空气栓塞	①原因:输液管内空气未排尽、输液完未及时更换药液或拔针致使空气进入输液管 ②表现:胸闷、呼吸困难、发绀,伴濒死感。心前区听诊可闻及"水泡声" ③护理:停止输液,通知医生,立即取左侧头低足高位,高流量氧气吸入,提高患者血氧浓度,改善缺氧状态 ④预防:输液前检查输液器的质量,做好排气工作,输液时加强巡视

💡小贴士:空气栓塞时取左侧头低足高位有助于气体浮向右心室尖部,避免肺动脉入口阻塞。

● 经典考题

1.患者,男,67岁。因冠心病入院,在静脉输液过程中出现胸闷,呼吸困难,咳嗽,咳粉红色泡沫痰。该患者发生了( )
    A.发热反应   B.急性肺水肿   C.静脉炎   D.空气栓塞   E.过敏反应
【答案】 B

2.患者,男,70岁。近日来频繁呕吐,查电解质血钾偏低,医嘱给予500ml盐水加10ml 10%氯化钾,静脉滴入。输液第3天,患者主诉注射部位疼痛,局部沿静脉走向出现条索状红线。以下处理措施中不正确的是( )
    A.立即停止静脉输液   B.更换输液部位   C.局部用95%乙醇湿热敷
    D.50%硫酸镁湿热敷   E.抬高患肢并多活动
【答案】 E

考点二 静脉输血

1.输血的目的

增加血容量;增加血红蛋白,改善贫血;补充血浆蛋白,维持胶体渗透压;补充各种凝血因子和血小板,改善凝血功能;补充抗体、补体等血液成分,提高免疫力。

👍考查年份:2014年、2015年、2016年、2017年、2018年、2019年。
考情分析:本考点属于常考点,重点掌握溶血反应的表现与护理。

● 经典考题

患者,女,30岁。因宫外孕破裂大出血入院,体检面色苍白,脉搏140次/分,血压60/40mmHg。该患者输血的目的是( )
    A.补充血容量   B.增加血红蛋白   C.补充凝血因子   D.增加清蛋白   E.增加营养
【答案】 A

2.血液制品的种类

分 类	内 容
全血	①新鲜血:由于存放时间短,基本保留了血液原有的各种成分。适用于血液病患者 ②库存血:2~6℃环境下保存2~3周的血液,适用于各种原因引起的大出血

💡小贴士:大量输入库存血时,应防范酸中毒和高血钾的出现。

续表

分　类	内　容
成分血	①血浆:新鲜冰冻血浆适用于血容量及血浆蛋白低的患者,冰冻血浆适用于除凝血因子V和Ⅷ以外的凝血因子缺乏者 ②红细胞:浓缩红细胞适用于急慢性失血、血容量正常的贫血等患者;红细胞悬浮液适用于战地急救和中、小手术者;洗涤红细胞因为抗体含量较少,适用于免疫性溶血性贫血、脏器移植术后及反复输血患者等 ③白细胞浓缩悬液:适用于粒细胞缺乏且感染严重者 ④血小板浓缩悬液:用于血小板减少、功能障碍性出血患者 ⑤白蛋白液:适用于低蛋白血症患者

💡 小贴士:新鲜冰冻血浆,全血于6～8小时内离心分离出血浆后,在-18℃以下的环境下保存,保质期为1年。

💡 小贴士:新鲜血浆含有全部凝血因子,可用于凝血因子缺乏患者。

● 经典考题

1. 凝血因子缺乏患者最适合输入的血液制品是(　　)
　　A. 新鲜血浆　　　B. 冰冻血浆　　　C. 干燥血浆　　　D. 红细胞悬浮液　　　E. 血小板浓缩悬液
【答案】A

2. 患者大量输入库存血后容易出现(　　)
　　A. 低血钾　　　B. 高血钾　　　C. 低血磷　　　D. 高血铁　　　E. 高血钠
【答案】B

3. 输血前的准备
(1)取血标本2ml,作血型鉴定及交叉配血试验。禁止同时采集2个患者的血标本,避免混淆引起医疗事故。

(2)遵医嘱取血,交取血单并与血库工作人员做好三查八对,三查:血液的有效期、血液质量、输血装置是否完好;八对:患者床号、姓名、住院号、血袋号、血型、交叉配血试验结果、血液制品种类、剂量。

(3)取出的血制品在常温下放置15～20分钟后再输入,以防输入的血液温度过低,引起不良反应,但忌加热、剧烈震荡,避免红细胞破坏引起溶血;血制品中不能加入其他药物,以防血液变质。

(4)输血前需与另一名护士再次核对,双方确认无误方可输注。

● 经典考题

患者,女,43岁。因重型再生障碍性贫血被收入院,医生拟对其进行输血治疗。护士在输血准备时,不正确的操作是(　　)
　　A. 进行血型鉴定和交叉配血试验
　　B. 提血时,和血库人员共同做好"三查八对"
　　C. 库存血取出后,如紧急需要,可低温加热
　　D. 输血前,需与另一名护士再次核对
　　E. 输血前应先征得患者同意并签署知情同意书
【答案】C

4.静脉输血法

（1）直接输血法

要 点	内 容
操作前	准备用物、评估患者情况
操作中	①供血者与受血者分别卧于相邻的两张床上，暴露穿刺部位。将血压计袖带环绕于供血者上臂并充气，使静脉充盈，利于操作 ②选择静脉穿刺，用备好的注射器抽取供血者的血液，然后将抽出的血液注入受血者静脉内。抽血、输血需要三人配合，一人抽血，一人传递，另一人输血
操作后	整理用物，洗手，记录。嘱供血者与受血者均需休息一会，无不良反应再离床活动

（2）间接输血法

要 点	内 容
操作前	准备用物，评估患者情况
操作中	①按静脉输液法建立静脉通路，输入适量生理盐水，确保针头在血管内。两位护士再次三查八对，确认无误后方可输注 ②打开贮血袋封口，常规消毒开口处的橡胶管，将输血器针头插入橡胶管内 ③开始缓慢滴注，滴速应少于20滴/分，观察10~15分钟后，一般成人40~60滴/分，小儿及年老体弱者酌减 ④血液输完后，更换无菌生理盐水继续输入，以保证血液全部输入体内
操作后	整理用物，洗手，记录
注意事项	①输两袋血之间需输入少量生理盐水，以防发生不良反应；输血完毕再输入少许生理盐水 ②输血中患者如发生严重反应，应立即停止输血，通知医生，并保留余血查找原因 ③输完的血袋需送回血液科，保留24小时，方便患者发生反应时查找原因

经典考题

关于输血的叙述，错误的是（　　）

A.输血前需两人进行查对

B.输血前先输入少量生理盐水

C.输血后输入少量生理盐水

D.在输血卡上记录输血时间、滴速、患者状况等

E.输血完毕后及时将输血器、血袋等物品进行消毒，分类弃置

【答案】　E

小贴士：直接输血时，一般在50ml血液中加入3.8%枸橼酸钠溶液5ml。

小贴士：静脉输血的禁忌证：急性肺水肿、肺栓塞、充血性心力衰竭、肾功能极度衰竭、恶性高血压、真性红细胞增多症等。

5.常见输血反应与处理

(1)发热反应(最常见)

要 点	内 容
原因	输入致热原(主要原因)、受血者与供血者抗体发生反应、未严格无菌操作等
表现	畏寒或寒战、发热(38~41℃)、皮肤潮红、头痛、恶心呕吐,严重者呼吸困难,甚至昏迷
护理	①轻者减慢或暂停输血,重者立即停止输血,并用生理盐水维持静脉通路 ②对症处理,遵医嘱给予抗过敏药、退热药等,保留余血以便查明原因
预防	①严格管理血液制品及输血器,避免致热物质污染 ②严格无菌操作

● 经典考题

某患者在输血过程中出现畏寒、寒战,体温40℃。伴头痛、恶心、呕吐,首先应考虑患者出现(　　)

A.发热反应　　B.溶血反应　　C.急性肺水肿　　D.细菌污染反应　　E.枸橼酸钠中毒反应

【答案】 A

(2)溶血反应(最严重)

要 点	内 容
原因	输入异型血、输入变质血、血液中加入药物或Rh血型不合等所致溶血
表现	第一阶段:患者出现头痛、胸闷、四肢麻木、腰背部剧烈疼痛 第二阶段:凝集的红细胞溶解,使大量血红蛋白入血。患者出现黄疸、血红蛋白尿(酱油色),伴畏寒、高热、血压下降等 第三阶段:大量的血红蛋白随着血液循环进入肾小管,遇酸性物质结晶析出,阻塞肾小管,患者出现肾衰竭,表现为少尿、无尿,甚至死亡
护理	①立即停止输血,同时输注生理盐水,维持静脉通路,通知医生处理。保留余血和输血器 ②吸氧,遵医嘱给予升压药或其他药物 ③双侧腰部封闭,用热水袋热敷双侧肾区。遵医嘱滴注碳酸氢钠溶液,以碱化尿液,防止析出结晶阻塞肾小管 ④对症处理急性肾衰竭症状,抢救休克
预防	输血前做好查对工作。严格按照要求采集和保存血液,避免血液变质

● 经典考题

1.当输血发生溶血反应时,出现黄疸和血红蛋白尿的机制是(　　)

A.红细胞凝集成团,阻塞部分小血管

B.凝集的红细胞发生溶解,血红蛋白释放入血

C.血红蛋白凝结成结晶体阻塞肾小管

D.肾小管内皮缺血、缺氧而坏死

E.红细胞破坏释放凝血物质而引起DIC

【答案】 B

2. 白女士,29 岁。宫外孕破裂大出血入院,输血时发生溶血反应,其尿液可呈( )

    A.酱油色　　　　　B.洗肉水色　　　　　C.黄褐色　　　　　D.乳白色　　　　　E.深黄色

【答案】 A

(3)过敏反应

要 点	内 容
原因	患者为过敏体质或血液中含致敏物质、多次或长期输血者体内产生过敏性抗体
表现	①轻度反应:局部或全身瘙痒、荨麻疹,眼睑、口唇水肿,可在数小时后消退 ②重度反应:喉头水肿、支气管痉挛引起呼吸困难,两肺闻及哮鸣音,甚至可出现过敏性休克
护理	①反应轻者减慢滴速,反应重者立即停止输血。通知医生及时处理并保留余血及输液器送检 ②遵医嘱给药,如盐酸肾上腺素、异丙嗪等 ③呼吸困难者遵医嘱给氧,严重喉头水肿者行气管切开
预防	①有过敏史的患者,输血前可预防性地使用抗过敏药物 ②加强对供血者的筛选和管理,禁止采集有过敏史的供血者血液;供血者在献血前 4 小时不宜进食高蛋白质、高脂肪的食物,不宜服用易致敏的药物

(4)与大量输血有关的反应

要 点	内 容
出血倾向	①原因:库存血中血小板和凝血因子被不同程度的破坏,大量输血时,导致患者血小板和凝血因子含量相对减少而引起出血 ②表现:皮肤、黏膜出现瘀点、瘀斑,手术创口或切口处出现渗血,牙龈出血 ③护理:观察生命体征、意识状态及皮肤、黏膜处有无出血 ④预防:大量输入库存血时,遵医嘱间隔输入新鲜血,或根据患者凝血因子的缺乏情况补充相应血液成分
枸橼酸钠中毒	①原因:库存血中的枸橼酸钠与血中游离钙结合,使血钙下降 ②表现:手足抽搐、血压下降、出血倾向、心率缓慢,严重者出现心脏骤停 ③护理:严密观察患者反应,遵医嘱给药 ④预防:每次输入 1 000ml 库存血后,应遵医嘱静脉注射 10% 葡萄糖酸钙或氯化钙 10ml,补充钙离子

● 经典考题

患者,男,44 岁。因食入烙饼,食管静脉破裂出血约 1 000ml,输入大量库存血后,出现心率缓慢、手足抽搐、血压下降、伤口渗血。出现以上症状的有关因素是( )

    A.血钙降低　　　　B.血钙升高　　　　C.血钾降低　　　　D.血钾升高　　　　E.血钠降低

【答案】 A

第十四节 标本采集

微信扫描

考点一 静脉血标本

要 点	内 容
分类	①全血标本:用于血沉、血常规和测定血液中某些物质含量,如尿酸、尿素氮、肌酸、血氨、血糖等 ②血清标本:用于血清酶、脂类、电解质、肝功能等的检查 ③血培养标本:用于血液的细菌学检查
操作	①全血标本:试管底部有抗凝剂,取血后轻轻摇动试管,使血液和抗凝剂充分混匀,以防血液凝固 ②血清标本:血液注入干燥试管时,注意勿将泡沫注入,避免震荡引起溶血 ③血培养标本:取血过程中遵循无菌原则,取血量为5ml。亚急性细菌性心内膜炎患者做血培养时取血10~15ml,以提高阳性率,且应在用抗生素之前采集血培养标本,已用抗生素者应说明
注意事项	①同时抽取不同种类的血标本时,应按照血培养瓶、抗凝管、干燥试管的顺序分别注入 ②严禁在输液、输血的针头处或同侧肢体采血

● 经典考题

1. 患者,男,45岁。因高热、牙龈出血及多处皮肤瘀点5天入院。医嘱开出下列检验单,护士采血时应优先采取的标本是( )

    A. 血常规   B. 血生化组合   C. 凝血四项   D. ABO血型   E. 血培养

【答案】 E

2. 亚急性心内膜炎血培养标本采血量应为( )

    A. 1~3ml   B. 4~6ml   C. 7~9ml   D. 10~15ml   E. 15~18ml

【答案】 D

考点二 尿标本的采集

1. 采集方法

分 类	要 点
常规尿标本	①检查尿液的颜色、比重、蛋白、糖、细胞和管型等 ②晨起第一次排出的尿液留于标本容器内
尿培养标本	①作尿液细菌培养,查找致病菌 ②按导尿术的顺序和标准清洁、消毒外阴和尿道口,留取中段尿5~10ml

考查年份:2012年,2013年,2014年,2016年,2017年,2019年,2020年。

考情分析:本考点属于高频考点。考查方向:血标本的种类、取血标本的注意事项。

考查年份:2012年,2014年,2016年,2017年,2019年。

考情分析:本考点属于常考点。重点记忆各类尿标本的采集目的与常用防腐剂。

续表

分　类	要　点
12 小时或 24 小时尿标本	①定量检查尿液所含成分,如钠、钾、肌酸、肌酐等 ②12 小时尿是晚 7 时排空膀胱后至次晨 7 时所有尿液,24 小时尿是晨 7 时排空膀胱后至次日晨 7 时所有尿液,根据检验要求,在尿中加入防腐剂
注意事项	会阴分泌物过多时,应先冲洗、清洁会阴后再收集尿液,避免分泌物混入。女患者月经期不宜留取尿标本

● 经典考题

1.尿常规检查时,留取尿标本的时间正确的是(　　)
　　A.饭前半小时　　　B.全天尿液　　　C.早晨第一次尿　　D.随时收集尿液　　E.饭后半小时
【答案】　C

2.采集 24 小时尿标本时,其正确的采集时间是(　　)
　　A.早 7:00 至次晨 7:00　　　　　B.早 9:00 至次晨 9:00　　　　　C.早 11:00 至次日 9:00
　　D.晚 7:00 至次日晚 7:00　　　　E.晚 11:00 至次日晚 11:00
【答案】　A

2.常用防腐剂

名　　称	作用与用法	临床应用
甲醛	防腐、固定有机成分。每 100ml 尿液中加 40mg/L 甲醛 0.5ml	艾迪计数
甲苯	防止细菌污染、延缓化学成分分解、保持尿液的化学成分不变。在第一次尿液倒入后再加入甲苯,每 100ml 尿液加甲苯 0.5ml	尿蛋白、尿糖定量、电解质、肌酸、肌酐等检查
浓盐酸	防腐,防止尿中激素被氧化。24 小时尿液中加 10ml/L 浓盐酸	17 - 羟类固醇、17 - 酮类固醇

● 经典考题

24 小时尿标本检查需要加入甲醛作为防腐剂的检查项目是(　　)
　　A.艾迪计数　　　B.17 - 酮类固醇　　C.尿糖定量　　　D.尿蛋白定量　　　E.肌酐定量
【答案】　A

考点三　粪便标本的采集

1.分类与采集方法

分　类	内　　容
常规标本	①检查粪便的性状、颜色、细胞、肉眼不能察觉的微量血液、肠道寄生虫等 ②先排空膀胱,用检便匙取中央部分或黏液脓血部分 5g,置于检便盒内,水样便应盛于容器中送检

👍考查年份:2012 年,2017 年,2020 年。
考情分析:本考点属于偶尔考点。

续表

分类	内容
培养标本	用无菌棉签蘸取中央部分或黏液、脓血部分 2～5g，置于培养瓶中，塞紧瓶塞后送检
隐血标本	嘱患者检查前 3 天禁食肉类、肝脏、动物血、绿色蔬菜和含铁剂药物，3 天后按常规标本取便
寄生虫标本	①检查寄生虫：在粪便不同部位取带血或黏液部分 5～10g ②检查蛲虫：睡前或晨起前，用透明胶带贴在肛周，取下沾有蛲虫的胶带送检 ③检查阿米巴原虫：先加温便盆（阿米巴原虫在低温环境中可失去活力），排便后连同便盆一起送检

● 经典考题

患者，男，29 岁。初步诊断为阿米巴痢疾，医嘱：留取粪便作阿米巴原虫检查。护士应为患者准备的标本容器是（　　）

A. 无菌容器　　　　B. 清洁容器　　　　C. 干燥容器　　　　D.装有培养基的容器　　E.加温的清洁容器

【答案】　E

2. 注意事项

（1）采粪便培养标本时，患者如无便意，可用无菌长棉签蘸取生理盐水，插入肛门 4～5cm，旋转退出，将棉签置于培养瓶内，盖紧。

（2）采集寄生虫标本时，如患者服用驱虫药或作血吸虫孵化检查，需将全部粪便送检。

考点四　痰标本的采集

分类	内容
常规痰标本	①检查痰液的性状，痰涂片查癌细胞、细菌或虫卵等 ②晨起先漱口，深呼吸后用力咳出第一口痰，盛于痰盒内
痰培养标本	晨起先用朵贝尔溶液漱口，再用清水漱口，深呼吸后用力咳出痰液，置于无菌集痰器内
24 小时痰标本检查	①检查 24 小时排痰总量及其性状等 ②从清晨 7 时未进食前、漱口后开始留取，至次晨 7 时结束，全部痰液吐入集痰器内
注意事项	①痰标本中不可混入唾液、鼻涕、漱口水等 ②患者伤口疼痛时可用手掌或软枕按压伤口，以减轻疼痛 ③留痰查癌细胞时，用的固定液是 10% 甲醛和 95% 乙醇，留痰后应立即送检

考点五　咽拭子标本采集法

用无菌长棉签迅速擦拭两侧腭弓、咽部和扁桃体的分泌物。采集真菌培养标本应用无菌长棉签在口腔溃疡面上擦拭留取分泌物。

💡小贴士：咽拭子标本尽量在应用抗生素前采集。不要在进食后 2 小时内留取，防止呕吐。

第十五节 病情观察和危重患者的抢救

考点一 病情观察的内容

要 点	内 容
一般情况	①急性病容:表情痛苦、呼吸急促、面颊潮红、鼻翼扇动等,见于急性热病、痢疾、肺炎球菌肺炎 ②慢性病容:面色苍白、灰暗、憔悴、目光暗淡等,见于恶性肿瘤、肝硬化、严重结核病
瞳孔	正常瞳孔直径为 2~5mm;双瞳孔扩大(直径>5mm)见于颅内高压、颅脑损伤、阿托品中毒、濒死状态;双瞳孔缩小(直径<2mm)见于有机磷农药、氯丙嗪、吗啡等药物中毒;双侧瞳孔不等大见于脑疝早期
意识	按轻重程度可分为嗜睡、意识模糊、昏睡、昏迷

小贴士:危重患者眼、口鼻经常有分泌物,应经常擦拭。眼睑不能自行闭合的患者,易发生角膜炎、结膜炎,可涂金霉素眼膏或盖凡士林纱布,以保护眼膜。

考点二 抢救室的管理与设备

要 点	内 容
抢救室的管理	急救药品、器材严格执行"五定"管理制度,完好率达到100%
急救药品	升压药、血管扩张药、抗心律失常药、解毒药等

考点三 吸氧法

1.方法与注意事项

要 点	内 容
方法	①鼻导管法:单侧鼻导管插入长度为鼻尖到耳垂长度的2/3,双侧鼻导管插入约1cm ②鼻塞法:适用于长期吸氧的患者 ③面罩法:氧流量为 6~8L/min,适用于张口呼吸、病情严重者 ④头罩法:适用于小儿
注意事项	①做好"四防":防火、防热、防油、防震,搬运氧气筒时动作要轻,避免倾倒和震动 ②在用氧时,先调节流量再插管;使用过程中如需再次调节流量,先分开氧气管与吸氧管,调节好后再接上;停止用氧时,先拔管,再关氧气开关 ③氧气筒内的氧气不能全部用完,需保留 0.5MPa,防止灰尘进入,再充气时引起爆炸 ④对未用或已用完的氧气筒,应挂"满"或"空"的标识

考查年份:2012 年,2015 年,2017 年,2018 年,2019 年。

考情分析:本考点属于高频考点。重点记忆吸氧的注意事项。

● 经典考题

患儿,女,1 岁。细菌性肺炎入院,目前患儿烦躁不安、呼吸困难。医嘱:吸氧。适宜该患儿的吸氧方式为( )

    A.单侧鼻导管法   B.面罩法   C.鼻塞法   D.漏斗法   E.头罩法

【答案】 E

2. 氧浓度换算

$$吸氧浓度(\%) = 21 + 4 \times 氧流量(L/min)$$

● 经典考题

吸氧时流量为 3L/min,其氧浓度为(　　)

　　A. 29%　　　　　　B. 33%　　　　　　　C. 37%　　　　　　D. 41%　　　　　　E. 45%

【答案】　B

3. 氧疗的副作用

要　点	内　容
氧中毒	长时间、高浓度(氧浓度>60%,持续时间>24小时)引起,表现为胸骨下不适、呼吸增快、恶心、呕吐、烦躁、断续的干咳
肺不张	表现为烦躁不安,呼吸、心率加快,血压上升,呼吸困难,发绀等。鼓励患者多进行深呼吸,多咳嗽和变换卧位
晶状体后纤维组织增生	仅见于新生儿,特别是早产儿多见,可出现不可逆转的失明,新生儿应严格控制氧浓度和吸氧时间
呼吸抑制	Ⅱ型呼吸衰竭患者应遵医嘱给予低浓度、低流量(1~2L/min)持续吸氧,注意监测动脉血氧分压的变化

● 经典考题

患者,男,50岁。因外伤入院治疗,在用氧过程中,家属私自将鼻导管氧流量调至10L/min,15分钟后患者出现烦躁不安、面色苍白、进行性呼吸困难等表现。该患者最可能出现了(　　)

　　A. 肺水肿　　　　　B. 肺不张　　　　　　C. 肺气肿　　　　　D. 氧中毒　　　　　E. 心力衰竭

【答案】　B

考点四　吸痰法

考情分析:历年考试中,吸痰考的较少,主要掌握吸痰的时间。

要　点	内　容
操作前	备好用物,核对患者,评估患者口腔情况,有活动义齿者取出义齿
操作中	①成人吸引器负压为40~53.3kPa,儿童<40kPa ②患者取仰卧位,头偏向一侧 ③连接吸痰管,用生理盐水试吸,反折管子末端,无菌血管钳持管插入患者口咽部(10~15cm)进行吸痰,每次吸痰时间不可过长(小于15秒),防止患者缺氧,吸痰结束后用生理盐水抽吸冲洗痰管,防止阻塞
操作后	整理用物,洗手并记录
注意事项	①吸痰中,严格执行无菌操作;吸痰动作轻柔,防止损伤呼吸道黏膜 ②痰液黏稠时,可配合叩击、雾化吸入,使痰液更容易吸出 ③吸痰物品每天更换1~2次,吸痰导管要每次更换,储液瓶内液体不可超过瓶的2/3,超过时应及时倾倒

考点五 洗胃法

1. 洗胃的适应证与禁忌证

要 点	内 容
适应证	如有机磷、安眠药、重金属类、生物碱及食物中毒等,一般在服毒后 6 小时内洗胃效果最佳
禁忌证	①强腐蚀性毒物(如强酸、强碱)中毒 ②肝硬化伴食管胃底静脉曲张 ③胸主动脉瘤 ④胃癌、近期内有上消化道出血及胃穿孔

右侧栏批注:

👍考情分析:属于高频考点。重点记忆洗胃的禁忌证、常用的洗胃溶液。

💡小贴士:蛋清水可黏附于黏膜表面或创面上,起到保护的作用,且可减轻患者的疼痛。

2. 常用洗胃溶液

中毒药物	灌洗溶液	禁忌药物
酸性物	镁乳、蛋清水、牛奶	强酸药物
碱性物	5%醋酸、白醋、蛋清水、牛奶	强碱药物
氰化物	口服 3% 过氧化氢后引吐,1:15 000 ~ 1:20 000高锰酸钾洗胃	
敌敌畏	2% ~ 4%碳酸氢钠、1%盐水、1:15 000 ~ 1:20 000高锰酸钾洗胃	
1605、1059、4049(乐果)	2% ~ 4%碳酸氢钠	高锰酸钾
敌百虫	1%盐水或清水、1:15 000 ~ 1:20 000高锰酸钾	碱性药物
DDT、666	温开水或 0.9%氯化钠溶液洗胃,50%硫酸镁导泻	油性泻药
巴比妥类(安眠药)	1:15 000 ~ 1:20 000 高锰酸钾洗胃,硫酸钠导泻	硫酸镁泻药导泻
异烟肼(雷米封)	1:15 000 ~ 1:20 000 高锰酸钾洗胃,硫酸钠导泻	
灭鼠药(磷化锌)	1:15 000 ~ 1:20 000 高锰酸钾或 0.5%硫酸铜洗胃,口服 0.5% ~ 1%硫酸铜溶液,每次 10ml,每 5 ~ 10 分钟 1 次,用压舌板刺激舌根引吐	鸡蛋、牛奶、脂肪及其他油类食物

💡小贴士:发芽马铃薯中毒,可用1%活性炭悬浮液洗胃。河豚、生物碱及毒蕈中毒,可用1% ~ 3%鞣酸洗胃。

● 经典考题

患者,男,60 岁。因巴比妥中毒急诊入院,立即给予洗胃,应选择的灌洗溶液是(　　)

　A. 蛋清水　　　　B. 牛奶　　　　C. 高锰酸钾溶液　　D. 硫酸铜　　　　E. 硫酸镁

【答案】 C

3. 洗胃的方法及注意事项

要　点	内　容
口服催吐法	嘱患者自饮灌洗液,每次饮液量 300~500ml,25~38℃为宜,反复自饮催吐,直至吐出的灌洗液澄清、无味,适用于急性中毒且清醒合作者
电动吸引器洗胃法	是利用负压吸引原理吸出胃内容物的洗胃法,口腔插入胃管,吸引器负压在 13.3kPa 左右,一次灌洗量 300~500ml,开动吸引器,吸出灌洗液
漏斗胃管洗胃法	①利用虹吸原理洗胃的方法,中毒轻者取坐位或半坐卧位,重者取左侧卧位,昏迷者取平卧位,头偏向一侧 ②插管长度成人为 45~55cm,洗胃时将漏斗举高至头部以上 30~50cm,倒入洗胃液 300~500ml,不超过 500ml ③洗胃过程中若患者出现腹痛、休克、洗出血性液体等不良反应,应立即停止洗胃
注洗器洗胃法	①适用于幽门梗阻、胃部手术前患者的洗胃 ②患者取坐位或半坐位,确定胃管在胃内后,用注洗器抽出胃内容物,再注入洗胃液 200ml 左右,如此反复
注意事项	①患者中毒物质不明时,应先抽出胃内容物送检,可选用温开水或生理盐水洗胃 ②幽门梗阻患者洗胃,应在饭后 4~6 小时或空腹时进行 ③急性中毒者应快速口服催吐,减少胃对毒物的吸收 ④乐果禁用高锰酸钾洗胃,因其能氧化成毒性更强的物质。敌百虫遇碱性药物可分解出毒性更强的敌敌畏,故禁用碱性药物洗胃

💡小贴士:昏迷患者洗胃时,采取去枕平卧位,头偏向一侧,防止窒息。

💡小贴士:洗胃的并发症有急性胃扩张、胃穿孔、昏迷患者误吸或过量胃内液体反流致窒息等,在洗胃过程中,应注意观察并做好相应的急救措施。

第十六节　临终患者的护理

👍考查年份:2012 年,2017 年。

考情分析:本考点属于偶尔考点。记忆型内容。

考点一　脑死亡的判断标准

不可逆的深度昏迷、自主呼吸停止、脑干反射消失、脑电波呈平直状态。

● 经典考题

目前医学界主张判断死亡的诊断标准是(　　　)

　　A. 瞳孔散大固定　　B. 各种反射消失　　C. 呼吸停止　　　　D. 心跳停止　　　　E. 脑死亡

【答案】　E

👍考查年份:2016 年,2017 年,2020 年。

考情分析:本考点属于偶尔考点。重点记忆临床死亡期。

考点二　死亡过程的分期

分　期	特　点
濒死期	此期机体各系统功能严重紊乱,意识丧失,各种反射逐渐丧失,肌张力消失,心跳减弱,呼吸微弱,中枢系统处于抑制状态。此期是死亡过程的开始,生命尚处于可逆阶段

续表

分　期	特　点
临床死亡期	此期一般持续5~6分钟,表现为心跳、呼吸完全停止,各种反射消失,瞳孔散大,但各种组织细胞仍存有微弱的代谢活动,若及时进行有效的抢救措施,生命仍有复苏的可能
生物学死亡期	此期是死亡过程的最后阶段,机体已无法复活,患者逐渐出现尸冷、尸斑、尸僵等

● 经典考题

患者,男,70岁。因脑出血急诊入院。目前患者各种反射消失,瞳孔散大,心跳停止,呼吸停止,脑电波平坦,目前患者处于(　　)

　　A. 生物学死亡期　　B. 深昏迷期　　C. 濒死期　　D. 临床死亡期　　E. 临终状态
【答案】　D

考点三　临终患者的反应

要　点	内　容
临终患者躯体状态	脉搏细速、不规则,逐渐变弱至消失,心音低弱,血压逐渐下降甚至测不出。皮肤苍白、湿冷,四肢发绀。肌肉失去张力,不能进行自主活动。面部外观呈希氏面容(面部肌瘦、呈铅灰色,下颌下垂,眼眶凹陷,双眼半睁呆滞,嘴微张)。视力逐渐减退,听觉是最后消失的感觉,语言逐渐困难、混乱
临终患者心理反应	①否认期:震惊与否认,拒绝接受事实 ②愤怒期:气愤、暴怒和嫉妒,内心不平衡,易发脾气,常迁怒于家属及医护人员 ③协议期:渴望能延长自己的生命,配合治疗 ④忧郁期:悲伤、情绪低落、退缩、沉默、抑郁和绝望,希望与亲朋好友见面,急于交代后事 ⑤接受期:坦然接受,倾向独处,睡眠时间增加,情感逐渐减退

● 经典考题

1. 一位临终患者向护士叙述:"我得病不怪别人。拜托你们尽力治疗,有什么新疗法,可以在我身上先试验。奇迹总是有的啊。"该患者处在心理反应的(　　)

　　A. 否认期　　B. 愤怒期　　C. 协议期　　D. 忧郁期　　E. 接受期
【答案】　C

2. 临终患者最后丧失的感觉是(　　)

　　A. 视觉　　B. 嗅觉　　C. 味觉　　D. 听觉　　E. 触觉
【答案】　D

考点四　临终患者的护理

要　点	内　容
概述	为临终患者及其家属提供全面的护理,使其解除身心痛苦,维护其自尊,提高临终生活质量,帮助患者平静、安宁地度过生命的最后阶段
躯体护理	促进血液循环、改善呼吸功能和营养状况、促进患者舒适
心理护理	①否认期:不要揭穿患者的防卫机制,也不要欺骗患者,根据患者对疾病的认识程度进行沟通 ②愤怒期:包容患者,理解其以发怒、抱怨、不合作行为来宣泄内心的不快,尽量缓解患者的痛苦并加以安慰和疏导 ③协议期:护理人员应给予指导与关心,尽可能满足患者的合理需求 ④忧郁期:允许患者用哭泣的方式宣泄情感,尽量让家属陪伴,预防患者产生自杀想法 ⑤接受期:尊重患者,不要强迫与其交谈,给予安静的环境,加强生活护理

● 经典考题

1. 患者,男,69岁。胰腺癌晚期,病情日趋恶化,患者情绪低落,要求见好友,并急于交代后事,此时患者心理反应处于(　　)

　　A. 忧郁期　　　　　B. 愤怒期　　　　　C. 否认期　　　　　D. 协议期　　　　　E. 接受期

【答案】A

2. 某肝癌晚期患者住院期间情绪激动,常常指责或挑剔家属和医护人员,护士正确的护理措施是(　　)

　　A. 给患者正确的死亡观和人生观教育　　　　　　　B. 让患者尽可能的一个人独处

　　C. 认真倾听患者的心理感受　　　　　　　　　　　D. 诚恳地指出患者的不恰当做法

　　E. 减少和患者的语言交流

【答案】C

考点五　尸体护理

要　点	内　容
操作前	填写尸体识别卡,向死者家属解释尸体护理的目的与注意事项等
操作中	①撤去一切治疗用品,尸体仰卧,头下垫一软枕,避免面部淤血、变色 ②清洁面部,有义齿为之装上,眼睑不能闭合者,可用毛巾湿敷或于上眼睑下垫少许棉花,使上眼睑闭合 ③棉花塞于口、鼻、耳、肛门、阴道等孔道 ④清洁全身,有伤口者为之更换敷料,有引流管者应拔出再缝合伤口或用蝶形胶布封闭并包扎 ⑤第一张尸体识别卡系在尸体手腕部;尸体放进尸袋后,第二张尸体识别卡缚在尸体腰间尸袋上;运送尸体至太平间,第三张尸体识别卡放停尸屉外面
操作后	整理用物,洗手并记录,用红笔在体温单40～42℃之间记录下死亡时间,注销各种执行单。按照出院手续办理结账

考查年份:2012年,2013年,2014年,2015年,2016年,2017年,2018年,2020年。

考情分析:本考点属于高频考点。重点掌握临终患者的心理各个分期的临床表现与护理措施。

小贴士:患者死亡后,由医生开具死亡诊断书,护士进行尸体护理。

小贴士:传染病患者的尸体应使用消毒液擦洗,并用消毒液浸泡的棉球填塞各孔道,用尸单包裹后放入不透水的袋子中,并作传染标识。

● 经典考题

患者,男,27岁。因车祸伤及内脏出现循环衰竭症状,经抢救无效死亡。护士进行尸体护理的前提是(　　)

A.患者心跳、呼吸停止后　　　　B.医生开具死亡诊断书　　　　C.患者呼吸、脉搏消失

D.测不到患者血压　　　　E.患者无意识

【答案】　B

第十七节　医疗和护理文件的书写

考点一　医疗和护理文件的书写要求

　　医疗和护理文件的书写应内容准确、记录及时、简明扼要、书写清晰、项目完整。如因抢救急重症患者未能及时记录的,相关护理人员应在抢救后6小时内据实补记,并注明抢救完成时间和补记时间。

考点二　体温、脉搏、呼吸、血压的绘制和记录

要　点	内　容
体温	用不同的符号表示,口温(蓝"●"),腋温(蓝"×"),肛温(蓝"○")。物理或药物降温30分钟后所测温度,绘制在降温前符号的同一纵格内,用红圈"○"表示。下次测得的体温仍与降温前的体温相连接
脉率(心率)	脉率以红色"●"、心率以红圈"○"表示。脉搏与体温重合时,先画体温符号,再用红笔在外缘画红圈"○"。脉搏短绌时,心率以红圈"○"表示,相邻心率之间用红线相连,在脉搏与心率之间用红笔画线填满
呼吸	将实际测得的呼吸次数,用阿拉伯数字表示,用红钢笔填写在相应的呼吸栏内,相邻之间的两次呼吸上下错开记录
底栏填写	底栏的内容包括血压、体重、尿量、大便次数、出入液量、身高及其他等。用蓝(黑)色钢笔填写。数据用阿拉伯数字记录,统一免写计量单位

💡小贴士:40～42℃之间,用红钢笔在相应日期和时间栏内纵行填写入院、手术、分娩、转科、出院、死亡的时间。

💡小贴士:在体温单上填写大便次数时,如未解大便记"0",大便失禁以"＊"表示,灌肠符号以"E"表示。例如,1/E表示灌肠后大便1次,0/E表示灌肠后无大便排出,$1\frac{1}{E}$表示自行排便1次,灌肠后又排便1次。

● 经典考题

体温单底栏的填写内容是(　　)

A.体温　　　　B.脉搏　　　　C.呼吸　　　　D.住院天数　　　　E.胃液引流量

【答案】　E

考点三　医嘱单

1.医嘱种类

种　类	内　容
长期医嘱	有效时间大于24小时,当医生注明停止时间后医嘱立即失效。如一级护理、低盐饮食、地高辛0.25mg bid

👍考查年份:2013年,2014年,2017年,2019年,2020年。

考情分析:本考点属于常考点。掌握各种医嘱的有效时间及口头医嘱的处理。

续表

种 类	内 容
临时医嘱	有效时间不超过24小时,应在短时间内执行,有的要立即执行,一般仅执行1次。例如,阿托品0.5mg H st。有的须在限定时间内执行,如会诊、手术、X射线检查及各项特殊检查等
备用医嘱	按病情需要分为长期备用医嘱和临时备用医嘱 ①长期备用医嘱(prn):有效时间大于24小时,必要时用,两次执行之间须有时间间隔,由医生注明停止时间后方失效。例如,哌替啶50mg im q6h prn ②临时备用医嘱(sos):12小时内有效,必要时用,只执行1次,过期未执行则失效。例如,地西泮5mg im sos

💡 小贴士:临时备用医嘱过时未执行,则由护士用红钢笔在该项医嘱栏内写"未用"二字。停止医嘱:在相应的执行单上注销有关项目,然后在医嘱单原医嘱内容的停止日期栏注明停止的日期及时间,在执行者栏内签全名。

● 经典考题

1. "地西泮5mg PO sos"属于(　　)
    A. 长期医嘱　　　　B. 长期备用医嘱　　　　C. 临时医嘱　　　　D. 临时备用医嘱　　　　E. 短期医嘱
【答案】D

2. 患者,女,34岁。今早主诉昨晚夜间多醒,下午医生开出医嘱:地西泮5mg PO sos,当晚患者睡眠良好,未使用该药物,该值班护士应在次日上午(　　)
    A. 用红笔写"失效"　　　　　　　B. 用蓝笔写"失效"　　　　　　　C. 用红笔写"未用"
    D. 用蓝笔写"未用"　　　　　　　E. 用红笔写上"作废"
【答案】C

    2. 医嘱处理的注意事项
    医嘱必须经医生签名后方可执行,非紧急情况不执行口头医嘱,在抢救或手术过程中医生下达口头医嘱时,护士须复述一遍,双方确认无误后方可执行,事后应及时据实补写。

● 经典考题

急诊护士在抢救过程中,正确的是(　　)
    A. 任何情况下,护士不执行口头医嘱　　　　　　　　B. 抢救完毕,请医生第2天补写医嘱与处方
    C. 输液瓶、输血袋用后及时按医用垃圾处理　　　　　　D. 急救药品的空安瓿经患者检查后方可丢弃
    E. 口头医嘱向医生复述一遍,经双方确认无误后方可执行
【答案】E

考点四　交班报告

    书写交班的顺序:先填写当日离开病区的患者(出院、转出、死亡),再填写进入病区的患者(新入院、转入),转入患者注明由何科、何院转入,最后填写本班重点观察护理的患者(手术、分娩、危重的患者)。

● 经典考题

在下列患者中,护士在书写交班报告时首先应写(　　)
    A. 4床,患者甲,上午10时转呼吸科　　　　B. 18床,患者乙,上午9时入院
    C. 21床,患者丙,上午8时手术　　　　　　D. 25床,患者丁,下午行胸腔穿刺术
    E. 41床,患者戊,医嘱特级护理
【答案】A

第十八节　护理工作中的职业防护

考点一　职业损伤危险因素

护理工作中易造成职业性损伤的主要危险因素包括生物性因素(病毒、细菌等)、化学性因素(消毒剂、手术室中的残余麻醉废气等)、物理性因素(噪声、辐射、锐器伤等)和生理社会因素等。

考点二　常见职业损伤的防护

职业损伤	防护
锐器伤防护	熟练掌握锐利器械的操作技术,保持注意力集中。用过的锐器需及时放入锐器盒中。一旦发生针刺伤,应立即由近心端向远心端挤压伤口(禁止局部挤压伤口),再用肥皂水清洗,在流动水下冲洗伤口,最后用75%酒精或0.5%碘伏消毒并包扎。及时填写锐器伤登记表
化疗药物损害的防护	设置配制化疗药物的专用治疗室,室内应有安全配制化疗药物的专用操作台,确保通风良好。护士在配药前戴帽子、口罩、防护镜等。掰安瓿时用纱布包垫安瓿颈部,防止药物飞溅;溶解干粉药物,如顺铂等化疗药物时,应沿安瓿壁缓慢注入溶剂,使药物充分溶解,防止药粉溢出。如不慎将药物溅到皮肤和眼睛里,应立即用肥皂水刷洗皮肤和大量清水或0.9%氯化钠溶液局部冲洗
负重伤的防护	加强锻炼、保持正确的劳动姿势、避免长时间保持一种体位、保持良好的生活习惯等

小贴士
锐器伤是护理工作中最容易、最频繁遭受到的职业性损伤之一,也是导致血源性疾病传播的重要途径。

考情分析
2016 年,2017 年。

考情分析
属于偶尔考点,着重记忆针刺伤的紧急处理。

小贴士
发生锐器伤时,如在伤口局部挤压,会产生虹吸现象,把污染血液吸入血管,增加感染几率。

● 经典考题

1. 护士给某乙肝患者拔针时不小心被沾有该患者血液的针头刺伤,伤口的即刻处理方法不妥的是(　　　)
　　A. 按压止血　　　　　　　　　　B. 用肥皂液和流动水冲洗
　　C. 尽可能挤出损伤处的血液　　　D. 消毒后包扎伤口
　　E. 用 75% 乙醇或 0.5% 碘伏消毒
【答案】　A

2. 某护士在抽吸药液的过程中,不慎被掰开的安瓿划伤了手指,不妥的处理方法是(　　　)
　　A. 用 0.5% 碘伏消毒伤口,并包扎　　　　B. 用 75% 乙醇消毒伤口,并包扎
　　C. 从伤口的远心端向近心端挤压　　　　D. 及时填写锐器伤登记表
　　E. 用肥皂水彻底清洗伤口
【答案】　C

3. 护士在工作中患血源性传染病的最常见的原因是(　　　)
　　A. 针刺伤　　　　　　　　　　　B. 侵袭性操作
　　C. 接触被污染体液　　　　　　　D. 为污染伤口换药
　　E. 接触被污染的衣物
【答案】　A

第二章　循环系统疾病

· 章 前 分 析 ·

循环系统的疾病包括心脏和血管疾病,常见的症状有呼吸困难、心悸、胸痛、水肿等。本章的内容比较难,在学习时,需注重理解记忆。在历年考试中,本章涉及分值为20～30分,常会以案例分析题出现。

· 本章核心考点解读 ·

第一节　心功能不全

名师指导

考点一 慢性心力衰竭

1.心功能分级

分级	活动能力
心功能Ⅰ级	体力活动不受限,轻度活动不引起心衰症状
心功能Ⅱ级	体力活动轻度受限,休息时无症状,轻度体力活动可诱发心衰症状
心功能Ⅲ级	体力活动明显受限,轻微活动即引起气急、心悸
心功能Ⅳ级	体力活动重度受限,休息时即可出现症状,活动后症状加重

👍考查年份:2012年,2013年、2014年、2015年、2016年、2017年、2018年。

考情分析:本考点属于高频考点。重点掌握心功能分级、左心衰竭与右心衰竭的临床表现。

· 经 典 考 题 ·

患者,女,50岁。因心力衰竭入院,诊断为心功能Ⅱ级。患者应表现为(　　　)

 A. 不能从事任何体力活动

 B. 日常活动后出现呼吸困难,休息后缓解

 C. 轻微活动后出现呼吸困难,休息后不易缓解

 D. 一般活动不引起疲乏,呼吸困难

 E. 休息时即有呼吸困难

【答案】 B

2.病因及诱因

(1)基本病因

病　因	内　　容
心肌损害	冠心病、心肌炎、心肌病等
心脏负荷过重	①前负荷(容量负荷)过重:瓣膜反流性疾病、心脏内外分流性疾病与全身性容量增多性疾病等 ②后负荷(压力负荷)过重:高血压、主动脉瓣狭窄、肺动脉瓣狭窄与肺动脉高压等

💡小贴士:在我国,引起慢性心力衰竭最常见的病因为冠心病,其次为高血压。

（2）诱因

诱　因	内　容
感染	是最常见的诱因,以呼吸道感染最常见
心律失常	各种心律失常均可诱发,尤其是心房颤动
血容量增加或锐减	钠盐摄入过多,输液量过多、输液速度过快、大量失血

> 💡 小贴士:引起慢性心力衰竭的诱因还有情绪激动、剧烈活动、分娩等。

3. 分型及其临床表现

分　型	表　现
左心衰竭	以肺循环淤血为主要表现 ①症状:程度不同的呼吸困难是主要的症状,劳力性呼吸困难最早出现,典型的是夜间阵发性呼吸困难,晚期可出现端坐呼吸。咳嗽、咳痰、咯血,痰为白色浆液性泡沫状,发生急性肺水肿时则为粉红色泡沫样痰,其他还有头晕、乏力等症状 ②体征:肺部有湿啰音,少数患者可有交替脉(交替脉是特征性体征)
右心衰竭	以体循环淤血为主要表现 ①症状:主要表现为食欲不振、恶心、呕吐等消化道症状 ②体征:水肿(呈凹陷性,首先发生在身体低垂部位)、颈静脉怒张、肝颈静脉回流征阳性(右心衰竭的特征性体征)、肝大、肝压痛、发绀
全心衰竭	左、右心衰竭表现同时存在

> 💡 小贴士:继发于左心衰竭的右心衰竭,因有左心衰竭的存在,右心排血量减少,可使肺淤血减轻,夜间阵发性呼吸困难等肺部表现反而减轻。

● 经典考题

1. 慢性左心功能不全患者的主要临床表现是(　　　　)
　　A. 咳嗽　　　　　　B. 心悸　　　　　　C. 下肢水肿　　　　　　D. 肝脏肿大　　　　　　E. 呼吸困难
【答案】　E

2. 患者,男,69岁。因肺心病入院治疗,护士对患者进行身体评估发现下列症状,其中提示其右心功能不全的是(　　　　)
　　A. 口唇发绀　　　　　　　　B. 呼吸急促　　　　　　　　C. 表情痛苦
　　D. 肝颈静脉回流征阳性　　　E. 双肺底可闻及散在湿啰音
【答案】　D

4. 辅助检查

（1）X线检查:可用于心脏扩大、肺淤血、肺水肿和肺部疾病的辅助诊断。

（2）超声心动图:是最有价值的检查方法。能更准确地反映心腔大小的变化和心瓣膜结构情况。

5. 治疗要点

要　点	内　容
病因治疗	积极治疗可能导致心脏功能受损的原发病和相关疾病,消除诱因
药物治疗	主要药物是正性肌力药物,能增强心肌收缩力,同时减慢房室传导,降低心率及心肌耗氧量,常用的是洋地黄类(地高辛、西地兰等)
减轻心脏负荷	注意休息,限制体力活动;控制钠盐的摄入;遵医嘱给予排钾利尿剂(呋塞米)、血管扩张剂(硝普钠)等药物

💡 小贴士:急性心肌梗死24小时内、严重房室传导阻滞、肥厚性梗阻型心肌病患者禁用洋地黄。

● 经典考题

地高辛用于治疗心力衰竭的主要药理作用是(　　)
　A. 扩张冠状动脉　　B. 增强心肌收缩力　　C. 减轻心脏前负荷
　D. 减少心律失常发生　　E. 降低心脏的传导性
【答案】　B

6. 护理措施

💡 小贴士:重点掌握心功能不同级别患者的活动与洋地黄类药物的副作用。

要　点	内　容
休息	Ⅰ:不限制一般的体力活动,积极进行体育锻炼,但须避免剧烈运动和重体力劳动 Ⅱ:适当限制体力活动,强调下午多休息,可适当从事轻体力工作和家务活动 Ⅲ:严格限制一般的体力活动,保证每天充分休息,但日常生活可以自理或在他人协助下自理 Ⅳ:绝对卧床休息,取舒适体位,生活由他人照顾,待病情好转后逐渐增加活动量
饮食护理	进食高蛋白、高维生素、低盐(每日<5g)、低脂、清淡易消化饮食,限制水、钠摄入
保持呼吸道通畅	持续吸氧,2~4L/min,改善呼吸困难;促进排痰,防止呼吸道阻塞和感染
病情观察	观察患者水肿、缺氧情况,定期检测水、电解质及酸碱平衡情况
药物护理	①利尿剂:袢利尿药和噻嗪类利尿药的主要不良反应是低钾血症,用药期间应注意观察患者有无乏力、肠鸣音减弱或消失等低血钾的表现,同时嘱患者多补充含钾丰富的食物,如香蕉、深色蔬菜等,必要时遵医嘱给予钾盐。螺内酯的不良反应有运动失调、嗜睡、男性乳房发育等,肾功能不全及高血钾者禁用 ②洋地黄类:给药前若测定患者的脉搏<60次/分或节律发生变化时,应停药并通知医生。发生中毒反应时,应立即停药,补充钾盐,停用排钾利尿剂,纠正心律失常,快速性心律失常可使用利多卡因或者苯妥英钠,一般禁用电复律,防止发生心室颤动,有传导阻滞及缓慢性心律失常者可用阿托品静脉注射或安置临时心脏起搏器

💡 小贴士:洋地黄中毒的表现:
①胃肠道:恶心、呕吐、食欲下降;
②神经系统:黄绿视、视力模糊、头晕等;
③心血管系统:各种心律失常,最常见的是室早二联律。

续表

要 点	内 容
皮肤护理	保持皮肤和床单位的清洁、干燥,水肿严重都可使用气垫床,预防压疮及皮肤感染等

● 经典考题

1.慢性心功能衰竭患者经保守治疗,病情好转出院。患者做出以下哪项陈述证明其还没有充分了解出院指导(　　)

　　A."如果我睡不好觉,只能坐起来才能睡着,我应当来复诊。"

　　B."如果我呼吸越来越短,越来越急,我应当来复诊。"

　　C."如果我饮食没变化,但体重越来越轻,我应当来复诊。"

　　D."如果我把开的药都吃完了,病情没变化,就来复诊继续开药。"

　　E."如果我咳嗽、发烧,应当先把剩下的抗生素吃掉,然后来复诊。"

【答案】　E

2.长期服用利尿剂(呋塞米)的心力衰竭患者,护士最应关注的不良反应是(　　)

　　A.低血压　　　　　B.低血钾　　　　　C.低血钠　　　　　D.脱水　　　　　E.发热

【答案】　B

考点二　急性心力衰竭

1.病因

急性心肌梗死、感染性心内膜炎、输液过多或过快、严重心律失常等。

2.临床表现

表 现	内 容
症状	重度呼吸困难、频繁咳嗽、咳粉红色泡沫样痰、端坐呼吸、面色发绀、极度烦躁、大汗淋漓
体征	双肺布满哮鸣音和湿啰音、奔马律、心率与脉率加快

3.治疗要点

要 点	内 容
体位	取坐位或半坐卧位,双腿下垂,以减少静脉回流,从而使心脏负担减轻
吸氧	高流量给氧(6~8L/min),20%~30%乙醇湿化(降低肺泡内泡沫的表面张力)
给药	迅速建立静脉通道,遵医嘱给予镇静药(吗啡)、利尿药(呋塞米)、扩血管药(硝普钠)、强心剂等

考查年份:2014年、2018年、2019年、2020年。

考情分析:本考点属于常考点。急性心力衰竭在临床上以急性左心衰竭较为常见,急性左心衰竭多表现为急性肺水肿。

小贴士:重点掌握发生急性左心衰时给予的氧流量和乙醇湿化的作用。

小贴士:硝普钠为动、静脉血管扩张药,在静滴时要避光滴注,现配现用。

● 经典考题

患者,男,75岁。患冠心病8年,今早突然出现呼吸困难,咳大量粉红色泡沫痰,严重气急。该患者首先考虑的诊断是(　　)

　　A.急性左心衰竭　　　　B.急性右心衰竭　　　　C.慢性左心衰竭

　　D.慢性右心衰竭　　　　E.急性肺气肿

【答案】　A

第二节 心律失常

考点一 窦性心律失常

类 型	心 率	常 见 原 因
窦性心动过速	>100 次/分	饮酒、剧烈运动、发热、甲亢、贫血、心衰、休克以及应用某种药物(肾上腺、阿托品)等
窦性心动过缓	<60 次/分	运动员、睡眠状态、严重缺氧、甲减、病态窦房结综合征、器质性心脏病、阻塞性黄疸、服用洋地黄及抗心律失常药物等

小贴士:正常情况下,心脏的传导系统由窦房结产生冲动,沿结间束、房室结、希氏束、左右束支、浦肯野纤维到达心房与心室。

经典考题

心脏正常窦性心率的起搏点是(　　)

A. 心房　　　B.窦房结　　　C.房室结　　　D.希氏结　　　E.左心室

【答案】 B

考点二 期前收缩

1.概述

期前收缩又称为过早搏动或早搏,由于窦房结以外的异位起搏点过早发出冲动控制心脏收缩所引起,是临床上常见的心律失常。将偶尔出现的期前收缩称偶发性期前收缩,当期前收缩 >5 个/分时,称频发性期前收缩。

2.病因

情绪激动、劳累、大量饮酒、冠心病、心肌炎、二尖瓣脱垂等。

3.临床表现与心电图特征

要 点	内 容
表现	一般无症状,少数有心悸、心跳暂停,频发期前收缩可导致心排出量减少,引起乏力、头晕等症状。听诊心律不齐,期前收缩的第一心音常增强,第二心音相对减弱或消失
心电图特征	①房性期前收缩:P 波提前发生,P－R 间期 >0.12 秒 ②室性期前收缩:提早出现宽大畸形的 QRS 波(>0.12 秒),其前无 P 波,期前收缩后多见有一个代偿间歇

4.治疗要点

积极治疗原发病,对不同的期前收缩可使用不同的药物。偶发期前收缩无重要临床意义,可不用特殊治疗;室性期前收缩常首选利多卡因;洋地黄中毒引起的室性期前收缩可选用苯妥英钠,并及时补充钾盐。

考查年份:2013 年,2015 年,2016 年,2017 年。考情分析:本考点属于常考点。重点掌握期前收缩的常见病因、心电图特征及用药。

小贴士:二联律为每一个窦性搏动后出现一个期前收缩;三联律为每两个窦性搏动后出现一个期前收缩;每一个窦性搏动后出现两个期前收缩为成对期前收缩。

考点三　颤动

分　类	内　容
心房颤动	心率＜150 次/分,可出现心悸、气促。心率＞150 次/分时可发生晕厥、心绞痛、休克等,多发生于风心病、冠心病等。心室率快时可有脉搏短绌。心房颤动发生后容易引起心房内血栓形成,部分血栓脱落可引起体循环动脉栓塞,如脑栓塞、肢体动脉栓塞等。心电图显示 P 波消失,不规则的 f 波替代之,QRS 波群形态正常。急性期首选电复律治疗,心率快且发作时间长者可用洋地黄减慢心室率
心室颤动	是最严重的心律失常。室颤的结果是心脏无排血功能,表现为意识丧失、抽搐、呼吸停止或猝死。无法测出脉搏与血压,听诊心音消失。急性心肌梗死、洋地黄中毒等为最常见病因。心电图表现为形态、频率及振幅均完全不规则,QRS 波群与 T 波完全消失。发生时应立即采取心肺复苏,包括胸外心脏按压、人工呼吸,同时实施非同步直流电复律除颤

考点四　护理措施

要　点	内　容
一般护理	充分休息;选择低脂、易消化、营养丰富的饮食,注意少食多餐,避免进食过饱;控制情绪;保持大便通畅
药物护理	遵医嘱给予抗心律失常药物,注意药物的给药途径、剂量、速度,期间观察药物疗效及其不良反应
心脏电复律护理	患者平卧于绝缘床上,有义齿者取下义齿,开放静脉通路,遵医嘱给予地西泮缓慢静滴。电极板置于患者胸骨右缘第 2、3 肋间和心尖部。电复律后立即持续心电监护,并严密观察患者心率、心律、呼吸及肢体活动等情况,每半个小时测量 1 次血压,直至血压平稳
心脏起搏器护理	术后将患者移至床上,卧床 1~3 天,保持平卧位。避免压迫植入侧,避免患侧肢体做剧烈动作、患侧肩部负重,勿用力咳嗽,如出现咳嗽尽早遵医嘱给药。卧床期间做好生活护理

考查年份:2015 年,2017 年,2018 年。
考情分析:本考点属于高频考点。着重注意室颤的病因、心电图特点与心脏起搏器的护理。

第三节　先天性心脏病

考点一　概述

先天性心脏病简称先心病,是小儿最常见的心脏病。目前认为主要与遗传(染色体异位与畸变)和环境因素(宫内感染、药物影响、大剂量放射线接触)有关。

考点二　分类

分　类	内　容
左向右分流型 （潜伏青紫型）	一般情况下的体循环压力高于肺循环，从而使血液从左向右分流，易造成肺循环充血，但不引起青紫。当屏气、剧烈哭闹或任何病理情况致使肺动脉高压和右心室压力增高并超过左心室压力时，可使氧含量低的血液自右向左分流而引发青紫。以房间隔缺损、室间隔缺损和动脉导管未闭多见
右向左分流型 （青紫型）	由于畸形的存在，致右心压力增高并超过左心而使血液从右向左分流，或大动脉起源异常，导致大量回心静脉血进入体循环，引起全身持续性青素，以法洛四联症、大动脉错位等多见
无分流型 （无青紫型）	左右心之间或主动脉与肺动脉之间无异常分流或通路存在，故无青紫现象，只在发生心衰时才发生青紫，以主动脉狭窄、肺动脉狭窄等多见

● 经典考题

属于青紫型先天性心脏病的是（　　　）

　　A. 法洛四联症　　　　B. 室间隔缺损　　　　C. 动脉导管未闭

　　D. 房间隔缺损　　　　E. 主动脉狭窄

【答案】　A

考点三　临床常见的先天性心脏病

1. 房间隔缺损

要　点	内　容
临床表现	缺损小者症状轻，仅在胸骨左缘第2～3肋间可闻及收缩期杂音，缺损大者的体循环血量减少，活动后可出现乏力、气促。当哭闹或心衰时，右心房压力可超过左心房，出现暂时性青紫。患儿生长发育落后，肺动脉瓣区第二心音增强或亢进，并呈固定分裂。反复呼吸道感染、充血性心力衰竭为最常见的并发症
并发症	支气管炎、支气管肺炎、充血性心衰等
辅助检查	①X线检查：右心室、右心房肥大；主动脉阴影小；肺动脉段突出、肺门舞蹈征 ②超声心动图：提示右心房和右心室内径增大，可显示缺损的位置和大小
治疗要点	防止呼吸道感染，避免发生心力衰竭等并发症。房间隔缺损＜3mm者多可在3个月内自然闭合，＞8mm者多在3～5岁安排治疗或手术，有反复呼吸道感染、心力衰竭或合并肺动脉高压者应尽早手术治疗

👍 考查年份：2015年，2016年，2017年，2018年，2020年。

考情分析：本考点属于常考点。需重点记忆，着重记忆4种常见先天性心脏病的临床表现。

● 经典考题

患儿5岁,在门诊诊断为房间隔缺损,拟择期手术治疗。门诊护士对家属的健康教育要点,错误的是(　　　)

A.本病为一种先天性心脏病

B.经过治疗,大多数情况下,预后良好

C.治疗方案以手术为主

D.术前最重要的是防止皮肤破损

E.术前注意保暖,避免着凉,感冒

【答案】　D

2. 室间隔缺损

要　点	内　容
临床表现	患儿出现吸吮时气急、多汗、面色苍白、喂养困难、生长发育滞后,易反复患呼吸道感染。伴有肺动脉高压者,出现右向左分流时患儿出现青紫。胸骨左缘3~4肋间可闻及3~5/6级全收缩期反流性杂音,肺动脉第二心音增强
并发症	支气管炎、支气管肺炎、充血性心衰等
辅助检查	①X线检查:大型缺损者肺纹理明显增粗、增多,左心室、右心室增大 ②超声心动图:可显示缺损的位置和大小
治疗要点	对症处理,预防并发症,缺损大者可手术治疗

> 💡 小贴士:室间隔缺损是小儿最常见的先天性心脏病,房间隔缺损是成人最常见的先天性心脏病。

3. 动脉导管未闭

要　点	内　容
临床表现	患儿出现疲乏无力、多汗,影响生长发育,伴有显著肺动脉高压者可出现差异性青紫,多限于下半身青紫。胸骨左缘第2肋间可闻有粗糙响亮的连续性机器样杂音,占据整个收缩期和舒张期,可伴有震颤。分流量大时心尖部可闻及高流量舒张期杂音。肺动脉瓣区第2心音增强或亢进,可出现水冲脉、毛细血管搏动和股动脉枪击音等周围血管征
并发症	呼吸系统感染、充血性心力衰竭、感染性心内膜炎等
辅助检查	胸部X线检查:动脉导管口径较细,分流量小者可无特殊表现。动脉导管粗、分流量大者有左心室和左心房增大
治疗要点	可采用介入性治疗,对早产儿动脉导管未闭者可于生后一周内应用消炎痛(吲哚美辛),以促使导管平滑肌收缩而关闭导管

4. 法洛四联症

要　点	内　容
概述	是常见的青紫型先天性心脏病,主要特征有肺动脉狭窄、室间隔缺损、主动脉骑跨和右心室肥厚,以肺动脉狭窄为最主要的畸形

续表

要 点	内 容
临床表现	主要为青紫,以唇、耳垂、甲床等处明显,在吃奶、哭闹时出现气急和青紫加重。患儿多有蹲踞现象,即行走、活动或站立久时会主动下蹲片刻。由于长期缺氧,可发生杵状指(趾)。缺氧发作时表现为发绀加重、烦躁不安、呼吸加快,严重者可引起突然晕厥、抽搐。体检可见患儿发育落后,胸骨左缘2~4肋间有2或3级收缩期喷射性杂音
并发症	脑血栓、感染性心内膜炎
辅助检查	胸部X线检查:特征性为靴形心影,肺门血管影缩小,肺纹理减少,透亮度增加
治疗要点	①以手术治疗为主,手术年龄一般在5~9岁。但肺血管发育较差者不宜做根治手术,主要以姑息分流手术为主 ②缺氧发作时,立即将患儿置于膝胸位,给予吸氧并保持患儿安静,皮下注射吗啡可抑制呼吸中枢,减轻呼吸急促,静脉注射普萘洛尔可减慢心率,缓解发作

💡 小贴士:蹲踞现象:蹲踞时下肢动脉受压,体循环阻力增加,使右向左分流量减少,同时因下肢受压,静脉回心血量减少,减轻心脏负荷,可暂时缓解缺氧症状。

● 经典考题

患儿,3岁。出生4个月后出现发绀,剧烈哭闹时有抽搐史。发育比同龄儿童稍差,平时经常感冒。查体:杵状指,嘴唇发绀明显;心前区闻及Ⅲ级收缩期喷射样杂音。X线提示肺血管影缩小,右心室增大。最可能的临床诊断是( )

A. 房间隔缺损   B. 室间隔缺损   C. 动脉导管未闭

D. 法洛四联症   E. 肺动脉狭窄

【答案】 D

考点四 护理措施

👍 考查年份:2012年,2013年,2017年,2018年。

考情分析:本考点属于常考点。重点掌握法洛四联症患儿缺氧发作的护理。

要 点	内 容
一般护理	提供高蛋白、维生素丰富、易消化的饮食,有水肿者给予低盐或无盐饮食。保证充足的休息,休息可以缓解缺氧的症状,减轻心脏的负担。适当活动,避免患儿情绪激动和大哭大闹
预防感染	避免患儿受凉,以免引起呼吸道感染。做小手术前可给予抗生素预防感染性心内膜炎的发生
观察病情	观察患儿有无心率增快、呼吸困难、水肿、肝脏肿大等心衰的表现。法洛四联症患儿发作的常见诱因有哭闹、活动、便秘等,应注意观察,一旦缺氧发作应将小儿置于膝胸位,同时给予吸氧。法洛四联症患儿血液黏稠度高,在夏季、出汗、发热、吐泻时,应供给充足液体,以防发生脑血栓
用药护理	应用洋地黄药物前应数脉搏,年长儿HR<60~70次/分、婴幼儿HR<80~90次/分时,应暂停服药应告知医生。洋地黄类药物不能与钙剂同服

● **经典考题**

1. 患儿,男,3岁。诊断为法洛四联症,患儿缺氧发作时宜采取的体位是( )
    A. 去枕平卧位   B. 取半坐位   C. 膝胸位
    D. 患儿头肩抬高15°~30°   E. 侧卧位
【答案】 C

2. 护理法洛四联症患儿时,增加水分摄入的主要目的是( )
    A. 预防形成脑血栓   B. 预防并发肺感染   C. 预防并发亚急性细菌性心内膜炎
    D. 预防心力衰竭   E. 预防中枢神经系统感染
【答案】 A

3. 患儿,男,6岁。轻度室间隔缺损,尚未治疗。现因龋齿需拔牙,医生在拔牙前给予抗生素,其目的是预防( )
    A. 上呼吸道感染   B. 牙龈炎   C. 支气管炎
    D. 充血性心力衰竭   E. 感染性心内膜炎
【答案】 E

第四节　原发性高血压

考点一　概念、病因与发病机制

高血压是临床多见的以体循环动脉压增高同时伴有不同程度的心排血量和血容量增加为主要表现的综合征。长期血压增高可导致心、脑、肾等靶器官受损。目前病因不明,可能与遗传、摄入钠盐较多、精神过度紧张、体重超重等因素有关。

考点二　分级

类　别	收缩压(mmHg)		舒张压(mmHg)
正常血压	<120	和	<80
正常高值	120~139	和(或)	80~89
高血压	≥140	和(或)	≥90
Ⅰ级高血压(轻度)	140~159	和(或)	90~99
Ⅱ级高血压(中度)	160~179	和(或)	100~109
Ⅲ级高血压(重度)	≥180	和(或)	≥110
单纯收缩期高血压	≥140	和	<90

💡 **小贴士**:血压分级标准适用于≥18岁成人。患者收缩压和舒张压分属不同级别时,以较高的级别为标准。

考点三　高血压患者心血管风险水平分层标准

其他危险因素和病史	血压(mmHg)		
	1级高血压	2级高血压	3级高血压
无	低危	中危	高危
1~2个危险因素	中危	中危	很高危

续表

其他危险因素和病史	血压(mmHg)		
	1 级高血压	2 级高血压	3 级高血压
≥3 个其他危险因素,或靶器官损害	高危	高危	很高危
临床并发症或合并糖尿病	很高危	很高危	很高危

考点四 临床表现

要 点	内 容
症状	早期多无症状,常有头痛、头晕、眼花、乏力、失眠、耳鸣等,还可有视力模糊、鼻出血等表现
体征	血压升高、血管杂音
并发症	长期、持久血压升高可导致脑、心、肾、眼底等器官受损,表现为高血压危象、高血压脑病、脑出血、心力衰竭、肾衰竭、视网膜动脉狭窄等

考点五 治疗要点

要 点	内 容
一般治疗	减轻体重、合理饮食、减少钠盐摄入、增加运动、减轻精神压力、戒烟限酒等
药物治疗	常用的降压药有利尿剂、钙拮抗剂、β 受体阻滞剂等。用药从小剂量开始,可采取联合用药,优先选择长效制剂,以缓慢降压为宜,不可自行调整剂量
高血压急症	及时控制性降低血压,卧床休息,吸氧,根据患者情况选择合适的降压药物,硝普钠为首选用药,可扩张动、静脉,减轻心脏前后负荷。硝酸甘油主要用于治疗高血压急症合并急性心力衰竭或急性冠脉综合征,起效快,多采用静脉滴注

考点六 常用降压药物的分类、名称及不良反应

药物分类	常用药物名称	不良反应
利尿药	呋塞米、氢氯噻嗪、螺内酯	乏力、尿量增多、电解质紊乱
β 受体阻滞剂	阿替洛尔、普萘洛尔	心动过缓、乏力、支气管收缩
钙通道阻滞剂	硝苯地平、尼卡地平	心率增快、面色潮红、头痛、下肢水肿
血管紧张素转换酶抑制剂(ACEI)	卡托普利、依那普利	刺激性干咳、血管性水肿、高钾血症、味觉异常、皮疹

💡 小贴士:高血压脑病:指血压急剧升高同时伴有中枢神经功能障碍,如严重头痛、呕吐、神志改变,重者意识模糊、抽搐、昏迷等。

💡 小贴士:高血压危象:血压在短时间内剧升,患者出现头痛、恶心、呕吐、心悸、面色苍白或潮红、视力模糊等征象。诱因有寒冷、劳累、突然停服降压药等。

👍 考查年份:2013 年,2017 年。
考情分析:本考点属于偶尔考点。是记忆型题。

💡 小贴士:①排钾利尿剂:如氢氯噻嗪、呋塞米,主要不良反应是低血钾;②保钾利尿剂:如螺内酯、氨苯蝶啶,利尿作用较弱。

● 经典考题

1.高血压病的治疗药物卡托普利最常见的副作用是(　　)
　　A.头痛　　　　　　　　B.乏力　　　　　　　　C.心率增快
　　D.心率减慢　　　　　　E.刺激性干咳
【答案】　E

2.患者,女,52岁。诊断为高血压急症,医嘱呋塞米20mg iv,执行后患者出现乏力、腹胀、肠鸣音减弱的症状。该患者可能发生了(　　)
　　A.高钾血症　　　　B.低钾血症　　　　C.高钠血症　　　　D.低钠血症　　　　E.低氧血症
【答案】　B

考点七　护理措施

要　点	内　容
一般护理	血压较高、症状明显或有器官受损者应充分休息。给予低盐饮食,每天摄盐量应低于6g,避免高脂、高胆固醇食物。肥胖者控制体重,减少每日总热量的摄入。保持大便通畅,预防脑出血的发生
高血压急症的护理	绝对卧床休息,给予安静的环境,避免搬动。合并左心衰时给予吸氧(4～6L/min)。建立静脉通道,遵医嘱使用降压药及时降低血压,一般首选硝普钠,避光静脉给药,严密观察患者的生命体征、神志、尿量等变化
用药护理	可选在安静休息时服药,如发生直立性低血压,应平卧,抬高下肢(头低足高),促进下肢静脉回流,避免迅速改变体位,以免受伤。注意观察药物的疗效及不良反应
健康指导	避免各种诱因(情绪激动、精神紧张、身心过劳等),指导患者每日定时测量血压,不可自行增减药量,定期复查

👍考查年份:2020年。
考情分析:重点掌握高血压的饮食指导与高血压急症的护理。

💡小贴士:直立性低血压:是血压过低的一种特殊表现,指体位变化时发生的血压突然下降,且伴有头晕或晕厥等脑供血不足的表现。

● 经典考题

患者患高血压病3年,入院后给予降压药治疗,在用药护理中指导患者改变体位时动作要慢,其目的为(　　)
　　A.避免发生高血压脑病　　　　B.避免发生高血压危象　　　C.避免发生急进型高血压
　　D.避免发生体位性低血压　　　E.避免血压增高
【答案】　D

第五节　冠状动脉粥样硬化性心脏病

微信扫描

考点一　心绞痛

1.概述

心绞痛是指在冠状动脉粥样硬化的基础上发生的因冠状动脉供血不足而导致的心肌短暂、急剧缺血、缺氧所引起的临床综合征。冠状动脉粥样硬化引起的冠脉管腔狭窄和痉挛是心绞痛发生的最主要、最常见的原因。

👍考查年份:2012年,2013年,2017年,2018年,2019年。
考情分析:本考点属于常考点。学习时,可把心绞痛与心肌梗死的临床表现区分记忆。

2. 心绞痛特点

要 点	内 容
诱因	体力活动、情绪激动、心动过速、饱食、受寒、吸烟、休克、兴奋等
部位	胸骨体中段或上段,可波及心前区,左肩、左臂内侧常呈放射性疼痛,疼痛部位甚至达无名指或颈、咽和下颌部
性质	呈压迫、发闷、紧缩或烧灼感,偶伴濒死感
持续时间	3～5分钟,一般不超过15分钟
缓解方式	休息或舌下含服硝酸甘油

● 经典考题

1.关于心绞痛疼痛特点的描述,错误的是(　　　)
　　A.阵发性疼痛,胸骨后疼痛　　　B.劳累或情绪激动时发作　　　C.可放射至心前区、左上肢
　　D.持续时间长,像针刺刀扎样痛　　　E.持续数分钟,为压榨性疼痛
【答案】 D

2.患者,男,70岁。有冠心病史15年,运动后出现心前区压榨样疼痛2小时,应首选的治疗措施是(　　　)
　　A.口服安体舒通　　　B.口服达喜　　　C.肌内注射杜冷丁
　　D.舌下含服硝酸甘油　　　E.口服扑尔敏
【答案】 D

3. 辅助检查

(1)心电图:最常用的检查方法。急性发作期 $S-T$ 段压低,T波低平或倒置。

(2)冠状动脉造影:选择性冠状动脉造影可以准确地反映冠状动脉狭窄的程度和部位。

4. 治疗要点

分 期	治 疗
发作期治疗	即刻休息,服用硝酸酯类制剂(最快、最有效的终止心绞痛发作的药物)。舌下含服硝酸甘油,一般1～2分钟起效
缓解期治疗	去除诱因;尽早使用抗血小板药物,防止血栓形成,可选用阿司匹林

5. 护理措施

要 点	内 容
饮食护理	进食低热量、低脂肪、低胆固醇、低盐、低糖、适量蛋白质和高维生素饮食,多食蔬菜、水果和粗纤维食物,保证大便通畅
休息护理	发作期立即休息;缓解期适当活动,避免剧烈运动和疲劳
药物护理	硝酸甘油舌下含服后平卧休息,防止低血压的出现。部分患者服用硝酸酯类药后可出现面部潮红、头部胀痛、心动过速等不良反应,应向其解释这是由于药物导致血管扩张作用所致

💡 小贴士:硝酸甘油舌下含服1～2分钟起效,约30分钟后作用消失,每隔5分钟可重复1次,但连续服用一般不可超过3次。

考点二 急性心肌梗死

1. 临床表现

要 点	内 容
疼痛	最早出现,比心绞痛更剧烈,无明显诱因,患者常烦躁不安、出汗、恐惧或有濒死感,可持续数小时或数天,休息或含服硝酸甘油不能缓解
心律失常	24小时之内多见,急性期死亡的主要原因。室性心律失常最多见,室颤是24小时内最常见的死亡原因
低血压和休克	疼痛时面色苍白、烦躁不安、皮肤湿冷、脉搏细速、血压下降、尿量减少、反应迟钝等
胃肠道反应	恶心、呕吐,常反复出现
心力衰竭	主要为急性左心衰竭,表现为在起病初出现呼吸困难、咳嗽、发绀等症状

2. 辅助检查

项 目	内 容
心电图	是最有意义的检查。特征性改变有宽而深的Q波、S-T段呈弓背样抬高、T波倒置;动态性改变有高耸状T波、S-T段抬高、T波倒置、病理性Q波
血清心肌坏死标记物增高	是诊断的敏感指标。肌钙蛋白T或I的特异性和敏感性最高,起病后3~4小时开始升高。血清心肌酶以肌酸磷酸激酶出现和恢复最早,肌酸磷酸激酶同工酶(CPK-MB)对判断心肌坏死的临床特异性较高

经典考题

患者,男,60岁。疑诊急性心肌梗死,最有诊断价值的心电图特征是( )
A. T波倒置　　　　B. S-T段弓背抬高　　　C. P波高尖
D. 出现小Q波　　　E. QRS波群增宽
【答案】 B

3. 治疗要点

要 点	内 容
一般治疗	发作期绝对卧床休息,24小时内应鼓励患者进行床上被动运动。遵医嘱吸氧,4~6L/min。给予吗啡或哌替啶止痛
再灌注心肌治疗	起病后3~6小时进行,最多不超过12小时,挽救濒临坏死的心肌,缩小心肌坏死范围
消除心律失常	一旦发生室性心律失常,应立即静注利多卡因。发生心室颤动时,尽快进行电复律

考查年份:2012年,2015年,2017年,2020年。考情分析:本考点属于高频考点。重点记忆急性心肌梗死的临床表现与心电图特征。

小贴士:V₁-V₅导联提示广泛前壁心肌梗死,V₁、V₂、V₃导联提示前间壁心肌梗死,V₃~V₅导联提示局限前壁心肌梗死,Ⅱ、Ⅲ、aVF导联提示下壁心肌梗死,I、aVF导联提示高侧壁心肌梗死,V₇、V₈导联提示正后壁心肌梗死。

续表

要 点	内 容
溶栓疗法	常用尿激酶、链激酶等药物

4. 护理措施

要 点	内 容
一般护理	急性期绝对卧床休息,保持病室安静,减少探视,防止不良刺激。给予低热量、低胆固醇、富含纤维的饮食。保持大便通畅
病情观察	使用心电监护时,需特别观察心电图、血压的变化。注意患者有无心梗的先兆及其他并发症(心律失常、心源性休克、心力衰竭等)的表现
用药护理	遵医嘱用药,了解不良反应,如阿司匹林、肝素等抗凝药物,治疗时注意有无出血现象。溶栓治疗最主要的副作用是出血,应严密观察有无皮肤黏膜出血、血尿、咯血等情况,一旦出血,应紧急处理
预防并发症	避免情绪激动、饱餐、用力排便等因素,防止出现心衰,急性期应严密心电监护,及时发现心率及心律的变化,频发室性期前收缩、成对出现或呈短阵室性心动过速常是室颤发生的先兆,一旦发现应立即通知医生(准备好急救物品,如起搏器、电复律等)

• 经典考题

急性心肌梗死的护理措施中,错误的是(　　)

A. 注意保护血管,保持输液通畅　　B. 排便困难时,嘱患者用力排便　　C. 按危重患者护理常规护理

D. 给予清淡易消化饮食　　E. 监护期间绝对卧床休息

【答案】 B

第六节　心脏瓣膜病

微信扫描

考点一 概述

心脏瓣膜病是常见的心脏病之一,风湿性心脏瓣膜病(风心病)最常受累的是二尖瓣。与A组乙型溶血性链球菌感染有关。

考点二 临床类型与表现

考查年份:2016年、2018年、2019年、2020年。
考情分析:本考点属于常考点。重点掌握心脏瓣膜病几种类型的体征。

类 型	表 现
二尖瓣狭窄	①症状:劳力性呼吸困难(早期最常见)、咳嗽、咯血 ②体征:双颊紫红、口唇发绀,称"二尖瓣面容",心尖部可闻及舒张期隆隆样杂音(最重要体征),心尖部第一心音亢进及二尖瓣开放拍击音

续表

类 型	表 现
二尖瓣关闭不全	①症状：前期表现为<u>左心功能不全症状（心悸、乏力、劳力性呼吸困难）</u>，后期表现为右心功能不全症状 ②体征：<u>心尖区全收缩期粗糙吹风样杂音为最重要体征</u>
主动脉瓣狭窄	①症状：<u>劳力性呼吸困难、心绞痛、晕厥是主动脉瓣狭窄典型的三联征</u> ②体征：<u>主动脉瓣区可闻及响亮、粗糙的吹风样收缩期杂音（最重要体征）</u>
主动脉瓣关闭不全	①症状：重者有心悸、体位性头晕、头部强烈的震动感 ②体征：<u>第二主动脉瓣区可闻及舒张期叹气样杂音（最重要体征）</u>

小贴士：风心病患者活动无耐力多因心排血量减少致组织缺血所致。

小贴士：二尖瓣狭窄并发栓塞时，最常见的是脑栓塞。心力衰竭是晚期常见并发症及主要死亡原因。

● **经典考题**

1. 二尖瓣狭窄最早出现的症状是( )
　　A. 水肿　　　　　　　　B. 咯血　　　　　　　　C. 端坐呼吸
　　D. 咳嗽　　　　　　　　E. 劳力性呼吸困难
【答案】　E

2. 主动脉瓣狭窄患者的突出临床表现是( )
　　A. 胸痛伴眩晕　　　　　B. 乏力、下肢水肿　　　C. 呼吸困难、心绞痛和晕厥
　　D. 乏力、水肿、黑矇　　E. 咯血伴声音嘶哑
【答案】　C

考点三 并发症

考查年份：2013 年，2017 年。

考情分析：本考点属于常考点。需重点记忆。

并发症	内 容
充血性心力衰竭	常见的并发症，是引起本病死亡的主要原因
心律失常	心房颤动最常见
亚急性感染性心内膜炎	易发生于主动脉瓣关闭不全患者，<u>常见致病菌为草绿色链球菌</u>，表现为发热、贫血、肝大、杵状指等。心内膜赘生物脱落可引起周围动脉栓塞
栓塞	以二尖瓣狭窄伴房颤的患者多见，血栓脱落可引起周围动脉栓塞，其中以脑动脉栓塞最多见。下肢静脉血栓脱落也可导致栓塞

小贴士：引起充血性心力衰竭的诱因主要有感染、风湿活动、洋地黄使用不当、心律失常等。

● **经典考题**

患者，女，43 岁。有风湿性心脏瓣膜病史，患者于户外运动时，突然出现右侧肢体无力，站立不稳，并有口角歪斜。该患者最可能是并发了( )
　　A. 脑栓塞　　　　　　　B. 短暂性脑缺血发作　　C. 颅内肿瘤
　　D. 蛛网膜下腔出血　　　E. 颅内动静脉瘤破裂
【答案】　A

考点四 辅助检查

超声心动图：<u>最重要的检查方法</u>。二尖瓣狭窄时，M 型超声示二尖瓣前叶活动曲线 EF 斜率降低，双峰消失，前后叶同向运动，呈"城墙样"改变。

考点五 护理措施

要 点	内 容
一般护理	合理安排活动，心衰者限钠盐、控制输液速度、避免劳累等
并发症的护理	①栓塞：<u>长期卧床者应鼓励翻身、活动下肢等</u>，防止形成下肢静脉血栓，密切观察有无栓塞征象。有附壁血栓者注意卧床休息，以免血栓脱落引起其他部位栓塞 ②心衰：<u>积极防治感染，纠正心律失常</u>，避免劳累、情绪激动等诱因的发生。一旦发生则按心衰护理
健康教育	适当锻炼，避免感冒，一旦出现发热、呼吸困难等症状应及时就诊。避免重体力劳动、剧烈运动或情绪激动等引起疾病加重的诱发因素

小贴士：梨形心见于二尖瓣狭窄，靴型心见于主动脉瓣关闭不全，烧瓶心见于心包积液。

小贴士：对于扁桃体炎反复发作的患者，可在风湿活动控制后行扁桃体摘除术。

● 经典考题

预防风湿性心瓣膜病的根本措施是（　　）

　　A. 长期服用抗风湿药物　　B. 积极防治链球菌感染　　C. 防止复发，卧床休息

　　D. 增加营养，避免过劳　　E. 居室要防寒避湿

【答案】 B

第七节　感染性心内膜炎

小贴士：感染性心内膜炎是心内膜表面的微生物感染，伴赘生物形成。瓣膜是最常受累部位。

考点一 病因

急性感染性心内膜炎<u>主要是由金黄色葡萄球菌引起</u>，亚急性感染性心内膜炎的致病菌以草绿色链球菌最常见。

● 经典考题

引起亚急性自体瓣膜心内膜炎最常见的致病菌是（　　）

　　A. 草绿色链球菌　　　　B. 肺炎球菌　　　　　　C. 淋球菌

　　D. 流感嗜血杆菌　　　　E. 金黄色葡萄球菌

【答案】 A

考点二 临床表现

要 点	内 容
发热	<u>最常见的症状</u>，亚急性者可伴有乏力、食欲不振等非特异性症状
心脏杂音	绝大多数患者可闻及病理性杂音。急性者比亚急性者更易出现杂音强度和性质的变化

续表

要 点	内 容
疼痛	关节痛、背痛和肌肉关节痛于早期较常见,与局部感染无关,主要累及腓肠肌和股部肌肉、踝、腕等关节
动脉栓塞	可见于机体的任何部位。脑部栓塞的概率最高
其他	贫血、脾大,部分患者可出现杵状指(趾)
并发症	心力衰竭(最常见)、细菌性动脉瘤、迁移性脓肿

小贴士:肺栓塞的表现为咳嗽、咯血、呼吸困难、胸痛等。

考点三　辅助检查

项 目	内 容
血培养	是最重要的诊断方法
血、尿常规	白细胞计数可正常或轻度增高,红细胞沉降率大多数增快,亚急性感染性心内膜炎患者常见有正常色素性正常细胞性贫血。多数患者可出现轻度蛋白尿和镜下血尿
超声心动图	为已发现赘生物、瓣周并发症等支持心内膜炎的表现提供确诊证据

● 经典考题

感染性心内膜炎最重要诊断方法为(　　　)

A. 心电图　　　　　B. 超声心动图　　　　　C. X 线片

D. 血培养　　　　　E. C-反应蛋白

【答案】　D

考点四　治疗要点

主要的治疗措施是抗微生物药物治疗,在连续多次采集血培养标本后应早期、足量、全程地应用抗生素,按照药物试验结果选择用药。抗生素治疗无效、严重心脏并发症者考虑手术治疗。

小贴士:病原微生物不明时,可根据临床征象、体检及经验推测可能的病原菌;急性者应选用针对金黄色葡萄球菌、链球菌、革兰阴性杆菌均有效的广谱抗生素,如氨苄西林、庆大霉素等,亚急性者应选用针对大多数链球菌有效的抗生素。

考点五　护理措施

要 点	内 容
一般护理	进食高蛋白、高热量、高维生素、清淡、易消化的半流质或软食,多摄入水分。平时注意防寒保暖,避免感冒,加强营养,增强体质。保持口腔和皮肤清洁
病情观察	严密观察患者神志、瞳孔、肢体活动、体温及皮肤黏膜等情况,注意有无肺栓塞、肾栓塞、脑血管栓塞的症状
正确采集血标本	向患者及家属解释为提高血培养结果的准确率,采血量较多,需多次采血,必要时需暂停抗生素。对于未经治疗的亚急性患者,应在第一天每间隔1小时采血1次,共3次。如次日未见细菌生长,重复采血3次后,进行抗生素治疗。已用过抗生素者,停药2~7天后采血。每次采血10~20ml

续表

要　点	内　容
健康教育	向患者及家属讲解本病坚持足够剂量和疗程的抗生素治疗的重要性。 在进行拔牙、扁桃体摘除术、上呼吸道手术或其他外科手术治疗前,应提前说明自己有心瓣膜病、心内膜炎等病史,以预防性应用抗生素

第八节　心肌疾病

考点一 概述

（1）扩张型心肌病是一种以左心室或双心室扩大伴收缩功能障碍为主要表现的心肌病。病因与持续病毒感染（柯萨奇病毒B）、乙醇中毒、硒缺乏等有关。

（2）肥厚型心肌病是以心肌非对称性肥厚为解剖特点的遗传性心肌疾病。

考点二 临床表现

分　型	内　容
扩张型心肌病	患者早期可有心脏轻度扩大而无其他明显症状。当出现呼吸急促甚至端坐呼吸、水肿和肝大等充血性心力衰竭的症状和体征时被诊断。主要体征为心界明显扩大,心率快时有奔马律
肥厚型心肌病	常见症状为劳力性呼吸困难、乏力、头晕、晕厥,部分患者可有心绞痛、心悸等。室性心动过速发生率较高,严重心律失常可导致猝死。主要体征有心脏轻度增大,有左室流出道梗阻者,可在胸骨左缘第3~4肋间听到收缩中、晚期喷射性杂音

● **经典考题**

扩张型心肌病的主要体征是（　　　）

A. 听诊心脏杂音　　　　B. 叩诊心界扩大　　　　C. 咳粉红色泡沫样痰

D. 心率增快　　　　E. 出现心律失常

【答案】B

考点三 治疗要点

分　型	内　容
扩张型心肌病	阻止致病因素介导的心肌损害,防止心衰的恶化、进展,提高患者生活质量
肥厚型心肌病	延缓心肌的肥厚,减轻流出道梗阻,控制心律失常,预防晕厥或猝死,减轻心衰症状。避免剧烈运动、突然发力、持重或屏气等动作,以减少猝死的发生

👍 考情分析:该考点为偶尔考点。记忆两种心肌疾病的特点。

💡 小贴士:扩张型心肌病是临床最常见的一种类型。青少年和运动员猝死的常见原因是肥厚型心肌病。

考点四 辅助检查

分型	内容
扩张型心肌病	心电图可见心律失常的表现
肥厚型心肌病	超声心动图:对本病的诊断有重要价值,检查可见特征性不伴室腔增大的心室非对称性肥厚

考点五 护理措施

要点	内容
缓解疼痛	避免劳累、突然屏气或站立、提取重物、情绪激动、饱餐、寒冷刺激等一切可诱发心绞痛的诱因。胸痛发作时的首要措施是立即停止活动,卧床休息,消除患者紧张情绪,吸氧(2～4L/min)。嘱患者在疼痛加重或伴有冷汗、恶心、呕吐时立即呼叫医护人员
用药护理	遵医嘱给药,观察药物疗效及副作用。使用洋地黄时应警惕发生药物中毒,使用β受体阻滞剂和钙通道阻滞剂者,注意有无心动过缓等异常表现
健康教育	生活中保持室内空气流通,注意保暖,防止上呼吸道感染。给予高蛋白、高维生素、清淡饮食,增加机体抵抗力

考查年份:2020 年。
考情分析:重点掌握心肌疾病患者胸痛发作时的首要护理措施。

● 经典考题

患者,女,41 岁。患有肥厚型心肌病,因胸痛 1 小时急诊入院。首要的护理措施是(　　　)
　　A. 绝对卧床休息　　　　B. 给予吸氧 1～2L/min　　　C. 给予高热量饮食
　　D. 建立静脉通道　　　　E. 预防呼吸道感染
【答案】 A

第九节　心包疾病

考点一 急性心包炎

1. 病因

感染(病毒、细菌等)、自身免疫性疾病、物理因素(如穿透伤、钝伤等)、急性心肌梗死后心包炎与心脏手术后等。

2. 临床表现

要点	内容
胸痛	胸骨后、心前区疼痛为主要特征,是急性心包炎的主要症状,主要见于炎症变化时的纤维蛋白渗出期
心包摩擦音	是纤维蛋白性心包炎的主要体征,呈搔刮样粗糙音,坐位时身体前倾、深吸气或将听诊器胸件加压更易听到

考查年份:2015 年,2018 年。
考情分析:本考点属于偶尔考点,着重记忆急性心包炎的临床表现。

续表

要 点	内 容
心包积液	①心脏体征:心尖搏动减弱、消失,心音低钝而遥远,心脏叩诊浊音界向两侧扩大 ②左肺受压征象:大量心包积液,使心脏向后移位,压迫左侧肺部。在肩胛骨下出现浊音及左肺受压迫所引起的支气管呼吸音,称为心包积液征 ③心脏压塞:可有奇脉
呼吸困难	随着心包积液的迅速积聚,可有呼吸困难、端坐呼吸、发绀等,是心包积液时最突出的症状
全身症状	发冷、发热、心悸、出汗、食欲减退、疲乏、倦怠等

● 经典考题

纤维蛋白性心包炎的主要症状是( )
　　A.心悸　　　　　　　B.心前区疼痛　　　　　　C.呼吸困难
　　D.声音嘶哑　　　　　E.吞咽困难
【答案】 B

3.治疗要点

要 点	内 容
对症治疗	患者宜卧床休息。胸痛时可给予非甾体类抗炎药如阿司匹林、吲哚美辛或布洛芬等
病因治疗	风湿性心包炎应加强抗风湿治疗,结核性心包炎应尽早进行抗结核治疗
解除心脏压塞	如出现心脏压塞症状,应行心包穿刺放液

考点二 缩窄性心包炎

1.概述

大多数继发于急性心包炎,病因尚不明确。在我国以结核性心包炎最常见。

● 经典考题

我国目前最常见的缩窄性心包炎的病因是( )
　　A.风湿性　　　　B.化脓性　　　　C.结核性　　　　D.真菌性　　　　E.创伤性
【答案】 C

2.临床表现

要 点	内 容
呼吸困难	劳力性呼吸困难为早期症状,由于心排血量相对固定,活动时不能相应增加所致

续表

要 点	内 容
咳嗽	主要因为肺静脉压力升高,使得液体进入小气道所致
水肿	由于静脉压升高,液体积聚在腔静脉系统,导致腹水和下肢水肿
全身症状	可有食欲不振、眩晕、乏力、衰弱、心悸和上腹疼痛等症状

3.治疗要点

早期实施心包剥离术以避免病情发展而影响手术效果,结核性心包炎应在结核活动静止后手术。

考点三 心包疾病患者的护理

要 点	内 容
一般护理	保持环境安静,温、湿度适宜,以免患者发生呼吸道感染。根据病情取前倾坐位或半坐卧位。患者穿衣宜宽松,勿用力咳嗽、深呼吸或突然改变卧位,避免加重疼痛。进食高热量、高蛋白、高维生素饮食,限制钠盐摄入
病情观察	观察患者生命体征的变化,呼吸困难的程度,心前区疼痛的性质、程度及有无放射等,注意有无面色苍白、大汗淋漓、烦躁不安等休克先兆的表现,发现异常及时报告医生
对症护理	①胸痛:评估患者疼痛情况,遵医嘱给予镇痛剂 ②高热:采取物理降温或给予小剂量退热剂,定时测量体温并做好记录
心包穿刺术的配合与护理	①术前护理:向患者说明心包穿刺的方法和重要性,缓解患者紧张情绪,必要时遵医嘱给予少量镇静剂;开放静脉通路,准备抢救药品以备急需 ②术中配合:嘱患者勿剧烈咳嗽或深呼吸;严格无菌操作;缓慢抽液,每次抽液量不超过1 000ml,防止急性右室扩张,第一次抽液量一般不超过200ml;注意观察患者面色、呼吸、血压等情况 ③术后护理:术毕拔除穿刺针后,穿刺部位覆盖无菌纱布并妥善固定;严密观察患者的生命体征,警惕感染的发生;心包引流者需做好引流管的护理,每天心包抽液量<25ml时可拔除导管

小贴士:心包穿刺术术前应准备阿托品,当手术中发生迷走神经反射时使用。

● 经典考题

护士配合医生进行心包穿刺操作时,正确的是( )
A.术前嘱患者禁食2~3小时
B.术前准备阿托品
C.第一次可抽液350ml以上
D.抽液中禁止夹闭胶管
E.术后待心包引流液小于50ml/d时可拔管
【答案】 B

第十节　周围血管疾病

微信扫描

考点一　下肢静脉曲张

1. 概述

下肢静脉曲张指下肢浅静脉延长、迂曲而呈曲张状态。先天性因素多由于静脉壁薄弱、静脉瓣缺陷,导致静脉血逆流;后天性因素包括浅静脉内压力升高,如长期站立、慢性咳嗽、重体力劳动等。

2. 临床表现

分　期	表　现
早期	长时间站立后小腿肿胀不适、酸痛
后期	静脉曲张隆起、蜿蜒成团、皮肤萎缩、脱屑、瘙痒

> 考情分析:本考点属于高频考点。重点掌握该疾病的临床表现、弹力袜的使用和并发症的护理。

> 小贴士:下肢静脉曲张多见于大隐静脉曲张,多发于左下肢。

● 经 典 考 题

下肢静脉曲张早期的主要症状是(　　)

　　A. 下肢沉重感　　　　B. 曲张静脉破裂出血　　　C. 溃疡形成

　　D. 肢端坏疽　　　　　E. 血栓性静脉炎

【答案】　A

3. 辅助检查

项　目	内　容
大隐静脉瓣膜功能试验	嘱患者平卧,抬高受检下肢,使静脉呈空虚状态,在大腿根部扎上止血带以压迫大隐静脉,然后患者站立,10秒钟内松解止血带,若出现自上而下的静脉逆向充盈并扩张,提示瓣膜功能不全。若未松解止血带前,下方的静脉在30秒内已充盈并曲张,提示交通静脉瓣膜关闭不全
深静脉通畅试验	嘱患者站立,在大腿上端扎止血带压迫大隐静脉,然后嘱患者连续用力踢腿或连续下蹲10余次。若曲张静脉消失或充盈程度减轻,表示深静脉通畅,若在活动后浅静脉曲张更明显,表示深静脉阻塞
其他	下肢静脉造影、血管超声检查

● 经 典 考 题

患者,女,52岁。做下肢静脉瓣膜功能试验,先平卧,抬高患肢,待曲张静脉淤血排空后,在大腿根部扎止血带,患者站立后松开止血带,曲张静脉由上而下迅速充盈,提示(　　)

　　A. 大隐静脉瓣膜功能不全　　　B. 小隐静脉瓣膜功能不全　　　C. 深静脉瓣膜功能良好

　　D. 交通支瓣膜功能良好　　　　E. 旋髂浅静脉瓣膜功能不全

【答案】　A

4.治疗要点

要　点	内　容
一般治疗	患肢穿弹力袜或用弹性绷带,避免久站、久坐,促进静脉回流
手术治疗	高位结扎大隐静脉或小隐静脉、剥脱曲张的大隐静脉或小隐静脉

5.护理措施

要　点	内　容
术前护理	①使用弹性绷带或穿弹力袜:促进下肢静脉回流,弹力绷带应自下而上、从肢体远端向近端螺旋缠绕包扎,松紧度以能扪及足背动脉搏动和保持足部皮肤温度正常为宜 ②避免下肢静脉压力增加:避免久坐、久站,定时改变体位,避免双膝交叉过久 ③避免引起腹内压及静脉压增高的活动:保持大便通畅、避免久站等
术后护理	①卧床休息:抬高患肢30°~40°,加快静脉回流 ②观察手术切口:观察有无红、肿、压痛等感染征象 ③早期活动:鼓励患者术后24小时下床活动,促进下肢静脉回流,以免下肢深静脉血栓形成(下肢深静脉血栓形成后禁止按摩患肢和对患肢有压迫的检查,防止血栓脱落发生肺栓塞)

● **经典考题**

1.患者,女,63岁。因右下肢静脉曲张行大隐静脉高位结扎剥脱术,术后护士指导其使用弹力绷带的正确方法是(　　)

A.包扎前应下垂患肢

B.手术部位的弹力绷带应缠绕的更紧

C.两圈弹力绷带之间不能重叠

D.由近心端向远心端包扎

E.包扎后应能扪及足背动脉搏动

【答案】　E

2.患者,男,64岁。偏瘫卧床3年,近日出现小腿疼痛、肿胀苍白,疑深静脉血栓形成。社区护士嘱家属禁止按摩患肢,其目的是(　　)

A.预防出血　　　　　B.防止血栓脱落　　　　　C.促进静脉回流

D.缓解疼痛　　　　　E.减轻水肿

【答案】　B

考点二　血栓闭塞性脉管炎

1.病因

长期吸烟、长期处于寒冷与潮湿的环境、感染与外伤、神经及内分泌功能紊乱、免疫功能异常等,其中长期吸烟是本病发生和发展的重要因素。

💡 小贴士:血栓闭塞性脉管炎多发于男性青壮年,以四肢的中小动脉和静脉多见。

2. 临床表现

分期	表现
局部缺血期	患肢有麻木、发凉、针刺等异常感觉,足背动脉搏动减弱,患肢活动后出现间歇性跛行为突出症状,可出现游走性浅静脉炎
营养障碍期	动脉完全闭塞,上述症状加重,出现持续性静息痛,夜间更剧烈。患肢皮肤温度显著降低,明显苍白。足背和胫后动脉搏动消失
组织坏死期	临床症状继续加重,患肢趾(指)端发黑、干瘪、坏疽、溃疡形成。疼痛剧烈,呈持续性,肢体明显肿胀,常彻夜难眠,抱足屈膝是本期典型体位

💡 小贴士:间歇性跛行:行走了一段路程后出现腰酸腿痛,休息后症状可缓解,能继续行走。随病情发展,跛行距离逐渐缩短,休息时间延长。

💡 小贴士:静息痛:为减轻疼痛,患者常将患肢垂于床下,增加血供缓解疼痛,也称休息痛。

● 经典考题

血栓闭塞性脉管炎局部缺血期的表现是(　　　)

　　A. 游走性动脉血管炎　　B. 反复性动脉血管闭塞　　C. 复发性游走性动脉血管炎

　　D. 患肢动脉搏动减弱　　E. 复发性游走性静脉炎

【答案】 D

3. 辅助检查

(1)肢体抬高试验:嘱患者平卧,患肢抬高45°,3分钟后若出现麻木、疼痛、足部特别是足趾和足掌部皮肤呈苍白或蜡黄色者为阳性,提示动脉供血不足。再让患者坐起,下肢自然下垂超过床缘,若足部皮肤出现潮红或斑片状发绀则提示患肢有严重血供不足。

(2)影像学检查:超声多普勒检查、动脉造影等。

4. 护理要点

要点	内容
改善下肢血液循环	①体位:避免长时间维持同一姿势,以免减缓血液循环 ②绝对戒烟:消除烟碱对下肢血管的收缩作用 ③肢体保暖:避免肢体长时间暴露于寒冷环境中。保暖可促进血管扩张,但禁用热水袋 ④保持足部干燥:坚持每天用温水洗脚,告诉患者先用手试水温,防止烫伤
缓解疼痛	早期轻症患者可用血管扩张剂、中药等治疗。对疼痛剧烈的中、晚期患者可按需使用麻醉性镇痛药
休息和运动	鼓励患者每天多走路,以疼痛的出现作为活动量的指标。指导患者进行Buerger运动
皮肤溃疡、坏死的护理	卧床休息,保持溃疡部位的清洁,加强创面换药,并遵医嘱应用抗感染药物
术后护理	①静脉疾病术后抬高患肢30°,制动1周。动脉疾病术后平置患肢,制动2周。血管造影术后取平卧位,穿刺点加压包扎24小时,患肢制动6~8小时 ②观察患肢远端的皮肤温度、色泽和脉搏强度以判断血管通畅度。若术后肢体出现肿胀、皮肤颜色发绀、皮温降低,应考虑血管发生痉挛或继发性血栓形成

● 经典考题

患者,男,40岁。行血栓闭塞性脉管炎术后,为了解肢体远端血运情况,护士应观察的体征不包括(　　)

A. 双侧足背动脉搏动　　　B. 皮肤温度　　　C. 皮肤颜色

D. 皮肤出血　　　　　　　E. 皮肤感受

【答案】 D

第十一节　心脏骤停

考点一　成人心脏骤停

1. 概述

心脏骤停是心脏射血功能骤然停止。若抢救及时可存活,否则会引起脑和全身器官组织的不可逆损害而导致死亡。器质性心脏病是心脏骤停最常见的原因,其中以冠心病最常见,其他原因还包括电击、溺水、脑血管意外等。

2. 临床表现

患者意识突然丧失或伴有短暂抽搐;股、颈等大动脉搏动消失;血压测不出;呼吸呈间断样叹息,随后停止;心音消失;皮肤苍白或明显发绀;大小便失禁。心电图最常见的是心室颤动或扑动。

3. 治疗要点

脑细胞对缺氧最敏感,一般在循环停止4~6分钟后,大脑开始发生不可逆损害,所以一旦发生心脏骤停,应立即当场进行抢救。心脏骤停患者的处理包括:早期识别心脏骤停并实行紧急抢救、尽早进行心肺复苏(CPR)、快速除颤、有效的高级生命支持等。

考查年份:2012年,2013年,2014年,2015年,2017年,2019年,2020年。
考情分析:本考点属于高频考点。该题为记忆理解性题,着重注意基础生命支持。

● 经典考题

患者,男,55岁。因频发室性早搏入院,如厕时突然倒地,不省人事,颈动脉扪不到搏动,未闻及呼吸音,双侧瞳孔散大。此时应立即采取的措施是(　　)

A. 平卧保暖　　　B. 氧气吸入　　　C. 心肺复苏

D. 建立静脉通路　　E. 通知医生

【答案】 C

4. 护理措施

要点	内容
评估	评估环境对施救者和患者是否安全。确定心脏骤停:判断患者的意识,可轻拍或摇动其双肩,并在患者耳边大声呼唤,判断有无呼吸、颈动脉搏动(10秒内完成)
呼救	高声呼救,在不影响心肺复苏抢救的同时,应设法通知急救医疗系统

续表

要 点	内 容
基础生命支持	①人工循环(Circulation,C:):胸外心脏按压:1)部位:两乳头连线中点;2)深度:5~6cm;3)频率:100~120次/分;4)按压与放松比:1:1 ②开放气道(Airway,A):可采用仰头抬颌(颏)法或双下颌法打开气道,迅速清除患者口中异物,观察患者胸部有无起伏 ③人工呼吸(Breathing,B):采用口对口人工呼吸,一手大拇指及示指捏住患者鼻孔,深吸一口气,用口唇把患者的口全包住,然后缓慢吹气,应持续超过2秒,每次吹气以胸廓抬起为有效。每30次胸外按压连续给予2次通气(30:2) ④除颤:室颤是非创伤性心搏骤停患者中最常见的心律失常,以除颤为首选治疗手段
高级生命支持	①保持呼吸道通畅:吸氧,没有恢复呼吸的患者可行气管插管 ②药物治疗(多采用静脉给药):建立静脉通路,应用急救药物。肾上腺素可增加全身循环阻力,升高收缩压和舒张压,增加心脏血流量,是心脏骤停的首选用药。利多卡因是治疗和预防室颤的首选用药。阿托品对心动过缓有较好疗效。碳酸氢钠是纠正代谢性酸中毒的首选药物
复苏后处理	心肺复苏后患者均应送入监护病房继续观察,监测生命体征。降低颅内压,预防脑水肿

💡 小贴士:仰头抬颌(颏)法:术者将一手置于患者前额用力加压,使头后仰,右手的示指、中指抬起下颏。双手托下颌法适用于颈部有损伤者。

● 经典考题

心肺脑复苏(CPR)ABC三个步骤中的"A"是指( )
A. 胸外心脏按压　　　　B. 人工呼吸　　　　C. 清理口腔污物
D. 开放气道　　　　E. 头部降温
【答案】 D

考点二 小儿呼吸心脏骤停

要点	新生儿	婴幼儿	年长儿
按压方法	环抱法或单手示指、中指按压法	婴儿可用双指重叠环抱按压法,幼儿可用单掌法	双掌法
按压频率	120次/分	≥100次/分	≥100次/分
按压部位	两乳头连线中点	同左	同左
按压深度	胸腔前后径1/3~1/2	同左	同左
按压通气比	3:1	小于8岁儿童为30:2(双人为15:2),大于8岁儿童单、双人都为30:2	

第三章　消化系统疾病

本书配有智能学习助手
可以帮助你提高学习效率

● **章前分析**

　　消化系统疾病是临床上的常见病和多发病,疾病种类多。本章常见的症状有腹痛、恶心、呕吐、腹胀等,在学习胆石症、胆道蛔虫病、急性胰腺炎、急性阑尾炎等疾病时,可根据患者的腹痛性质、腹痛的诱因对比记忆。在历年考试中,本章涉及分值为20~35分。

● **本章核心考点解读**

第一节　口炎

🎓 **名师指导**

考点一　**分类、病因、临床表现**

类 型	致病菌	临床表现
鹅口疮	白色念珠菌	口腔表面黏膜有白色或灰白色乳凝块样物,不易拭去
疱疹性口腔炎	单纯疱疹病毒	发热、口腔黏膜上出现单个或成簇的小疱疹,表面有黄白色纤维素性渗出物覆盖
溃疡性口腔炎	链球菌、金黄色葡萄球菌	全口腔均可发病。有灰白色或黄色纤维素性炎性分泌物形成的假膜覆盖。严重者可出现脱水和酸中毒

👍 **考查年份**:2020年。
考情分析:重点掌握鹅口疮的致病菌。

考点二　**治疗与护理**

类 型	鹅口疮	疱疹性口腔炎	溃疡性口腔炎
漱口液	2%碳酸氢钠	3%过氧化氢	3%过氧化氢
用药	涂10~20万U/ml制霉菌素鱼肝油混悬溶液	预防继发感染涂2.5%~5%金霉素鱼肝油,疼痛严重者进食前可用2%利多卡因涂局部	局部用5%金霉素鱼肝油涂抹
是否需要隔离	否	接触隔离	否

👍 **考查年份**:2015年,2017年,2018年,2019年。
考情分析:本考点属于偶尔考点,主要记忆各类口炎的护理。

第二节　慢性胃炎

考点一　**病因**

　　幽门螺杆菌(Hp)是引起慢性胃炎最主要、最常见的病原菌。自身免疫反应,胆汁反流,长期服用非甾体类抗炎药物,长期饮用浓茶、酒、咖啡等因素均可引起胃黏膜损伤。

💡 **小贴士**:胃壁分为浆膜层、肌层、黏膜下层和黏膜层,其中黏膜层的组成细胞主要有:
①壁细胞:分泌盐酸和贫血因子;
②主细胞:分泌胃蛋白酶和凝乳酶原;
③黏液细胞:分泌碱性黏液,可保护黏膜、对抗胃酸腐蚀

患者,男,27岁。因上腹部不适、食欲减退等就诊,诊断为慢性胃炎。护士在对其进行宣教时,应告知其与慢性胃炎发病相关的细菌是(　　)

　　A. 大肠杆(埃希)菌　　B. 沙门菌　　　　C. 幽门螺杆菌　　　　D. 空肠弯曲菌　　　　E. 嗜盐杆菌

【答案】 C

考点二　临床表现

　　慢性胃炎大多无明显症状。多数患者表现为上腹部不适(无规律性隐痛)、腹胀、嗳气、恶心、呕吐等,少数患者有厌食、消瘦、呕血与黑便等。自身免疫性胃炎患者可有贫血及舌炎。

考点三　辅助检查

　　(1)胃镜与胃黏膜活组织检查:最可靠的确诊方法。
　　(2)幽门螺杆菌检测。

患者,男,58岁。行动不便,3天来反复上腹痛,进餐后发作或加重,伴反酸嗳气。电话咨询社区护士其应进行哪项检查,社区护士的建议是(　　)

　　A. 腹部平片　　　　B. B超　　　　　　C. CT　　　　　　D. 胃镜　　　　　　E. MRI

【答案】 D

考点四　治疗要点

　　(1)抑酸药或胃黏膜保护剂:硫糖铝服用的最佳时间是在餐前1小时与睡前,抑酸药服用的最佳时间应在硫糖铝服前半小时或服后1小时。
　　(2)抗胆汁反流:铝碳酸镁、氢氧化铝凝胶,应在饭后1小时或睡前服用。
　　(3)促胃肠动力药:多潘立酮、西沙必利,应在饭前服用。
　　(4)其他:抗生素如阿莫西林、克拉霉素、替硝唑等和(或)枸橼酸铋钾二联或三联药物疗法,进行根除 Hp 治疗。
　　(5)维生素 B_{12}:针对恶性贫血的患者。

💡 小贴士:三联疗法常用的联合方案为1种铋剂＋2种抗生素或一种质子泵抑制剂＋2种抗生素,疗程为1~2周。

考点五　护理措施

要　点	内　容
饮食护理	进高蛋白、高维生素、高热量、易消化的饮食,少食多餐,注意饮食卫生,细嚼慢咽,避免进食刺激性食物,戒烟酒,忌浓茶、咖啡、辛辣等刺激性食物。少量出血时可适当给予牛奶、米汤等温凉流质饮食,以中和胃酸
对症护理	可给予按摩、热敷、中医针灸等缓解患者的疼痛
用药护理	铋剂在餐前30分钟服用,可用吸管直接吸入,以防止齿和舌变黑,服药期间会导致黑便,向患者解释黑便为正常现象

👆 考情分析:慢性胃炎的护理措施中,主要注意饮食护理。

急、慢性胃炎患者有少量出血,中和胃酸可给予(　　)

　　A. 米汤　　　　　　B. 肉汤　　　　　C. 绿色蔬菜　　　　D. 温开水　　　　　E. 凉开水

【答案】 A

第三节 消化性溃疡

微信扫描

考点一 病因与发病机制

指发生在胃和十二指肠的溃疡,以十二指肠溃疡最多见。幽门螺杆菌(Hp)感染是最主要的发病原因,但胃酸分泌增多在十二指肠的发病机制中起主导作用,还可因非甾体类抗炎药、刺激性食物和精神情绪紧张等引起。

● **经典考题**

消化性溃疡最主要的发病因素是(　　)

  A.十二指肠壁薄弱　　　B.习惯性便秘　　　C.先天畸形

  D.黏膜萎缩　　　　　　E.幽门螺杆菌感染

【答案】　E

考点二 临床表现

要　点	胃溃疡(GU)	十二指肠溃疡(DU)
好发部位	好发于胃角和胃小弯	好发于球部,前壁常见
疼痛部位	中上腹或剑突稍偏左	中上腹或稍偏右
疼痛性质	灼痛、胀痛或痉挛感(进食痛)	灼痛、钝痛或仅有饥饿样不适感(饥饿痛、空腹痛、夜间痛)
疼痛时间	常在进餐后30~60分钟发生,夜晚较少发生	进食后2~4小时,也常发生在午夜或凌晨
疼痛持续时间	一般为1~2小时	饭后2~4小时,到下次进餐后为止
疼痛的节律性	进食-疼痛-缓解	疼痛-进食-缓解

💡**小贴士**:十二指肠溃疡进食后疼痛缓解的机制:胃酸被中和。

● **经典考题**

消化性溃疡特征性的临床表现是(　　)

  A.黄疸　　　　　　B.食欲下降　　　　C.恶心、呕吐

  D.反酸、嗳气　　　E.节律性和周期性上腹痛

【答案】　E

考点三 并发症

并发症	内　容
出血	最常见的并发症。DU多于GU,轻者呕血、黑便,重者可出现周围循环衰竭
穿孔	最严重,常位于十二指肠前壁,穿孔后胃肠内容物渗入腹腔而引起急性弥漫性腹膜炎,主要表现为剧烈且持续的腹痛、腹肌强直、明显压痛、反跳痛
幽门梗阻	上腹饱胀不适、餐后加重,反复大量呕吐宿食,吐后多缓解
癌变	疼痛失去应有规律,原有治疗药物无效,持续大便隐血阳性或黑便时,考虑癌变

👍**考查年份**:2012年,2017年,2018年。

考情分析:本考点属于常考点。重点掌握出血和穿孔的表现。

💡**小贴士**:幽门梗阻患者严重频繁呕吐可导致失水和低钾低氯性碱中毒。

● 经典考题

患者,女,45岁。患有消化性溃疡,近来感觉上腹饱胀、疼痛,于餐后加重,且反复大量呕吐。该患者可能出现了( )

A. 出血　　　B. 穿孔　　　C. 癌变　　　D. 幽门梗阻　　　E. 营养不良

【答案】 D

考点四　辅助检查

项　目	内　容
胃镜检查	可明确溃疡部位,对该病具有确诊价值
X线钡餐检查	X线直接征象为龛影,是诊断溃疡的重要依据
其他	幽门螺杆菌检测、粪便潜血试验等

考点五　治疗要点

1. 一般治疗

积极去除病因,注意生活规律、劳逸结合;饮食健康,定时定量,不暴饮暴食,避免刺激性饮食;服用非甾体类药物者应停药。

2. 药物治疗

(1)抑制胃酸药物

要　点	质子泵阻滞剂	抗酸药	H₂受体拮抗剂
作用机制	抑制壁细胞分泌 H^+ 的 $H^+ - K^+ - ATP$ 酶	直接中和胃酸,可迅速缓解,一般不单用	阻止 H_2 受体与组胺合成,抑制胃酸分泌
代表药物	奥美拉唑(最强的胃酸分泌抑制剂)、兰索拉唑、泮托拉唑	氢氧化铝、碳酸氢钠、碳酸钙	西咪替丁、雷尼替丁、法莫替丁

(2)保护胃黏膜药物

要　点	硫糖铝	枸橼酸铋钾	前列腺素类药(米索前列醇)
主要作用机制	保护胃黏膜	杀灭幽门螺杆菌	抑制壁细胞分泌的 $H^+ - K^+ - ATP$ 酶
不良反应	便秘	恶心、呕吐、黑便,停药后消失	恶心、嗳气、呕吐、腹泻

3. 手术治疗

适用于急性穿孔、恶性溃疡、幽门梗阻与大量出血等并发症的消化性溃疡患者。

● 经典考题

1. 患者,男,45岁。十二指肠球部溃疡并发幽门梗阻,医嘱中出现下列哪种药物时,护士应提出疑问( )

A. 氢氧化铝胶囊　　B. 口服补液盐　　C. 奥美拉唑　　D. 枸橼酸铋钾　　E. 克拉霉素

【答案】 B

考查年份:2012年,2014年,2016年,2017年,2019年,2021年。
考情分析:本考点属于高频考点。着重记忆几种常用药及其副作用。

💡**小贴士**:奥美拉唑可引起头晕,服药期间应避免开车和做高度集中注意力的工作。

💡**小贴士**:H₂受体拮抗剂应在餐中或餐后即刻服用。不良反应有乏力、嗜睡、腹泻、皮疹等。西咪替丁可导致男性发育及性功能紊乱,且主要通过肾脏排泄,用药期间应监测肾功能。

2. 以下哪种药物抑制胃酸分泌最强(　　)

　　A. 奥美拉唑　　　　　　B. 法莫替丁　　　　　　C. 氢氧化铝

　　D. 枸橼酸铋钾　　　　　E. 硫糖铝

【答案】　A

考点六　护理措施

1. 一般护理

👍 考查年份:2013 年, 2015 年,2017 年,2020 年。
考情分析:本考点属于高频考点。着重记忆几种并发症的表现及护理措施。

要　点	内　容
休息	①症状轻者避免过度劳累,注意劳逸结合,可参加轻微活动的工作 ②临床症状明显的患者或大便隐血试验阳性者需卧床休息
饮食护理	①宜进食营养、清淡、易消化饮食,牛奶、面条、稀饭等偏碱性食物,可缓解十二指肠溃疡的空腹痛 ②少食多餐、细嚼慢咽,进食定时定量,避免暴饮暴食,避免进食刺激性食物
用药护理	注意药物不良反应以及服用注意事项。如抗酸药在餐后 1 小时及睡前服用最佳,避免与牛奶同时服用;抗胆碱能药及胃动力药如多潘立酮等在餐前 1 小时及睡前 1 小时服用最佳

• 经典考题

关于消化性溃疡患者用药的叙述,不正确的是(　　)

　　A. 氢氧化铝凝胶应在餐后 1 小时用　　　　B. 服用西咪替丁应注意观察患者有无皮疹

　　C. 硫糖铝应在餐前 1 小时服用　　　　　　D. 奥美拉唑可引起头晕,用药后不可开车

　　E. 甲硝唑应在餐前半小时服用

【答案】　E

2. 手术护理

要　点	内　容
术前准备	合并幽门梗阻患者为减轻胃壁水肿和炎症,在术前 3 天每晚用 300～500ml 温等渗盐水洗胃,有利于手术后吻合口愈合
术后护理	①体位:取低半卧位 ②禁食、胃肠减压,拔除胃管后可食用少量水和米汤,次日可进食半流质饮食

3. 并发症及护理

并发症	内　容
胃出血	术后短期内引流出大量鲜血,严重者出现呕血和黑便。一般应禁食并使用止血药物
十二指肠残端破裂	是毕Ⅱ式手术的严重并发症,多发生于术后 1～2 天,患者突发右上腹剧痛,出现腹膜刺激征。采用手术处理

续表

并发症	内 容
胃肠吻合口破裂或瘘	多发生在术后 5～7 天,患者出现高热、脉速,吻合口破裂可导致腹膜炎症状和体征,应立即手术处理
吻合口梗阻	主要症状为进食后饱胀、呕吐,呕吐物多为不含胆汁的食物
早期倾倒综合征	一般发生在进食 30 分钟内,患者出现心悸、心动过速、面色苍白等一过性血容量不足的表现,并伴恶心、呕吐、腹痛、腹泻等消化道症状。主要采取饮食调整疗法,即少量多餐、避免过甜、过咸、过浓食物,餐后平卧 10～20 分钟
晚期倾倒综合征	又称低血糖综合征,以低血糖表现为主,多发生在餐后 2～4 小时,患者表现为心慌、出冷汗、面色苍白、脉搏细弱,甚至晕厥等,此时给患者进食(尤其是糖类)症状即可缓解

💡 小贴士:①早期倾倒综合征:指餐后大量高渗食物快速进入十二指肠及空肠,致肠道内分泌细胞分泌肠源性血管活性物质,从而引起一系列血管舒缩功能紊乱和胃肠道症状。
②晚期倾倒综合征:指进食后胃排空过快,含糖食物迅速进入空肠后被过快吸收,使血糖急剧升高,刺激胰岛素大量释放,而血糖下降后,胰岛素并未相应减少,继而发生反应性低血糖。

第四节 溃疡性结肠炎

微信扫描

考点一 临床表现

多数为亚急性起病,患者表现为反复发作的腹泻、黏液脓血便、腹痛及里急后重,中、重型患者活动期可出现低热或中等热,高热多提示有并发症。

💡 小贴士:溃疡性结肠炎好发部位是乙状结肠。

● 经典考题

溃疡性结肠炎的好发部位是(　　)

A. 升结肠　　　　　　B. 横结肠　　　　　　C. 降结肠

D. 乙状结肠　　　　　E. 盲肠

【答案】 D

考点二 辅助检查

结肠镜检查:是本病诊断的重要手段之一。

考点三 护理措施

💡 小贴士:溃疡性结肠炎的并发症有中毒性巨结肠、肠道大出血、肠穿孔等。

要 点	内 容
一般护理	嘱患者多休息,少量多餐,进食易消化、低渣又富含营养、有足够热量的食物,以利于吸收
严密观察病情	注意监测患者生命体征的变化,如果出现鼓肠、肠鸣音消失、腹痛加剧等情况要警惕中毒性巨结肠的发生
腹泻护理	患者腹泻次数多,应告知患者做好肛门周围皮肤的护理,如使用较柔软的手纸,必要时给予护肤软膏涂擦以保护皮肤的完整性

第五节　小儿腹泻

考点一　概述

小儿腹泻发病率高,主要与婴幼儿消化系统发育不成熟、感染等因素有关。肠道内感染中,病毒感染以轮状病毒引起的秋冬季小儿腹泻最常见,细菌感染以致病性大肠杆菌为主要病原体。根据病情严重程度可分为轻型腹泻和重型腹泻。

考点二　临床表现

要　点	内　容
一般表现	①轻型腹泻:患儿精神尚可,体重不增或稍降,无脱水症状 ②重型腹泻:患儿一般状态差,可出现高热或体温低于正常、烦躁不安、精神萎靡,甚至昏迷、休克,体重可迅速降低,明显消瘦
胃肠道症状	①轻型腹泻:患儿食欲不振,大便次数增多(一般每日不超过10次)及性状改变,粪便稀薄带水,呈黄色或黄绿色,有酸味,常见黄色或黄白色奶瓣和泡沫,水分多时呈"蛋花汤样",可混有少量黏液,一般无脱水及全身中毒症状。大便镜检可见大量脂肪球和少量白细胞 ②重型腹泻:患儿食欲低下,常伴有呕吐,有时甚至进水即吐,腹泻次数明显增多,每日排便超过10次,大便呈黄绿色水样或蛋花汤样,量多,大便表面可有少量黏液,有腥臭味
水、电解质和酸碱平衡紊乱	重型腹泻患儿常有水、电解质和酸碱平衡紊乱症状,患儿可出现眼窝凹陷、皮肤黏膜干燥等脱水表现,另外还有代谢性酸中毒、低钾血症、低钙、低镁血症等。当脱水和酸中毒被纠正时,多数患者可有钙缺乏,少数可有镁缺乏。低血钙或低血镁可导致手足抽搐、惊厥等

考点三　不同程度脱水的临床表现

项　目	轻　度	中　度	重　度
失水占体重百分比	3%～5%	5%～10%	>10%
精神状态	稍差,略烦躁	烦躁或萎靡	昏睡,甚至昏迷
皮肤弹性	稍差	差	极差
口腔黏膜	稍干燥	干燥	极干燥
眼窝及前囟	稍凹陷	明显凹陷	深凹陷,眼睑不能闭合
眼泪	有	少	无
尿量	稍少	少	无
休克状况	无	无	有

考查年份:2020 年。
考情分析:属于偶尔考点。重点掌握秋季腹泻患儿的大便特点。

考点四 不同病因所致腹泻的临床特点

类 型	发病特点	大便特点
轮状病毒肠炎(秋季腹泻)	秋冬季节多见,见于 6 个月至 2 岁婴幼儿	大便次数多,量多,呈黄色或淡黄色,水样或蛋花汤样,有少量黏液,无腥臭味
大肠埃希菌肠炎	以 5～8 月气温较高季节多见	腹泻次数多,蛋花汤样或水样,大便表面附有黏液
侵袭性大肠埃希菌炎	多见于气温较高的季节	黏液、脓血便,有腥臭味
金黄色葡萄球菌肠炎	继发于使用大量抗生素后	呈暗绿色大便,量多含黏液,少数为血便
生理性腹泻	一般发生于 6 个月以下婴儿	大便次数增多,其他正常

● 经典考题

患儿,女,11 个月。腹泻,大便为蛋花汤样,带黏液,无腥臭味。无尿 8 小时,眼窝凹陷极明显。血钠 125mmol/L。诊断为小儿秋季腹泻。该患儿感染的病原体主要是( )

A.变形杆菌 B.柯萨奇病毒 C.轮状病毒
D.金黄色葡萄球菌 E.致病性大肠杆菌

【答案】 C

考点五 辅助检查

项 目	内 容
血常规	白细胞总数及中性粒细胞增多提示细菌感染,降低表示为病毒感染,酸性粒细胞增多则多属寄生虫或过敏性病变
大便检查	腹泻患儿均应收集大便标本送检。如果大便常规无或偶见白细胞则提示为除侵袭性细菌以外的病因,如病毒、寄生虫等
血液生化测定	测血钙、钾、钠、镁、pH,以判定电解质及酸碱平衡情况。酸中毒时,血浆 pH 及 CO_2 降低

考点六 治疗要点

腹泻患儿应强调继续饮食,满足生理需要。不可禁食过久或严格限制饮食。控制感染,预防和纠正水、电解质和酸碱平衡紊乱。

考点七 护理措施

1.控制腹泻

腹泻患儿不能禁食过久(呕吐严重者,禁食 4～6 小时,不禁水),腹泻期间和恢复期需继续营养支持以促进机体恢复、减少体重下降、预防营养不良。对少数病情严重而不能耐受口服营养物质者,应加强支持疗法,必要时给予肠外营养。

2.观察病情

观察并记录大便次数、颜色、气味、性状和量,做好动态比较,为输液方案提供可靠依据。

3.补充液体

(1)常用液体

分 类	内 容
非电解质溶液	常用5%葡萄糖溶液和10%葡萄糖溶液,主要用以补充水分和部分热量
电解质溶液	常用有生理盐水、碳酸氢钠、氯化钾溶液等,氯化钾溶液用于纠正低钾血症,静脉滴注时稀释成0.15%～0.3%,不可静脉直接推注,以免发生心肌抑制而死亡
口服补液盐	近年来世界卫生组织推荐用口服补液盐溶液(ORS溶液)给急性腹泻脱水患儿进行口服补液疗法,2002年推荐使用的新配方是氯化钠2.6g、枸橼酸钠2.9g、氯化钾1.5g、葡萄糖13.5g,服用前以温开水1 000ml溶解,渗透压为245mOsm/L(不计葡萄糖渗透压为1/2张)

(2)常用混合液的组成

混合溶液	生理盐水	5%～10%葡萄糖	1.4碳酸氢钠 (1.84%乳酸钠)	张 力	应 用
1:1	1	1	–	1/2	轻、中度等渗性脱水
2:1	2	–	1	等张	低渗性或重度脱水
2:3:1	2	3	1	1/2	轻、中度等渗性脱水
4:3:2	4	3	2	2/3	中度、低渗性脱水
1:2	1	2	–	1/3	高渗性脱水
1:4	1	4	–	1/5	生理需要

(3)液体疗法:制订护理计划前需充分评估患儿,判断水和电解质紊乱的程度和性质,以确定补液总量、组成、步骤和速度。在静脉补液的实施过程中需做到三定(定量、定性、定速)与三先(先盐后糖、先浓后淡、先快后慢)。第一天的补液总量应包括累计损失量、继续损失量和生理需要量。补充累计损失量时,原则上婴幼儿轻度脱水<50ml/kg,中度脱水50～100ml/kg,重度脱水100～120ml/kg。视脱水的程度决定补液的速度,累计损失量应在8～12小时内补足,滴速约每小时8～10ml/kg,补充继续损失量和生理需要量在后12～16小时内输入。

4.臀部护理

患儿腹泻频繁,大便不断刺激肛周及臀部皮肤,易导致皮肤损伤,应加强患儿的臀部皮肤护理。每次便后用温水清洗臀部并用毛巾吸干,尿布应选用柔软、吸水性好的棉质尿布。针对已发生臀红的患儿,局部皮肤发红处涂氧化锌软膏或使用红外线灯照射。

5.防止感染

做好消毒隔离,防止交叉感染。

💡 **小贴士**:口服补液盐适用于轻、中度脱水且无严重呕吐者,静脉补液适用于中度以上脱水的患儿。

💡 **小贴士**:实际补液过程中,要对各部分需要进行综合分析,根据治疗效果随时调整。一般轻度脱水90～120ml/kg,中度脱水120～150ml/kg,重度脱水150～180ml/kg。

附:水、电解质、酸碱平衡失调

微信扫描

考点一 水和钠代谢紊乱的护理

1.水钠代谢紊乱的类型、特点与分类

类型	特点	临床表现
高渗性脱水	失水>失钠,血清钠浓度>150mmol/L	①轻度:缺水量占体重的2%~4%。除口渴外无症状 ②中度:缺水量占体重的4%~6%。极度口渴、烦躁、口舌干燥、皮肤弹性差、尿少、眼窝凹陷 ③重度:缺水量>6%。除上述表现外,还可出现幻觉、谵妄等意识障碍
等渗性脱水（最常见）	水与钠呈比例丧失	恶心、厌食、乏力、少尿、口唇干燥、皮肤弹性降低等,但不口渴
低渗性脱水	失钠>失水,血清钠<135mmol/L	口渴不明显,常见症状有恶心、呕吐、头晕、视力模糊、疲乏、腓肠肌痉挛等
水中毒	血清钠<120mmol/L	①急性水中毒:因脑细胞水肿可造成颅内压升高,表现为头痛、躁动、谵妄等 ②慢性水中毒:恶心、乏力、嗜睡等

> **考查年份:** 2017年,2018年。
>
> **考情分析:** 属于偶尔考点。重点掌握各型缺水的临床表现与处理。
>
> 💡 **小贴士:** 高渗性、等渗性、低渗性脱水的主要鉴别方法是判断失钠和失水之间的平衡关系。

● 经典考题

患者,男,51岁。食管癌,进食困难3个月。患者乏力、极度口渴、尿少色深。查体:体温、血压正常,唇干舌燥,皮肤弹性差。考虑患者的脱水类型是(　　)

A.轻度低渗性脱水　　　B.中度高渗性脱水　　　C.重度高渗性脱水

D.轻度等渗性脱水　　　E.中度等渗性脱水

【答案】 B

2.治疗要点

类型	治疗要点
高渗性脱水	①多饮水 ②静脉输5%葡萄糖溶液 ③必要时补钠
等渗性脱水	补液(等渗盐水)、扩容
低渗性脱水	①轻、中度者补5%葡萄糖盐溶液 ②重度缺钠者补高渗盐水
水中毒	轻者应限制水的摄入,重者可使用利尿剂促进水的排出

3.护理措施

要　点	内　容
病情观察	观察患者生命体征、体重、液体出入量等情况,监测尿量、电解质、心电图的变化,为正确补充水、电解质等提供依据
维持充足的体液量	严格遵循定量、定性、定时的补液原则 ①定量:包括生理需要量、已丧失量、继续丧失量(如呕吐物、引流液等) ②定性:补液的性质取决于水、电解质平衡失调的类型 ③定时:按先快后慢的原则输液,第一个 8 小时补充总量的 1/2,剩余的 1/2 在后面 16 个小时内均匀输入

考点二　钾代谢异常

要　点	低钾血症	高钾血症
病因	①入量过少(禁食、少食等) ②排出过多 ③碱中毒	①入量过多(静脉补钾过快、过多等) ②排出减少(急性肾衰) ③酸中毒 ④输入大量库存血或溶血
临床表现	①肌无力(最早出现),严重者呼吸肌麻痹 ②胃肠道反应(腹胀、呕吐等) ③心脏功能异常:心动过速、室颤 ④代谢性碱中毒	①肌肉乏力、软瘫 ②神志淡漠、昏迷 ③心律失常,严重者心搏骤停
检查	血钾 < 3.5mmol/L,T 波降低,QT 延长	血钾 >5.5mmol/L,T 波高尖
护理措施	补钾,首选口服补钾	①停止输入含钾的药物 ②血液透析

💡 小贴士:低钾血症患者若发生心律不齐时可用 10% 葡萄糖酸钙加等量的 25% 葡萄糖静推。

💡 小贴士:补钾的要点:
①见尿(> 40ml/h)补钾;
②控制浓度(≤40mmol/L);
③控制速度(≤20mmol/h);
④不宜过多(不超过 6g/d);
⑤禁止静脉推注;
⑥尽量口服补钾,不能口服者静脉滴注。

● **经典考题**

1. 某患者因腹泻、呕吐入院,心电图 Q－T 间期延长,S－T 段水平压低,T 波低平,U 波增高,最可能的病因是(　　)

    A. 高钾血症　　　　　　B. 低钾血症　　　　　　C. 高钙血症

    D. 洋地黄效应　　　　　E. 洋地黄中毒

【答案】　B

2. 在静脉补钾时,200ml 生理盐水中最多可加入 10% 氯化钾的量是(　　)

    A. 12ml　　　　　B. 10ml　　　　　C. 8ml　　　　　D. 6ml　　　　　E. 3ml

【答案】　D

考点三 酸碱平衡失调

1. 代谢性酸中毒与代谢性碱中毒

要 点	代谢性酸中毒	代谢性碱中毒
病因	①丧失过多碱性物质 ②体内有机酸形成过多 ③肾功能不全,排酸能力下降	①酸性胃液丢失过多 ②碱性物质补充过多 ③低钾血症
临床表现	①疲乏、嗜睡,感觉迟钝或烦躁 ②肌张力下降,腱反射减弱或消失 ③呼吸加深加快、心率加快、面色潮红	呼吸浅而慢、神志不清、嗜睡、谵妄
辅助检查	血 pH < 7.35,尿呈酸性	血 pH 和 HCO_3^- 值增高,$PaCO_2$ 正常
治疗要点	治疗原发病,严重者首选 5% 碳酸氢钠治疗	针对病因治疗,补充等渗盐水等

小贴士:外科临床中酸碱失衡最常见的类型为代谢性酸中毒。

2. 呼吸性酸中毒与呼吸性碱中毒

要 点	呼吸性酸中毒	呼吸性碱中毒
病因	换气功能不足、肺部疾病、呼吸道梗阻	高热、创伤、感染、呼吸机使用不当引起的换气过度
临床表现	呼吸困难、胸闷、气促、躁动不安、发绀、头痛、谵妄、昏迷等	呼吸急促、手足麻木、震颤、抽搐
辅助检查	血 pH 降低,$PaCO_2$ 增高	血 pH 增高,$PaCO_2$ 下降
治疗要点	治疗原发病,改善通气功能	治疗原发病,吸入含 5% CO_2 的氧

第六节 肠梗阻

考点一 肠梗阻

1. 病因及分类

肠梗阻可分为机械性肠梗阻、动力性肠梗阻和血运性肠梗阻。其中机械性肠梗阻最常见,因各种原因(如蛔虫、粪石堵塞肠腔、肠壁病变、肠管受压)导致肠腔狭窄,引起肠梗阻,常见有粘连性肠梗阻、肠扭转(一般发生在饱食后剧烈运动时)、肠套叠等。

考查年份:2013 年,2017 年,2019 年。

考情分析:本考点属于常考点。记忆时注意区分不同类型肠梗阻的腹痛性质。

2.临床表现

要　点	内　容
症状	①腹痛:机械性肠梗阻的疼痛特点为阵发性剧烈腹痛;绞窄性肠梗阻的疼痛特点为持续性疼痛伴阵发性加剧;麻痹性肠梗阻的疼痛特点为持续性胀痛 ②呕吐:高位梗阻者呕吐频繁,主要呕吐胃及十二指肠内容物;低位梗阻呕吐出现较晚且量少,呈粪样;麻痹性肠梗阻者呕吐呈溢出性 ③腹胀:高位肠梗阻因呕吐频繁,腹胀不明显,低位肠梗阻则腹胀明显;麻痹性肠梗阻的特征是均匀性全腹胀 ④停止排气排便
体征	①腹部:肠扭转时腹部隆起呈不规则状;机械性肠梗阻常可见肠型和蠕动波,肠鸣音亢进;绞窄性肠梗阻时可有腹部固定压痛和腹膜刺激征 ②全身:多无明显的症状改变,梗阻晚期或绞窄性肠梗阻时可有口干舌燥、皮肤弹性消失,以及尿少或无尿的症状

● 经典考题

1.肠梗阻患者的临床表现不包括(　　)
　　A.腹痛　　　　　　B.腹胀　　　　　　C.腹泻
　　D.呕吐　　　　　　E.肛门停止排气排便
【答案】　C

2.患者,男,55岁。阵发性腹痛6天,伴恶心、腹胀2天入院,无发热。查体:腹膨隆,见肠型,肠鸣音亢进,有气过水声,腹部平片见腹中部扩张小肠呈"阶梯状"液平面,结肠内少量积气,可能的诊断是(　　)
　　A.机械性肠梗阻　　　B.低位小肠梗阻　　　C.高位小肠梗阻
　　D.坏死性小肠炎　　　E.乙状结肠扭转
【答案】　A

3.辅助检查
X线检查:侧卧位或立位腹部平片,可见多个气液平面及胀气肠袢。

4.治疗要点

治疗方法	内　容
非手术治疗	禁饮、禁食,胃肠减压,解痉止痛,纠正水、电解质及酸碱平衡失调等
手术治疗	适用于绞窄性肠梗阻、非手术治疗无效者

5.护理措施

要　点	内　容
病情观察	监测患者生命体征、腹痛、腹胀及呕吐等情况

续表

要　点	内　容
减轻疼痛与腹胀	①通过禁食、胃肠减压以清除肠腔内的积气、积液,达到缓解腹痛与腹胀的目的 ②注意胃肠减压时保持负压吸引通畅,妥善固定,观察和记录引流液的量、性状和颜色。若有血性液,警惕绞窄性肠梗阻的发生 ③嘱患者低半卧位,以减轻腹肌紧张,有利于呼吸,还可用热敷、按摩等方法。必要时,应用阿托品等抗胆碱类药物
维持体液平衡	肠梗阻时需禁食,可给予肠外营养支持。肠蠕动恢复正常者可进流质饮食,逐渐过渡到半流质及普食。忌食易产气的食物与饮料,如豆类、甜食、牛奶等
并发症的预防与护理	①腹腔感染、肠瘘:严格无菌操作,保持引流通畅。若腹腔引流管周围渗出较多带有粪臭味液体,应警惕腹腔内感染及肠瘘的发生 ②肠粘连:鼓励患者早期下床活动,促进肠蠕动恢复,预防肠粘连。观察患者有无再次出现腹痛、腹胀、呕吐等症状

💡 小贴士:阿托品、654-2等抗胆碱类药物,可解除胃肠道平滑肌的痉挛,抑制胃肠道腺体的分泌,缓解腹痛。

考点二　肠套叠

1. 概述

肠套叠:多发生于2岁以内的婴幼儿,与婴幼儿回盲肠部系膜尚未完全固定、活动度较大有关。

2. 临床表现

要　点	内　容
阵发性哭闹不安	突然发生阵发性肠绞痛,患儿表现为哭闹、烦躁、面色苍白、精神萎靡等
呕吐	早期症状之一,早期呕吐物为胃内容物(乳汁),继而出现带胆汁呕吐物,晚期为粪样呕吐物
便血	果酱样黏液血便
其他	腹部包块,后期可有腹胀、发热等

3. 辅助检查

空气灌肠、钡餐灌肠等。

4. 治疗要点

复位是紧急的治疗措施,灌肠疗法首选空气灌肠,手术治疗适用于疑有肠坏死或穿孔、肠套叠时间过长等情况。

第七节　急性阑尾炎

考点一　病因

阑尾管腔梗阻是急性阑尾炎最常见的病因。阑尾管腔堵塞主要是由于淋巴滤泡的明显增生引起。

💡 小贴士:阑尾动脉是肠系膜上动脉所属回结肠动脉的分支,属于无侧支的终末动脉,当阑尾病变加重导致血运障碍时,阑尾管壁容易坏死。

考点二　临床表现

要　点	内　容
症状	典型表现是**转移性右下腹痛**,发病早期可有厌食、恶心、乏力,严重时可有发热、心率增快等表现
体征	①**右下腹压痛**:重要体征,**压痛点一般位于麦氏点(右髂前上棘与脐连线的中外1/3交界处)** ②腹膜刺激征:腹肌紧张、反跳痛、肠鸣音减弱或消失 ③右下腹包块:阑尾穿孔或阑尾周围形成脓肿时,在右下腹可扪及包块

● 经典考题

急性阑尾炎患者最典型的症状是(　　)

A. 转移性脐周疼痛　　　B. 转移性右下腹痛　　　C. 固定的脐周疼痛

D. 固定的右下腹痛　　　E. 腹痛位置无规律

【答案】 B

考点三　辅助检查

(1)实验室检查:白细胞计数增高。

(2)B超检查:可发现肿大的阑尾或脓肿。

考点四　治疗要点

通常急性阑尾炎确诊后,应积极行**手术治疗**。若**伴阑尾周围脓肿的出现,需先用抗生素治疗3个月后再进行手术**。

考点五　护理措施

1.缓解疼痛

一般取**半卧位**,可减轻腹壁张力,缓解疼痛。对已明确诊断的患者,可遵医嘱给予解痉或止痛药。

2.控制感染

遵医嘱及时使用有效抗生素以控制感染,脓肿形成者可进行脓肿穿刺抽液。

3.并发症的表现与护理

并发症	表　现	护　理
切口感染	最常见,切口局部表现为红、肿、痛,全身有体温升高的表现,于术后3～5日多见	给予抗生素,必要时于波动处拆除缝线,排出脓液
内出血	面色苍白、血压下降或腹腔引流管有血液流出,多发生在术后24小时内	患者平卧、输液、输血,必要时再次手术止血
腹腔脓肿	术后5～7天体温上升,并有腹痛、腹肌紧张、腹部包块等	及时通知医生处理
肠瘘	发热,术后数日可见切口处排出粪样分泌物	遵医嘱给予抗生素、局部引流等

考情分析:本考点属于常考点。记忆型题,重点记忆阑尾炎的典型表现与重要体征。

小贴士:右下腹压痛为急性阑尾炎最常见的重要体征。

考查年份:2012年,2017年。

考情分析:本考点属于常考点。主要考查范围为几种并发症的临床表现与护理。

小贴士:肠道手术的患者,术后应该早期活动,防止肠粘连。而实质性脏器大部分切除或损伤的患者,术后禁止早期活动,防止切口出血。

● 经典考题

患者,男,53 岁。患急性化脓性阑尾炎行阑尾切除术后 1 天。护士要求患者下床活动,其最主要目的是(　　)

　A. 有利于伤口愈合　　B. 预防血栓性静脉炎　　C. 预防肺不张

　D. 防止肠粘连　　E. 预防压疮

【答案】 D

第八节　腹外疝

考点一　概述

要　点	内　容
定义	人体内脏器或组织离开其正常解剖位置,通过腹壁的薄弱点或缺损处向体表突出形成的包块
病因	腹壁强度降低(年老、外伤),腹内压力增高(如咳嗽、便秘)
疝组成	包括疝环、疝囊、疝内容物和疝外被盖
疝内容物	小肠最多见,其次是大网膜

考查年份:2017 年,2018 年,2020 年。

考情分析:重点记忆腹外疝的病因。

考点二　腹外疝的分类

类　型	内　容
易复性疝	疝内容物很容易回纳至腹腔
难复性疝	疝内容物只能部分回纳。因疝内容物反复脱出,表面受摩擦而与疝囊发生粘连所致
嵌顿性疝	在疝环较小或腹内压骤然增高时,大量疝内容物强行通过狭窄的疝环进入疝囊,随后疝环弹性回缩,疝内容物被卡住而不能回纳腹腔
绞窄性疝	由嵌顿性疝演变而来

小贴士:嵌顿性疝多见于斜疝。

考点三　临床表现

1. 腹股沟斜疝与直疝的临床表现

类　型	表　现
腹股沟斜疝	①易复性斜疝:肿块常在站立、行走时出现,平卧休息或用手可将肿块回纳至腹腔 ②难复性斜疝:疝块不能完全回纳,可伴有消化不良和便秘 ③嵌顿性疝:多发生于腹内压骤升(强体力劳动、用力排便)时,疝块突然增大,并有明显疼痛,不及时处理会发展成绞窄性疝 ④绞窄性疝:症状较严重,可出现局部软组织的炎症和腹膜炎
腹股沟直疝	年老体弱者多见,患者直立时,在腹股沟内侧端、耻骨结节外上方出现一半球形肿块,一般无疼痛

小贴士:绞窄性疝的临床症状一般比较严重,当肠袢发生坏死、穿孔时,疼痛可因疝块压力骤降而缓解,因此疼痛减轻而肿块仍存在者,不可认为是病情好转。

2.斜疝与直疝的区别

鉴别点	斜 疝	直 疝
发病年龄	多见于小儿与青壮年	多见于老年
突出途径	由腹股沟管突出,可进入阴囊	由直疝三角突出,不进入阴囊
疝块外形	椭圆或梨形,上部呈蒂柄状	半球形,基底较宽
回纳疝块后压住深环	疝块不再突出	疝块仍可突出
精索与疝囊的关系	精索在疝囊后方	精索在疝囊前外方
疝囊颈与腹壁下动脉的关系	疝囊颈在腹壁下动脉外侧	疝囊颈在腹壁下动脉内侧
嵌顿机会	较多	较少

考点四 辅助检查

（1）透光试验:疝块不透光,故腹股沟斜疝透光试验为阴性。
（2）X线检查:可见肠梗阻征象。

考点五 治疗要点

要 点	内 容
非手术治疗	年老体弱或伴有其他严重疾病禁忌手术的患者,可使用医用疝带。婴幼儿疝有自行消失的可能,所以可暂不手术
手术治疗	单纯疝囊高位结扎、疝修补术

💡 小贴士:嵌顿性疝与绞窄性疝原则上应紧急手术治疗,防止疝内容物发生坏死,同时可以解除伴发的肠梗阻。

● 经典考题

患者,男,62岁。5年来站立、咳嗽时反复出现左侧腹股沟肿块,呈梨形,平卧可消失。12小时前搬家具时肿块增大,有明显疼痛,平卧和手推均不能回纳,肛门停止排便排气,诊断为腹外疝入院治疗,该患者最合适的治疗措施是(　　)

A.立即手术　　　　B.手法复位　　　　C.药物止痛

D.平卧观察　　　　E.抗生素治疗

【答案】 A

考点六 护理措施

👍 考查年份:2015年,2017年,2018年。

考情分析:本考点属于常考点。着重记忆术后护理与并发症的护理。

要 点	内 容
术前护理	①对嵌顿性疝或绞窄性疝的患者,应密切观察疝的疼痛情况及病情变化,若出现腹部疼痛、疝块增大、不能回纳腹腔的情况,应及时报告医生 ②及时处理可引起腹内压增高的因素,如慢性咳嗽、大量腹水、便秘等

续表

要 点	内 容
术后护理	①体位:术后当日取平卧位,膝下垫一软枕,使髋关节稍屈,以减小腹股沟切口的张力和腹腔内压力,利于促进伤口愈合和减轻切口的疼痛 ②活动:采用无张力修补疝的患者,一般术后第2日即可下床活动 ③饮食:患者术后6~12小时,若无恶心、呕吐等胃肠道反应,可进水及流食,之后逐渐恢复到软食或普食 ④防止腹内压增高:术后注意保暖,防止受凉、咳嗽;指导患者咳嗽时,用手掌按压切口,以减小切口张力并减轻疼痛。保持大便通畅,避免用力排便 ⑤预防并发症:1)切口感染:术后遵医嘱使用抗菌药物。注意观察患者体温、脉搏变化及切口有无红、肿。敷料脱落或污染时,需及时更换。2)阴囊水肿:术后密切观察阴囊肿胀的情况。因阴囊比较松弛、位置低,容易积聚渗血、渗液,手术后可用丁字带托起并抬高阴囊

小贴士:患者3个月内避免重体力劳动或提举重物,注意保暖,保持大便通畅,避免用力排便,便秘的患者可以使用通便药物。

• 经典考题

患者,男,33岁。腹股沟斜疝术后取仰卧位,腘窝下垫枕,最主要目的是( )
A.预防麻醉后头痛　　B.减少阴囊血肿发生机会　　C.促进肠蠕动恢复,预防肠粘连
D.减轻切口疼痛,利于切口愈合　　E.防止疝复发
【答案】 D

第九节　直肠肛管周围疾病

考点一　痔

1.概述
痔是指直肠下段黏膜和肛管皮肤下的静脉曲张团。分为内痔、外痔、混合痔。
2.临床表现

类 型	表 现
内痔	①特点:位于齿状线以上,无痛性、间歇性便后鲜血和痔块脱出 ②分度:Ⅰ度:排便时出血,无痔块脱出 Ⅱ度:便血常见,痔块在排便时脱出,排便后可自行回纳 Ⅲ度:便血偶见,痔块在排便时脱出,不能自行回纳,需用手辅助 Ⅳ度:便血偶见,痔块长期脱出肛门外,无法手动回纳或者回纳后立即脱出
外痔	病灶在齿状线下方的直肠静脉丛,最常见的是血栓性外痔。肛门有不适感,常伴分泌物流出和局部瘙痒
混合痔	由直肠上、下静脉丛互相吻合并扩张而成,同时有内痔和外痔的表现,血便及肛门肿物,有肛门坠胀感、异物感或疼痛,可伴有分泌物

● **经典考题**

内痔的主要表现是(　　　)

　　A.肛门不适　　　　　　B.排便时无痛性、间歇性出血　　　C.肛门环状肿物

　　D.肛周红肿　　　　　　E.有脓液流出

【答案】　B

3.辅助检查

肛门镜检查可确诊。

4.治疗要点

要　点	内　容
非手术治疗	①一般治疗:适用于痔初期和无症状静止期的痔。摄入高纤维素饮食,改变不良排便习惯;热水坐浴,改善局部血液循环 ②注射疗法、胶圈套扎法:适用于Ⅰ、Ⅱ期内痔
手术治疗	痔核切除术:Ⅱ、Ⅲ期内痔及混合痔

5.护理措施

要　点	内　容
术前护理	①一般护理:多饮水,多吃新鲜蔬菜水果,养成良好的生活习惯 ②缓解疼痛:可用温水坐浴 ③痔块回纳:痔块脱出时及时手动回纳,血栓性外痔局部涂抗生素软膏
术后护理	①一般护理:术后1~2天进少渣流质食物、半流质食物,24小时内可适当进行床上四肢活动、翻身,24小时后可下床活动 ②清洁护理:保持肛门部位皮肤清洁干燥,可使用1:5 000高锰酸钾溶液坐浴,温度在43~46℃,每日2~3次,每次20~30分钟 ③并发症的护理:密切观察创面出血、切口感染、肛门狭窄等并发症,如发生肛门狭窄,及早扩肛治疗

💡 **小贴士**:术后3日内尽量避免排便,有利于伤口愈合。

考点二　肛瘘

1.概述

肛瘘是肛管或直肠与肛周皮肤相通的肉芽肿性管道。由内口、瘘管、外口组成,常为直肠肛管周围脓肿发展而来,多见于青壮年男性。

👍 **考查年份**:2012年,2013年,2014年,2018年。

考情分析:本考点属于常考点。记忆时注意该疾病的护理措施。

● **经典考题**

引起肛瘘最常见的原发病是(　　　)

　　A.痔疮　　　　　　　　B.直肠息肉　　　　　　　C.肛裂

　　D.直肠肛管周围脓肿　　E.直肠癌

【答案】　D

2. 临床表现

要　点	内　容
症状	多有隐痛,急性感染时,疼痛较为剧烈。瘘口常会排出脓液,刺激肛周皮肤,导致潮湿、瘙痒,甚至出现湿疹。脓液排出后,外口可暂时闭合,脓肿再次形成后破溃排出,脓肿反复形成、破溃是肛瘘的特点
体征	在肛周皮肤可见单个或多个乳突状瘘口,挤压外口可有少量脓液或血性分泌物渗出

3. 治疗要点

肛瘘一旦形成,不能自愈,多采用手术治疗,如瘘管切开术、肛瘘切除术等。

4. 护理措施

要　点	内　容
皮肤护理	保持肛周皮肤清洁、干燥,不可抓挠,防止皮肤破溃引起感染
温水坐浴	用1:5 000高锰酸钾溶液坐浴或中药坐浴,水温43～46℃,每次20～30分钟,可缓解疼痛,并能促进炎症吸收
疼痛护理	判断患者疼痛的原因,给予对应处理,必要时应用止痛剂
预防并发症	为防止肛门狭窄,术后5～10天内用示指扩肛,扩肛时需注意防止伤口感染。定期直肠指检,观察伤口愈合情况

💡 小贴士:瘘管切开术或瘘管切除术多用于低位肛瘘,挂线疗法多用于高位单纯性肛瘘或高位复杂性肛瘘。

💡 小贴士:对于肛门括约肌松弛的患者,可指导其术后3日起进行提肛运动。

● 经典考题

患者,男,27岁。肛瘘切除术后,护士的健康教育不正确的是(　　)

A. 多饮水　　　　　　　B. 保持大便通畅　　　　　　C. 可以适当进食辛辣饮食

D. 保持肛门清洁　　　　E. 适当加强体育锻炼

【答案】 C

考点三 直肠肛管周围脓肿

1. 概述

直肠肛管周围脓肿指直肠肛管组织内或其周围间隙内的脓肿,其主要病因是肛腺感染。

2. 临床表现

以肛门周围脓肿最常见,表现为肛周持续性跳痛,排便、咳嗽、受压时加重,早期局部红肿,有压痛,脓肿形成后可有波动感。坐骨肛管间隙的脓肿形成较大,全身症状较重,可表现为乏力、食欲减退、发热等。骨盆直肠间隙脓肿表现为直肠刺激症状和膀胱刺激症状。

● 经典考题

患者,男,35岁。肛周肿痛,肛门左侧皮肤发红伴疼痛。引起该病最可能的原因是(　　)

A. 肛周皮肤感染　　　　B. 肛管、直肠损伤　　　　C. 肛腺感染

D. 肛裂　　　　　　　　E. 血栓性外痔

【答案】 C

3. 辅助检查

(1)直肠指检:对本病有重要意义,若病灶在浅表部位时,能触及肿块。

（2）诊断性穿刺:有确诊价值。

4. 治疗要点

脓肿未形成时可用抗生素治疗,温水坐浴,促进炎症消散,脓肿形成时及早切开引流。

5. 护理措施

要　点	内　容
一般护理	多饮水,多吃新鲜水果、蔬菜,保持大便通畅。高热患者及时物理降温。指导患者注意个人卫生
缓解疼痛	急性炎症期应多休息,协助患者取舒适体位,避免局部受压使疼痛加重。可用1:5 000 高锰酸钾溶液坐浴,促进炎症吸收,从而减轻疼痛
病情观察	脓肿切开引流的患者,注意观察引流液的量、颜色、性状,保持引流通畅,脓液变稀、引流量<50ml/d 时,可考虑拔管

第十节　肝硬化

考点一　病因

　　我国最常见为病毒性肝炎(乙型、丙型和丁型肝炎病毒感染),而甲型、戊型病毒性肝炎不演变为肝硬化。

考点二　临床表现

分　期	表　现
代偿期	部分患者可无不适,多数患者早期有乏力、食欲不振的表现。患者体型多消瘦,肝脏可有轻度肿大,伴轻度压痛。脾脏亦可有轻、中度肿大
失代偿期	①肝功能减退:肝病面容(消瘦、萎靡);黄疸;出血(皮肤紫癜、牙龈出血等)、贫血;肝掌和蜘蛛痣 ②门静脉高压:肝大、脾功能亢进;腹水(是失代尝期最显著的表现);侧支循环建立与开放(主要的侧支循环是食管胃底静脉曲张,此外还有腹壁和脐周静脉曲张、痔静脉曲张)

考情分析:本考点属于高频考点。重点掌握失代偿期的临床表现。

小贴士:肝掌、蜘蛛痣:因肝功能减退,导致对雌激素灭活能力降低。患者表现为面部、颈、上胸等上腔静脉引流部出现蜘蛛痣。

● 经典考题

1. 肝硬化患者出现性欲减退、睾丸萎缩、乳房发育及蜘蛛痣是由于(　　)
　　A. 雄激素过多　　　　B. 垂体功能减退　　　　C. 雌激素过多
　　D. 肾上腺皮质激素过多　　E. 继发性醛固酮增多
【答案】　C

2. 患者,男,48 岁。肝硬化病史 5 年,查体:腹部膨胀,腹壁皮肤紧张发亮,脐周可见静脉迂曲。患者腹壁膨隆的原因最可能是(　　)
　　A. 肝大　　　　　B. 脾大　　　　　C. 大量腹水　　　　D. 腹腔积气　　　　E. 腹腔肿瘤
【答案】　C

考点三 并发症

并发症	表现
上消化道出血	最常见,多发生大量呕血、黑便,引起低血容量性休克,可诱发肝性脑病
肝性脑病	消化道出血时血氨增高,严重干扰脑代谢,诱发肝性脑病。肝性脑病是晚期肝硬化最严重的并发症,也是死亡的常见原因
感染	由于低蛋白血症和白细胞减少等原因,易并发感染,如肺炎、胆道感染等
原发性肝癌	当患者出现肝大、肝区疼痛、血性腹水、无其他原因的发热时应考虑此病

● 经典考题

肝硬化失代偿期患者最常见的并发症是(　　)

A. 电解质紊乱　　　　B. 肝性脑病　　　　C. 原发性肝癌

D. 肝肾综合征　　　　E. 上消化道出血

【答案】 E

考点四 辅助检查

项 目	内 容
血常规	失代偿期可出现不同程度的贫血,脾功能亢进时全血细胞减少
肝功能检查	转氨酶升高,一般以 ALT 增高较显著。血清总蛋白正常,血清白蛋白降低
肝穿刺活检	具有重要的诊断意义
内镜检查	上消化道内镜检查可直接判断静脉曲张的部位和程度

小贴士:B 超引导下肝穿刺活组织检查是代偿期肝硬化诊断的重要标准,有助于明确肝硬化的病因,并能指导治疗和判断预后。

考点五 治疗要点

要 点	内 容
腹腔积液治疗	遵医嘱使用利尿剂,大量腹腔积液出现压迫症状时可穿刺放液。限制钠、水的摄入,盐限制在 1 ~2g/d,摄水量限制在 1 000ml/d 左右
手术治疗	通过各种分流、断流和脾切除术等,降低门静脉压力和消除脾功能亢进

● 经典考题

肝硬化腹水患者每日钠盐摄入量宜控制在(　　)

A.1.0 ~2.0g　　　　B.2.5 ~3.0g　　　　C.3.5 ~4.0g

D.4.5 ~5.0g　　　　E.5.0 ~7.5g

【答案】 A

考点六　护理措施

考情分析:本考点属于高频考点。肝硬化的护理是考试时重点考查的内容,尤其是饮食护理,需重点掌握。

要　点	内　容
一般护理	失代偿期患者应卧床休息,有明显腹水者取半卧位或坐位,下肢水肿者可抬高下肢,休息可以减轻患者能量的消耗,减轻肝脏代谢的负担,有助于肝细胞以及肝功能的恢复。给予高热量、高蛋白、高维生素、易消化饮食,避免粗糙、坚硬食物,有肝性脑病先兆或肝功能损害显著时应限制或禁食蛋白质
对症护理	①食管、胃底静脉曲张的护理:避免粗糙、过硬的食物,防止损伤曲张的静脉而导致出血 ②腹水的护理:嘱患者取半卧位,使膈肌下降,以减轻呼吸困难。避免可引起腹内压骤然增高的因素,如剧烈咳嗽、打喷嚏、用力排便、提重物等。低蛋白血症患者,定期输注白蛋白或血浆,可通过提高胶体渗透压以加速腹水消退 ③皮肤护理:患者皮肤常干燥、水肿,黄疸时可有皮肤瘙痒,需做好皮肤护理,除常规皮肤护理外,还应注意每日用温水擦浴。皮肤瘙痒时勿搔抓,以免皮肤破损、感染,可遵医嘱给予止痒处理
用药护理	使用利尿剂时应注意利尿速度不应过快,使用排钾利尿剂者应注意补钾

第十一节　细菌性肝脓肿

考点一　病因

引起细菌性肝脓肿最常见的致病菌是大肠埃希菌和金黄色葡萄球菌,病原菌侵入肝的途径以胆道系统较多见。

考点二　临床表现

要　点	内　容
症状	寒战、高热是疾病早期最常见的症状,肝区出现持续性钝痛或胀痛,并可伴有乏力、恶心、食欲下降等全身症状
体征	肝区可有叩击痛、肝大

● 经典考题

细菌性肝脓肿最常见的早期症状是(　　　)

　　A. 恶心　　　　　　　　　　B. 黄疸

　　C. 贫血　　　　　　　　　　D. 右上腹肌紧张,局部触痛明显

　　E. 寒战、高热

【答案】　E

考点三 辅助检查

超声检查:能明确脓肿部位和大小。

考点四 处理原则

早诊断,早治疗,积极处理原发病。脓肿较大时,可使用脓肿切开引流术。

考点五 护理措施

要 点	内 容
高热护理	给予物理或药物降温,观察体温的变化;嘱患者多摄入水分,必要时遵医嘱输液,以维持体液平衡
用药护理	遵医嘱使用有效的抗菌药物,并观察药物的疗效和不良反应
病情观察	观察患者生命体征及腹部体征,预防和及时发现、处理并发症
引流管护理	妥善固定引流管,保持引流通畅;每日用生理盐水冲洗脓腔,观察并记录引流液的色、质、量;严格无菌操作,定期更换引流袋;脓液引流量小于 10ml/d 时,引流管可拔除

💡 小贴士:术后早期一般不冲洗脓腔,防止脓液流入腹腔。

第十二节 肝性脑病

考点一 病因和诱因

主要原因为各型肝硬化及门体分流手术。上消化道出血、高蛋白饮食、大量排钾利尿和放腹水、便秘、低血糖、腹泻、手术、分娩、感染等均可诱发本病。

👍 考查年份: 2012 年, 2013 年,2014 年,2018 年。
考情分析:本考点属于常考点。记忆时找出各期的不同加以区分,尤其注意浅昏迷与深昏迷的不同。

考点二 临床表现

分 期	主要症状	体 征	脑电图
0 期(潜伏期)	基本正常,仅有心理、智力轻微异常	无明显异常	正常
1 期(前驱期)	轻度性格改变和行为失常,如淡漠、健忘等	扑翼样震颤	正常
2 期(昏迷前期)	意识错乱、嗜睡、行为失常、举止反常、定向力与理解力降低等	扑翼样震颤、腱反射亢进、肌张力增高、锥体束征阳性	异常
3 期(昏睡期)	神经错乱、昏睡,可唤醒	扑翼样震颤、肌张力增高、锥体束征阳性	异常
4 期(昏迷期)	神志丧失、浅昏迷、深昏迷,不能唤醒	浅昏迷时腱反射和肌张力增高,对疼痛等强刺激有反应;深昏迷时各种反射消失;扑翼样震颤无法引出	明显异常

💡 小贴士:患者处于浅昏迷时对疼痛等强刺激有反应,压迫眶上缘可有痛苦表情,深昏迷时则无反应。

● 经典考题

1. 患者,女,55岁。有肝硬化病史8年,今晨呼之不应,但压其眶上神经有痛苦表情。判断其意识状态是(　　)
　　A. 谵妄　　　　　　B. 嗜睡　　　　　　C. 昏睡　　　　　　D. 浅昏迷　　　　　　E. 深昏迷
【答案】　D

2. 患者,女,22岁。肝硬化10年,近两日嗜睡,今晨测体温时,呼之不应,无自主运动,对声、光刺激无反应,该患者的意识为(　　)
　　A. 嗜睡　　　　　　　　B. 意识模糊　　　　　　　　C. 昏睡
　　D. 定向力障碍　　　　　E. 昏迷
【答案】　E

考点三 辅助检查

项　目	内　容
血氨	慢性肝性脑病患者特别是门体分流性脑病患者血氨多表现为增高,而急性患者大多正常
脑电图	肝性脑病患者脑电图表现为节律变慢,昏迷时出现高耸的 δ 波

考点四 治疗要点

要　点	内　容
去除诱因	控制感染和上消化道出血,并清除积血。纠正水、电解质和酸碱平衡失调。多食高纤维食物,防止便秘
减少氨源性毒物吸收	①用生理盐水、弱酸性溶液、5%硫酸镁灌肠或导泻,以减少肠道氨的形成,忌用肥皂水灌肠 ②降低血氨:谷氨酸钾、精氨酸治疗 ③抑制感染:甲硝唑、新霉素 ④乳果糖或乳梨醇:可降低肠道 pH,抑制肠道细菌的生长,减少肠道内氨的产生和吸收
调节神经递质	支链氨基酸制剂可以竞争性抑制芳香族氨基酸进入大脑,减少假神经递质的形成

考查年份:2012 年,2014 年,2015 年,2017 年,2019 年。

考情分析:本考点属于常考点。着重记忆几种减少氨源性毒物吸收的措施。

小贴士:肥皂水可使肠腔内呈碱性,使氨离子进入血液循环,加重肝性脑病。

● 经典考题

患者,男,52岁。确诊为肝性脑病,现给予乳果糖口服,目的是为了(　　)
　　A. 导泻　　　　　　　　B. 酸化肠道　　　　　　　　C. 抑制细菌生长
　　D. 补充能量　　　　　　E. 保护肝脏
【答案】　B

考点五 护理措施

考查年份:2020年。

考情分析:重点掌握肝性脑病患者的饮食护理。

要 点	内 容
饮食护理	以高热量、高维生素、低脂的饮食为主,限制蛋白质摄入,昏迷者禁食蛋白质。意识恢复后可逐渐给予蛋白质饮食,以植物蛋白为主,如豆制品
避免诱因	去除诱因,如停用镇静催眠药物;避免大量输液;避免短时间内快速利尿和大量放腹水;保持大便通畅,有利于清除肠内含氮物质;积极防治上消化道出血
药物护理	遵医嘱给予降氨药物,并注意疗效及不良反应。输入精氨酸时滴速不宜过快,不宜与碱性溶液配伍
病情观察	注意肝性脑病的早期征象,定期检测血氨、肝功能、肾功能、电解质等
防止电解质紊乱	及时纠正频繁的腹泻和呕吐,防止有效循环血容量减少、水电解质紊乱和酸碱失衡
对症护理	①昏迷:取仰卧位,头偏向一侧,必要时吸氧。保持呼吸道通畅并防止感染,保证氧气供给。做好口腔和皮肤的护理 ②脑水肿:将冰帽置于患者前额以降低颅内温度,减少能量消耗、保护脑细胞功能 ③兴奋、烦躁不安或抽搐:设专人看护,注意安全防护,加床档,必要时使用约束带,防止坠床及撞伤

第十三节 胆道疾病

考查年份:2016年,2018年。

考情分析:本考点属于常考点。着重记忆该疾病的临床表现。

考点一 胆囊炎

1.概述

胆道感染包括胆囊炎和不同部位的胆管炎。胆道结石是造成胆道梗阻的主要病因,胆道梗阻、胆汁瘀滞是造成胆道感染的主要病因。胆囊炎根据病程长短分为急性胆囊炎和慢性胆囊炎。

2.临床表现

类 型	表 现
急性胆囊炎	①表现为突发性右上腹部剧烈绞痛,阵发性加重,疼痛常放射至右肩或右背部,常在饱餐、进食油腻食物后或夜间发生。可伴有食欲不振、厌食油腻等消化道症状,病情重者表现为畏寒、发热,少数患者可出现轻度黄疸 ②体征:腹部压痛、Murphy 征阳性
慢性胆囊炎	上腹部饱胀不适、嗳气等

小贴士:Murphy 征阳性:将左手压在患者右上肋缘下,嘱其深吸气,如出现吸气暂停即为阳性。

3.辅助检查

B 超:最常用的诊断手段。

4. 处理原则

要　点	内　容
一般治疗	禁食、胃肠减压、补液、解痉、止痛，给予营养支持，应用抗生素控制感染，积极治疗并发症等
手术治疗	胆囊切除术、胆囊造瘘术等

5. 护理措施

要　点	内　容
饮食护理	非手术治疗的患者，嘱其清淡饮食，忌油腻，避免暴饮暴食。禁食患者应遵医嘱补充足够的水、电解质等
疼痛护理	卧床休息，对于已明确诊断的剧烈疼痛者，可遵医嘱给予解痉止痛药
控制感染	遵医嘱使用抗菌药物
观察病情	监测患者生命体征与腹部疼痛程度、性质等，若出现压痛、反跳痛、肌紧张等应警惕胆囊穿孔，应及时报告医生处理

考点二　急性梗阻性化脓性胆管炎

1. 病因

急性梗阻性化脓性胆管炎的基本病理变化为胆管梗阻和胆管内化脓性感染。最常见的梗阻因素是胆管结石。

2. 临床表现

起病急骤，病情进展快，除 Charcot 三联征(腹痛、寒战高热、黄疸)外，还有休克和神经精神症状，称 Reynolds 五联征。

要　点	内　容
腹痛	剑突下或上腹部呈阵发性剧烈绞痛或持续性胀痛，并向右肩胛下及腰背部放射
寒战、高热	体温持续升高达 $39 \sim 40℃$
黄疸	多数患者可出现不同程度的黄疸
神经系统症状	表情淡漠、嗜睡、神志不清，甚至昏迷
休克表现	严重者可在短时间内出现感染性休克表现，呼吸急促、出冷汗、脉搏细速、血压下降等

💡 小贴士：肝外梗阻者腹痛较重，肝内梗阻者腹痛较轻。

● 经典考题

患者，女，62 岁。剑突下刀割样疼痛 4 小时，寒战、高热伴黄疸，既往有类似发作史。查体：神志淡漠，体温 39.5℃，血压 80/60mmHg，脉搏 130 次/分，剑突下压痛，肌紧张，肝区叩击痛。白细胞 26×10^9/L，中性粒细胞 95%。应考虑为(　　)

　　A. 急性胰腺炎　　　　　　　B. 胆道蛔虫病　　　　　　C. 急性胆管炎

　　D. 急性梗阻性化脓性胆管炎　　E. 溃疡病穿孔

【答案】　D

3. 辅助检查

B超检查:能及时反映胆道梗阻的病变部位和性质,以及肝内、外胆管扩张的情况,必要时可行 CT、ERCP 等检查进一步明确诊断。

4. 治疗要点

要　点	内　容
非手术治疗	禁食、胃肠减压,给予解痉止痛药物缓解症状。使用抗菌药物控制感染
手术治疗	解除胆道梗阻、降低胆道内压力,多采用胆总管切开减压加 T 管引流术

5. 护理措施

要　点	内　容
营养支持	进食高蛋白、高维生素、低脂的普食或半流质食物。禁食的患者可经胃肠外补充能量
病情观察	密切观察患者生命体征、神志、尿量等,为补液提供依据
控制感染	遵医嘱使用有效抗生素
引流管的护理	妥善固定引流管,防止扭曲或受压,观察并记录胆汁的颜色、量及性状,若胆汁突然减少甚至无胆汁引出,提示引流管堵塞、扭曲、受压,应及时查找原因并处理。避免提重物或过度活动,防止 T 管滑脱或胆汁逆流
对症护理	发热患者及时降温;纠正水、电解质及酸碱平衡紊乱

> 💡 小贴士:使用 T 管的主要目的为:
> ①引流胆汁和减压;
> ②引流残余的结石;
> ③支撑胆道,防止胆总管切开处粘连、瘢痕狭窄等。

考点三　胆道蛔虫病

1. 概述

胆道蛔虫病以儿童及青少年多见,尤以农村多见。因饥饿、驱虫不当等因素导致肠道蛔虫上行钻入胆道所致。

2. 临床表现

患者突发剑突下阵发性"钻顶样"剧烈绞痛,可向右肩背部放射,表现为坐卧不安、大汗淋漓、恶心、呕吐,甚至呕出蛔虫。体征检查,剑突下或右上腹有轻度的深压痛。若合并胆道系统感染、胰腺炎时,可出现相应的胆道症状和体征。

3. 辅助检查

B超:首选的检查方法。

● 经典考题

患儿,女,10 岁。突发腹部钻顶样疼痛 2 小时来院,患儿大汗淋漓,辗转不安,疼痛停止时又平息如常。查体:剑突下有压痛,无腹肌紧张和反跳痛。为明确诊断,应采取的检查是(　　)

　A. 腹部 B 超　　　　　　　B. ERCP　　　　　　　　C. 右上腹 X 线平片

　D. 测血清淀粉酶　　　　　E. 十二指肠引流液检查

【答案】 A

4. 治疗要点

主要是非手术治疗,解痉、镇痛、利胆、驱虫。可遵医嘱注射阿托品、山莨菪碱等解痉镇痛药物,必要时可注射哌替啶,发作时可口服食醋、乌梅汤等,遵医嘱使用抗生素控制感染。

> 💡 小贴士:驱虫药一般在清晨空腹或晚上睡前服用。

5.护理措施

要 点	内 容
减轻疼痛	指导患者取舒适卧位,遵医嘱给予解痉镇痛药,以缓解疼痛
健康教育	养成良好的饮食卫生习惯,蔬菜要洗干净并煮熟,不喝生水,勤洗手

考点四 胆石症

考查年份:2020年。
考情分析:重点掌握胆管结石的临床表现。

1.胆囊结石

(1)临床表现

要 点	内 容
症状	常发生于进食油腻食物、饱餐后或睡眠时,出现右上腹部剧烈绞痛,疼痛为阵发性,可向右肩或右背部放射,伴有恶心、呕吐等
体征	继发感染时,右上腹可出现明显压痛、肌紧张、反跳痛,Murphy征阳性

(2)B超检查:是胆石症的首选检查方法,可显示结石的大小、数目并可明确结石的部位。

(3)治疗要点:手术切除病变的胆囊,对不能耐受手术的老年患者,可用非手术治疗。

小贴士:饱餐、进食油腻食物后胆囊收缩,或结石嵌顿于胆囊颈部、胆囊管时,导致胆汁排出受阻,胆囊强烈收缩引起胆绞痛。

2.胆管结石

(1)临床表现:结石造成胆管梗阻并继发感染时,可出现典型的Charcot三联征,表现为腹痛、寒战高热、黄疸,在剑突下或右上腹部出现阵发性、刀割样绞痛或持续性疼痛,阵发性加剧。可放射至右肩背部,常伴有恶心、呕吐。

● 经典考题

夏柯(Charcot)三联征是指(　　)
A.腹痛,恶心,高热　　B.恶心,腹胀,寒战　　C.腹痛,腹胀,寒战高热
D.腹痛,黄疸,恶心　　E.腹痛,寒战高热,黄疸
【答案】 E

(2)治疗要点:消除结石,解除胆道梗阻,去除感染病灶,引流胆汁。有腹膜刺激征或Reynolds五联征的患者应立即行胆总管切开取石及引流术。

3.护理措施

(1)术前护理

要 点	内 容
缓解疼痛	指导患者卧床休息,取舒适体位,必要时遵医嘱使用止痛药物
病情观察	观察患者生命体征、神志及腹痛情况,如出现寒战高热、腹痛加重、腹痛范围扩大等情况,及时报告医生进行处理
营养支持	患者进食高蛋白、高碳水化合物、高维生素、低脂的普通饮食或半流质饮食,对禁食患者可经胃肠外途径补充液体和电解质
对症治疗	①高热患者实行降温护理 ②胆绞痛发作时,遵医嘱使用解痉镇痛药如阿托品、哌替啶等,禁止使用吗啡,防止引起胆道下端括约肌痉挛导致胆道梗阻加重

（2）术后护理

要 点	内 容
病情观察	观察患者生命体征、腹部体征与引流情况,有黄疸的患者,观察记录大便的颜色,并监测胆红素的变化
T形引流管的护理	妥善固定,防止扭曲、折叠、受压。观察引流液的颜色、性状和量,正常胆汁呈深绿色或棕黄色,当出现浑浊或有泥沙样沉淀时均为不正常。管道受阻时可用手由近向远挤压引流管,或用少量生理盐水缓慢冲洗,不要用力推注
拔管	一般术后2周左右,无黄疸、腹痛、发热等异常情况,夹管试验无不适时,可以拔除T形管。拔管前需试行夹管,当患者无腹胀、腹痛、发热及黄疸等症状时,提示胆总管通畅,可拔管

💡 小贴士:T管引流时,胆汁引流一般每天300~700ml,如引流的胆汁过多,表示胆总管下端可能有梗阻;如引流的胆汁浑浊,考虑有胆石残留或胆管炎症未完全控制的可能。

● 经典考题

患者,男,37岁。因胆石症行胆囊与胆总管切除术,术后放置T管。护士向患者家属解释时。应说明使用T管的首要目的是(　　　)

A. 引流胆汁和减压   B. 促进伤口愈合   C. 提供冲洗胆道的途径

D. 阻止胆汁进入腹膜腔   E. 将胆汁进入十二指肠的量减至最少

【答案】 A

第十四节 急性胰腺炎

微信扫描

考点一 病因

胰腺炎的病因有胆道疾病、胰管梗阻、酗酒、暴饮暴食等,其中胆道疾病(胆石症)是最常见的病因。

👍 考查年份:2013年,2017年。

考情分析:理解记忆型考点。

● 经典考题

患者,男,50岁。平常嗜烟酒,有胆囊结石病史,昨晚饮酒和暴食后,出现左上腹疼痛,最可能的疾病是(　　　)

A. 胆囊穿孔   B. 胆道阻塞   C. 肝硬化

D. 急性胰腺炎   E. 原发性肝癌

【答案】 D

考点二 临床表现

要 点	内 容
腹痛	是主要症状,常突然发作,呈持续性、刀割样剧痛,可有阵发性加剧,疼痛多位于中上腹。有时呈束带状疼痛,并向腰背部放射。胆石症发作、暴饮暴食、饮酒等为常见诱发因素
恶心、呕吐	呕吐物含胆汁或呈咖啡样液体,呕吐后腹痛不缓解
腹胀	与腹痛同时存在,严重时可出现麻痹性肠梗阻

👍 考查年份:2012年,2013年,2014年,2016年,2017年,2018年。

考情分析:本考点属于常考点。着重记忆急性胰腺炎的疼痛性质与诱因。

续表

要　点	内　容
腹膜炎体征	水肿型胰腺炎时,中上腹部有中度压痛,肌紧张不明显。出血坏死型胰腺炎时,腹膜刺激征明显,腹部有广泛压痛
其他	如低血压或休克,常见于出血坏死型患者。水、电解质及酸碱平衡紊乱,频繁呕吐可引起代谢性酸中毒

● 经典考题

急性胰腺炎患者腹痛特点不包括(　　)

A. 腹痛剧烈而持久　　　　　　　　B. 常位于中上腹,并向腰背部呈带状放射

C. 进食后疼痛加剧　　　　　　　　D. 易被解痉剂缓解

E. 可阵发性加剧

【答案】　D

考点三　辅助检查

考情分析:血清淀粉酶是急性胰腺炎重要的辅助检查。

项　目	内　容
实验室检查	①血清淀粉酶:在发病6～12小时开始升高,48小时下降,3～5天后恢复正常,超过正常值的3倍即可确诊 ②尿淀粉酶:在发病12～14小时开始升高,下降较缓慢,可持续1～2周
B超检查	可发现胰腺水肿及是否合并胆系结石和腹水。水肿型胰腺炎的胰腺呈均匀性肿大,而出血坏死型胰腺炎的胰腺组织肿大不均匀

● 经典考题

怀疑急性胰腺炎时,首选的检查项目是(　　)

A. 血钾　　　　　　B. 血肌酐　　　　　　C. 血清淀粉酶

D. 血尿酸　　　　　E. B超

【答案】　C

考点四　治疗要点

考查年份:2014年,2016年,2017年,2019年。考情分析:本考点属于常考点。是理解记忆型题,禁食、胃肠减压是该病重要的治疗方法。

要　点	内　容
非手术治疗	①禁食、胃肠减压:可减少或抑制胰液分泌,并减轻胃胀和胃潴留 ②纠正体液失衡和微循环障碍 ③镇痛解痉:对诊断明确、腹痛较重的患者视病情给予阿托品或哌替啶。禁用吗啡,以免引起Oddi括约肌痉挛,加重疼痛 ④抗生素治疗:预防和控制感染
手术治疗	清除坏死组织及渗出液,治疗胆道原发病灶

● 经典考题

为急性胰腺炎患者解痉镇痛时,不能使用的药品是(　　)

　　A. 山莨菪碱　　　　　　B. 吗啡　　　　　　　C. 阿托品

　　D. 哌替啶　　　　　　　E. 普鲁本辛

【答案】　B

考点五　护理措施

要 点	内 容
一般护理	嘱患者取舒适卧位以减轻疼痛,如屈膝侧卧位。禁食、胃肠减压,减少胰腺分泌消化酶。可给予肠外营养。轻症急性腹腺炎经过3~5天禁食和胃肠减压,当疼痛减轻、发热消退、血尿淀粉酶降至正常后,可少量进食流食,逐渐恢复到普食
病情观察	注意观察患者生命体征、血氧及腹部体征
对症处理	发热患者给予物理降温,必要时遵医嘱给予药物降温。疼痛患者协助其采用非药物止痛,可采取弯腰屈膝侧卧位,疼痛剧烈时遵医嘱给予止痛药物,注意观察药物的疗效及不良反应

● 经典考题

1. 患者,女,45岁。因餐后腹痛住院,拟诊为急性水肿型胰腺炎并行保守治疗。护士告知患者行胃肠减压术的主要目的是(　　)

　　A. 减轻腹胀　　　　　　B. 防止恶心、呕吐　　　　C. 减少胰液分泌

　　D. 预防感染　　　　　　E. 防止胰液逆流

【答案】　C

2. 为缓解疼痛,急性胰腺炎患者所采取的体位是(　　)

　　A. 仰卧位　　　　　　　B. 俯卧位　　　　　　　C. 弯腰屈膝侧卧位

　　D. 半坐卧位　　　　　　E. 仰卧屈膝位

【答案】　C

第十五节　上消化道出血

考点一　定义

　　上消化道出血指屈氏韧带以上的消化道出血,当在短时间内出血量超过1 000ml或占循环血量的20%时,称上消化道大量出血。

考点二　病因

　　上消化道及其临近组织的疾病,以及应激性溃疡、白血病等全身性疾病都能导致上消化道出血,其中消化性溃疡是临床上最常见的病因。

💡 小贴士:上消化道出血量大于5~10ml/d时,大便隐血试验阳性,出血量在50~100ml/d时,患者会出现黑便,胃内积血量在250~300ml时,患者会有呕血的表现。

考点三 临床表现

特征性表现是呕血与黑便,出血量大时,可引起患者血压下降、脉搏细速、心率加快等周围循环衰竭的表现。部分患者会出现发热。

考点四 辅助检查

项　目	内　容
内镜检查	上消化道出血定位、定性诊断的首选方法,出血早期进行内镜检查可明确病因,并可对出血灶进行止血治疗
影像学检查	X线钡餐造影检查可以明确病因

考点五 治疗要点

迅速补充血容量,纠正水、电解质失衡,防治失血性休克,给予止血治疗,积极查找病因并进行治疗。

考点六 护理措施

👍考查年份:2020 年。
考情分析:重点掌握止血的首选药物。

要　点	内　容
止血措施	食管胃底静脉曲张破裂出血的患者可以通过气囊压迫止血,持续压迫时间一般不超过24小时。不明部位严重持续出血可进行血管栓塞治疗。食管静脉曲张破裂、消化性溃疡出血可用垂体后叶素止血。有活动性出血或暴露血管的溃疡可在内镜直视下止血
一般护理	卧床休息,呕吐时头偏向一侧,防止误吸引起窒息。轻症或急性期避免突然下地活动,指导患者坐起、站起时动作缓慢
饮食护理	活动性出血时应禁食,止血后可逐渐从高热量、高维生素流质饮食过渡到正常饮食。避免进食粗糙、刺激性食物,或过冷过热、产气多的食物
三(四)腔两囊管的护理	插管前检查管路密闭性,确保管腔通畅。记录引流液的颜色、性状和量。做好鼻腔、口腔的清洁

💡 小贴士:使用三腔两囊管时,持续压迫时间不可超过 24 小时,防止食管胃底黏膜受压时间过长而发生坏死。

第十六节　慢性便秘

微信扫描

考点一 临床表现

排便次数减少,粪便干硬,排便困难,可伴有腹痛、腹胀、消化不良、食欲不佳等,有时可触及包块。

考点二 护理措施

要　点	内　容
饮食护理	合理安排饮食,鼓励患者多摄取可促进排便的食物,如蔬菜、水果、粗纤维食物,多饮水

续表

要 点	内 容
腹部按摩	腹部按摩可以刺激肠蠕动,促进排便
使用简易通便器	可使用开塞露、甘油栓等。其作用机制是软化粪便,润滑肠壁,刺激肠蠕动而促进排便

第十七节 急腹症

考点一 概述

要 点	内 容
病因	①外科疾病:如急性阑尾炎、急性胆囊炎、腹部损伤、腹腔脏器破裂出血等 ②妇科疾病:如急性盆腔炎、异位妊娠等 ③内科疾病:如急性胃肠炎等
分类	①内脏性疼痛:疼痛定位不准确,对刺、割、灼等反应迟钝,对牵拉、痉挛、缺血敏感 ②躯体性疼痛:疼痛定位准确,呈持续性锐痛 ③牵涉性疼痛:又称放射痛,发生内脏痛的同时,体表的某一部位也相应出现疼痛的感觉

小贴士:外科腹痛特点:一般先腹痛,后发热;内科腹痛特点:一般先发热,后腹痛,腹痛一般没有固定部位。

考点二 临床表现

腹痛、腹胀、恶心、呕吐、发热。

经典考题

急腹症最突出的表现(　　)

A. 腹痛　　　　B. 败血症　　　　C. 休克　　　　D. 恶心、呕吐　　　　E. 腹泻

【答案】 A

考点三 护理措施

要 点	内 容
一般护理	多取半卧位,休克者取中凹卧位,做好口腔、皮肤护理。一般患者暂禁食
疼痛护理	已明确诊断的患者可遵医嘱给予解痉镇痛药,诊断不明的患者禁用吗啡、哌替啶等镇痛(必要时可用阿托品),禁热水袋热敷和灌肠,以免掩盖病情
病情观察	密切监测生命体征、尿量及意识变化,注意有无腹痛、呕吐、发热等症状,记录液体出入量

第四章　呼吸系统疾病

● 章 前 分 析

　　本章为重点章节,肺炎、慢性阻塞性肺疾病、支气管哮喘、血气胸、呼吸衰竭等都是每年常考点,在学习本章时,因呼吸系统疾病的症状体征相似,应注意找出不同点,区别记忆。在历年考试中,本章所占分值为 7 ~ 15 分。

● 本章核心考点解读

🎓 名师指导

第一节　急性上呼吸道感染

微信扫描

考点一　感冒、疱疹性咽峡炎、咽 – 扁桃体炎

1. 病因与流行病学

　　急性上呼吸道感染简称上感,由各种细菌和病毒引起,以病毒感染最常见。冬、春季多发,主要是呼吸道飞沫传播。

2. 临床表现

类　型	表　现
普通感冒	鼻塞、流涕、喷嚏、干咳等;全身表现为发热、头痛、烦躁、乏力等。查体可见鼻咽部充血、扁桃体肿大等
疱疹性咽峡炎	咽部充血,口腔黏膜可见灰白色疱疹
咽 – 扁桃体炎	病原体主要是溶血性链球菌。咽痛明显,伴发热。咽部明显充血,扁桃体肿大,表面可见脓性分泌物

💡 小贴士:呼吸道以环状软骨为界,为分上、下呼吸道。小气道是指直径小于 2mm 的细支气管。

💡 小贴士:疱疹性咽峡炎多由柯萨奇病毒 A 引起。

3. 护理措施

要　点	内　容
一般护理	保持室内空气新鲜,注意休息,减少活动。做好呼吸道隔离,防止交叉感染
促进舒适	温、湿度以 18 ~ 22℃、50% ~ 60% 为宜。保持呼吸道通畅,及时清理口鼻分泌物,鼻塞严重者可用 0.5% 麻黄碱滴鼻
发热护理	适当休息,保持通风。出汗多时应及时更换衣物,保持皮肤清洁干燥。加强口腔护理。体温超过 38.5℃ 时给予物理降温或药物降温,小儿发热时应警惕发生高热惊厥
饮食护理	进食营养丰富、易消化的饮食,多饮水,避免大量出汗引起虚脱
用药护理	遵医嘱使用退热剂和抗生素,注意观察患者对药物有无过敏反应等

考点二　急性感染性喉炎

1. 临床表现

　　起病急,白天症状轻,夜间加剧。表现为发热、乏力、声嘶、犬吠样咳嗽、吸气性喘鸣、吸气性呼吸困难,严重时出现三凹征、面色苍白、神志不清。

2.辅助检查

一般根据临床表现即可诊断,纤维或电子喉镜可见喉黏膜充血肿胀,声门处常附有脓性分泌物。

3.护理措施

要 点	内 容
一般护理	卧床休息,保持室内空气清新,注意通风。雾化吸入,保持呼吸道通畅(用肾上腺皮质激素雾化吸入),护理操作应集中进行,减少刺激
病情监测	密切观察生命体征、面色、神志、喉头水肿及梗阻情况,如有异常及时通知医生
饮食护理	饮食应富含纤维素、高热量、高蛋白、清淡、易消化,多饮水

第二节 急性支气管炎

微信扫描

考点一 病因

要 点	内 容
感染	病毒、细菌
理化因素	寒冷空气、粉尘、刺激性气体等
变态反应	花粉、尘土、螨虫、细菌蛋白质等引起的过敏

考点二 临床表现

要 点	内 容
症状	起病急,先有鼻塞、流涕等上呼吸道感染症状,继之出现干咳或少量脓性痰,随着痰量增多,表现为剧烈咳嗽、胸骨后不适,偶见痰中带血。支气管痉挛时可有低热、乏力、气促等症状
体征	胸部听诊闻及粗呼吸音,有不固定的散在干、湿啰音。支气管痉挛时可闻及哮鸣音

考点三 辅助检查

(1)血常规检查:病毒感染者白细胞计数正常,细菌感染者白细胞计数和中性粒细胞增高。

(2)胸部X线检查:多无异常或仅有肺纹理增粗。

考点四 治疗要点

主要是控制感染、止咳、化痰和平喘等对症治疗。常口服祛痰剂如复方甘草合剂、氨溴索,口服止喘药如氨茶碱,也可行超声雾化吸入。

考点五 护理措施

要 点	内 容
一般护理	适当休息,病室环境安静舒适,空气清新,经常通风,注意保暖。多喝水,勤翻身,保持呼吸道通畅

小贴士:三凹征是指:胸骨上窝、锁骨上窝、肋间隙凹陷。

小贴士:累及气管可在深呼吸和咳嗽时感胸骨后疼痛。

续表

要 点	内 容
病情观察	密切观察生命体征及咳、痰、喘的发作,注意痰液的颜色、性质和量
药物护理	有细菌感染时,根据细菌培养和药敏试验结果选择抗菌药物控制炎症,首选青霉素
对症治疗	剧烈咳嗽者应用止咳药物;痰液黏稠不易咳出者可用雾化吸入,协助患者有效排痰,一般不用镇咳剂以免抑制咳嗽反射;高热者遵医嘱采取物理降温或药物降温

💡 小贴士:体温超过38.5℃时及时采取物理降温或遵医嘱给药降温,防止惊厥。

● **经典考题**

患儿,女,1 岁。诊断为"急性支气管炎"3 天,咳嗽、咳痰加重。评估患儿痰液黏稠,难以咳出。清理患儿呼吸道首先应选用的方法是(　　)

A. 继续鼓励患儿咳嗽排痰　　B. 少量多次饮水　　C. 体位引流

D. 超声雾化吸入　　E. 负压吸痰

【答案】　D

第三节　肺炎

考点一　概述

要 点	内 容
定义	指终末气道、肺泡和肺间质的炎症
病因	感染(最常见)、理化因素等
诱因	受凉、淋雨、疲劳、酗酒、上呼吸道感染等
好发人群	健康的青壮年、老年人或婴幼儿,尤以男性多见

📝 考情分析:考查肺炎通常会以案例题出现,患者在发病前一般有淋雨、劳累等情况。

考点二　分类

要 点	分 类
按解剖位置分类	大叶性肺炎(肺泡性肺炎)、小叶性肺炎(支气管肺炎)、间质性肺炎
按病因学分类	细菌性肺炎(最常见)、病毒性肺炎、真菌性肺炎、支原体肺炎等
按病程分类	急性肺炎(病程 <1 个月)、慢性肺炎(病程 >3 个月)、迁延性肺炎
按病情分类	轻症肺炎、重症肺炎
按患病环境分类	社区获得性肺炎、医院获得性肺炎

📝 考查年份:2017 年。

考情分析:记忆型考点,细菌性肺炎的致病菌主要是肺炎链球菌。

💡 小贴士:医院获得性肺炎指患者入院时不存在也不处于潜伏期的感染,而在入院 48 小时后在医院内发生的肺炎。

考点三　临床表现

　　肺炎链球菌肺炎患者常有上呼吸道感染的前驱症状,起病急骤,有寒战高热(多呈稽留热)、咳嗽、咳痰(痰液呈铁锈色)、胸痛(咳嗽或深呼吸时加重)、恶心、呕吐、腹泻等症状。重

📝 考情分析:高频考点,重点记忆痰的颜色、热型、体征。

症者可有呼吸急促、鼻翼扇动、发绀等。早期肺部体征不明显,肺实变时可有语颤增强,叩诊浊音,听诊有支气管呼吸音,可有干、湿性啰音,患侧呼吸运动减弱。感染严重时,可出现感染性休克。

● 经典考题

肺炎球菌肺炎患者的典型临床症状不包括(　　)

　　A.寒战、高热　　　　　B.咳嗽　　　　　　C.咳铁锈色痰　　　　D.胸痛　　　　　　　E.腹胀

【答案】　E

考点四　辅助检查

项　目	内　容
痰液检查	最常用的是下呼吸道病原学标本检查。可涂片、镜检和培养
血常规	细菌性肺炎多有白细胞计数升高、中性粒细胞增多和核左移现象;病毒性肺炎白细胞计数可无明显变化
X线检查	是确诊肺炎的重要依据,早期仅见肺纹理增粗,实变期可见大片炎症浸润或实变阴影;在实变阴影中可见支气管充气征,消散期可有"假空洞"征

考点五　治疗要点

要　点	内　容
支持疗法	卧床休息,进食高热量、高蛋白、易消化、营养丰富的饮食,鼓励多饮水
抗菌药物治疗	首选青霉素
对症治疗	高热者采用物理降温,一般不用退热剂;胸痛者遵医嘱给予少量止痛剂;躁动不安者遵医嘱应用镇静剂(如地西泮),禁用抑制呼吸的镇静药

💡 小贴士:对青霉素过敏者,可用喹诺酮类、头孢菌素类抗生素。

考点六　护理措施

要　点	内　容
一般护理	卧床休息,胸痛时取患侧卧位。注意保暖,病室环境安静舒适、光线充足、温湿度适宜。饮食要营养丰富,鼓励患者多饮水(1 500～2 000ml/d)
病情观察	密切观察患者生命体征、神志、面色及尿量的变化,如出现血压下降、尿量减少、意识模糊、肢端湿冷等情况,立即报告医生并做好急救准备
休克型肺炎的护理	患者取休克卧位,有利于呼吸和静脉血回流。吸氧,迅速建立两条静脉通道,补充血容量,纠正酸中毒。遵医嘱应用血管活性药物、有效抗生素等,年老、有心肺疾病的患者输液不宜过快,避免药液外漏

考点七　小儿肺炎的护理

1. 临床表现

分　类	表　现
轻症肺炎	主要表现为呼吸系统症状,如发热(热型不定)、咳嗽(初为干咳)、呼吸急促、口唇发绀、三凹征等
重症肺炎	呼吸系统症状加重,并可出现循环、消化、神经系统的功能障碍。表现为心率加快、心音低钝、奔马律、颈静脉怒张、面色苍白、食欲减退、腹泻、呕吐、意识障碍、嗜睡或昏迷等

2. 护理措施

要　点	内　容
一般护理	保证患儿休息,病室环境安静整洁,温湿度适宜。注意保暖,减少哭闹,加强皮肤及口腔护理
饮食护理	给予高热量、高蛋白、高维生素、易消化的流质或半流质饮食,鼓励患儿多饮水
保持呼吸道通畅	有呼吸困难者给予氧气吸入,吸氧时注意湿化。呼吸道分泌物增加、不能将痰咳出时及时吸痰,遵医嘱给予祛痰剂,必要时行气管插管
病情观察	密切监测生命体征、面色及神志等,如患儿出现心率增快、烦躁、嗜睡、呼吸困难或昏迷等,应立即通知医生并做好急救准备

💡 **小贴士**:小儿肺炎合并心力衰竭时的表现可记"一大二快三突然",即肝大、呼吸与心率增快,突然出现烦躁不安。

💡 **小贴士**:小儿肺炎常见并发症有脓胸、脓气胸等。

💡 **小贴士**:小儿肺炎氧疗一般采用鼻导管吸氧,低流量、低浓度,防止引起晶状体后纤维组织增生。

第四节　支气管扩张

考点一　病因

婴儿期支气管–肺组织感染(麻疹、百日咳、支气管肺炎)是支气管扩张的主要病因。

💡 **小贴士**:支气管扩张可分为柱状扩张、囊状扩张和不规则扩张,最早期的病理改变为柱状扩张。

● **经典考题**

支气管扩张最常见的原因是(　　)

A. 肺结核　　　　　　B. 肿瘤压迫　　　　　　C. 肺囊性纤维化

D. 支气管内结石　　　E. 严重的支气管–肺感染

【答案】E

考点二　临床表现

主要症状为持续或反复的咳嗽、咳大量脓痰、反复咯血。呼吸困难和喘息常提示支气管扩张面积广泛或有潜在的慢性阻塞性肺气肿。

👍 **考查年份**:2012年,2015年,2017年,2019年,2020年。

考情分析:本考点属于常考点。着重记忆咳痰、咯血与特征性体征。

要 点	内 容
慢性咳嗽、大量脓痰	咳嗽多为阵发性,与体位改变有关,常在晨起或夜间卧床时痰量增多。痰液静置后出现分 3 层现象:上层为泡沫,中层为混浊黏液,下层为坏死组织沉淀物
反复咯血	有不同程度的咯血。部分患者以咯血为唯一症状,称为干性支气管扩张
体征	轻者可无异常体征,病情严重者可闻及湿啰音。部分患者伴有杵状指(趾)
并发症	慢性肺源性心脏病、慢性呼吸衰竭等

小贴士:咯血量分为:痰中带血、少量咯血(< 100ml/d)、中等量咯血(100 ~ 500ml/d)、大量咯血(> 500ml/d 或一次 > 300ml)。

● 经 典 考 题

1.患者,男,60 岁。患右肺中叶支气管扩张,现患者痰多不易咳出,该患者可能存在的体征是( )

　　A. 消瘦、贫血　　　　　B. 呼吸运动减弱　　　　C. 局限性哮鸣音

　　D. 固定而持久的局限性湿啰音　　　　E. 两肺底满布湿啰音

【答案】 D

2.患者,男,65 岁。支气管扩张,今日劳作后出现恶心、胸闷,反复咯血,24 小时出血量约 800ml。该患者的咯血程度属于( )

　　A. 痰中带血丝　　　　　B. 微小量咯血　　　　　C. 小量咯血

　　D. 中等量咯血　　　　　E. 大量咯血

【答案】 E

考点三 辅助检查

项 目	内 容
痰液检查	痰涂片染色及细菌培养结果可指导抗生素的选用
影像学检查	X 线检查时,囊状支气管扩张的气道表现为显著囊腔,腔内可存在气液平面,典型者可见多个不规则的蜂窝状透亮阴影。高分辨率 CT 是支气管扩张的主要诊断方法
其他	纤维支气管镜检查有助于支气管扩张的病因诊断

考点四 治疗要点

　　治疗基础疾病。控制感染,可根据痰液细菌培养和药敏试验结果,选用抗生素,厌氧菌感染选用甲硝唑或替硝唑等。保持呼吸道通畅。

考点五 护理措施

考查年份:2013 年,2015 年,2017 年,2019 年。

考情分析:本考点属于常考点。着重记忆痰液引流。

要 点	内 容
一般护理	卧床休息,病室环境安静整洁,温湿度适宜,注意通风,冬季注意保暖,防止受凉。以高热量、高蛋白、易消化的饮食为主,鼓励患者多饮水,每天 1 500ml 以上
病情观察	密切观察患者生命体征、痰液及咯血的颜色、性状和量,有无窒息及并发症的发生

续表

要 点	内 容
保持呼吸道通畅	遵医嘱应用祛痰药(盐酸氨溴索)及支气管舒张药,也可给予雾化吸入,稀释痰液和促进排痰
体位引流的护理	①引流时间:根据病变部位、病情和患者体力,每天1~3次,每次15~20分钟,一般在饭前1小时或饭后1~2小时进行,引流前可遵医嘱给予支气管舒张药,引流时对患者辅以胸部叩击并指导患者有效咳嗽 ②引流体位:原则上使患肺抬高,引流支气管开口向下,以利于痰液流入大支气管从而排出体外。肺上叶病变者取坐位或健侧卧位,肺中叶病变者取仰卧位稍向左侧,肺下叶病变者取俯卧位 ③引流中观察事项:注意观察患者病情变化,如发现有脸色苍白、头晕、咯血、发绀、心悸、呼吸困难等异常表现,应立即停止体位引流 ④禁忌证:高血压、心力衰竭、高龄、体虚无力咳嗽者禁止体位引流

💡 **小贴士:** 体位引流时采取的体位遵循的原则是使病变部位处于高处,如病变部位在右下肺,体位引流时取左侧、头低足高位(病变在右肺,因此右肺在上,取左侧);病变在下部,下身应抬高,取头低足高位。

● **经典考题**

患者,男,34岁。患支气管扩张症,咳嗽,近日因受凉咳大量黄色脓痰,入院治疗,医嘱体位引流。护士指导患者体位引流时,错误的是(　　)

A.在饭后1小时进行　　　B.引流前做生理盐水超声雾化　　　C.引流同时行胸部叩击

D.引流后可给治疗性雾化吸入　　E.每次引流15~20分钟

【答案】　D

第五节　慢性阻塞性肺疾病

微信扫描

考点一　概述

慢性支气管炎(慢支)、肺气肿和慢性阻塞性肺疾病(COPD)密切相关。当慢支和(或)肺气肿患者肺功能检查出现气流受限并且不能完全可逆时,则发展为COPD,COPD的病理改变主要是慢支和肺气肿的病理改变,病变部位包括肺泡管、肺泡囊、肺泡和呼吸性细支气管。吸烟是COPD最重要的危险因素,感染是COPD发生、发展的重要因素之一。

💡 **小贴士:** 慢性支气管炎最容易并发阻塞性肺气肿。

● **经典考题**

最易并发阻塞性肺气肿的疾病是(　　)

A.慢性支气管炎　　　B.支气管哮喘　　　C.慢性肺脓肿

D.支气管扩张　　　E.肺结核

【答案】　A

考点二 临床表现

要 点	内 容
慢性咳嗽	清晨或起床时咳嗽较重,临睡前或夜间有阵咳或排痰,痰液咳出后感胸部舒畅,咳嗽症状减轻
咳痰	一般为白色黏液或浆液性泡沫痰,合并感染时,痰液增多,转为黏液性脓痰,偶带血丝
气促或呼吸困难	早期是劳力性呼吸困难,随着病情逐渐加重,以致在日常生活甚至休息时也感到气促,晚期可有呼吸衰竭。气促、呼吸困难是 COPD 的标志性症状
体征	早期无异常,随着病情进展出现桶状胸、语颤减弱或消失、呼吸运动减弱、叩诊过清音、心浊音界缩小,常有干、湿啰音
并发症	自发性气胸、肺部感染、慢性肺源性心脏病、慢性呼吸衰竭等

小贴士:COPD 按病程分:
①急性加重期:短期内咳嗽、咳痰、气短和(或)喘息加重,痰量增多,呈脓性或黏液脓性,可伴发热等炎症明显加重的表现;
②稳定期:咳嗽、咳痰、气短等症状稳定或轻微。

小贴士:COPD 体征的记忆方法:
①视:桶状胸、呼吸浅快、缩唇呼吸;
②触:语颤减弱;
③叩:过清音、心浊音界缩小、肺下界和肝浊音界下移;
④听:呼吸音减弱,呼气期延长。

● 经典考题

1. 慢性阻塞性肺疾病(COPD)的标志性症状是( )
   A. 气短　　　　　　　B. 咯血　　　　　　　C. 咳嗽
   D. 咳痰　　　　　　　E. 发热
【答案】 A

2. 下列哪项不是典型的慢性阻塞性肺疾病的体征( )
   A. 叩诊过清音　　　　B. 桶状胸　　　　　　C. 语颤减弱
   D. 呼气时间延长　　　E. 气管偏移
【答案】 E

考点三 辅助检查

项 目	内 容
肺功能检查	是判断气流受限的主要客观指标。第一秒用力呼气容积占用力肺活量百分比(FEV_1/FVC)是评价气流受限的敏感指标
胸部 X 线检查	胸片对 COPD 的诊断特异性不高,主要用于确定肺部并发症及与其他疾病的鉴别
动脉血气分析	对确定低氧血症、高碳酸血症和酸碱失衡,诊断呼吸衰竭的类型有重要价值

考点四 治疗要点

要 点	内 容
急性加重期治疗	根据病因,应用抗生素控制感染,持续低浓度低流量吸氧,止咳、祛痰,若患者呼吸衰竭仍不能缓解可机械通气
稳定期治疗	消除诱因,如戒烟、脱离污染环境。祛痰、平喘,常用氨溴索口服或雾化吸入。长期家庭氧疗的患者可采用鼻导管吸氧,氧流量为 1 ~ 2L/min,每天吸氧时间不少于 15 小时

● 经典考题

患者,男,70 岁。慢性阻塞性肺疾病,出院后拟进行长期家庭氧疗,护士应告知患者每日吸氧的时间是不少于(　　)

　　A.5 小时　　　　　　B.8 小时　　　　　　C.10 小时　　　　　　D.12 小时　　　　　　E.15 小时

【答案】　E

考点五 护理措施

要 点	内 容
体位与活动	协助患者取舒适体位,呼吸困难者取半坐卧位以改善呼吸。适当增加活动量,根据患者身体状况量力而行,可选择散步、慢跑、打太极拳等活动,以不加重症状、不感到疲劳为宜。寒冷天气外出活动注意保暖,避免受凉
病情观察	注意观察患者咳嗽、咳痰及呼吸困难的程度,监测动脉血气分析和水、电解质、酸碱平衡情况,以及是否有呼吸衰竭、自发性气胸等并发症的表现
氧疗护理	采用鼻导管持续低流量给氧,氧流量 1 ~ 2L/min,避免吸入氧浓度过高而引起二氧化碳潴留。提倡进行每天 15 小时以上的长期家庭氧疗
呼吸训练	①腹式呼吸:取坐位、卧位或立位,以舒适为宜。经鼻深吸气,上腹部隆起;经口缓慢呼气,同时收缩腹肌,把气体排出 ②缩唇呼吸:经鼻深吸气,再通过缩唇(吹口哨样)缓慢呼气,同时收缩腹部。训练次数和时间应逐渐增加。缩唇口形大小和呼气流量以能使距离口唇 15 ~ 20cm 处蜡烛火焰气流倾斜而不致熄灭为宜

考查年份:考查年份:2012 年,2013 年,2017 年,2019 年。

考情分析:本考点属于常考点。重点掌握呼吸训练内容。

小贴士:腹式呼吸能降低呼吸阻力,增加肺泡通气量。呼与吸时间比例为2:1 ~ 3:1,每日训练 2 次,每次 10 ~ 15 分钟。

小贴士:缩唇呼气的作用是防止呼气时小气道过早的陷闭,以利于肺泡内气体排出。

● 经典考题

患者,男,66 岁。患慢性阻塞性肺疾病多年,护士在指导其进行呼吸训练时,吸气与呼气时间比最好为(　　)

　　A. 吸气:呼气 =1:2　　　　B. 吸气:呼气 =1:1　　　　C. 吸气:呼气 =1.5:1

　　D. 吸气:呼气 =2:1　　　　E. 吸气:呼气 =2.5:1

【答案】　A

第六节 支气管哮喘

微信扫描

考点一 病因与发病机制

要点	内容
定义	由多种细胞(肥大细胞、嗜酸性粒细胞、T淋巴细胞等)和细胞组分参与的气道慢性炎症性疾病。其发病机制为气道变态反应
病因	遗传因素、环境因素等,常见的环境因素有吸入物(如尘螨、花粉、动物毛屑等)、食物(如鱼、虾、蟹、蛋、奶等)、药物(如普萘洛尔、阿司匹林等)、感染、气候变化、运动、妊娠等

考查年份:2014年,2017年,2018年,2020年。
考情分析:哮喘的诱因为重要考点,结合案例分析患者接触的应激原,如家中宠物的毛屑、春天植物的花粉。

💡小贴士:支气管哮喘重要的病理特征为气道重构,基本特征为气道高反应性。

● 经典考题

哮喘发生的本质是(　　)
  A. 交感神经兴奋　　　　B. 中枢神经兴奋　　　　C. 气道反应性降低
  D. 免疫介导气道慢性炎症　　E. β-肾上腺素受体功能低下
【答案】 D

考点二 临床表现

要点	内容
症状	发作前常有流泪、打喷嚏等先兆症状,典型症状为发作性的呼气性呼吸困难伴哮鸣音,严重时被迫坐位或端坐呼吸,夜间及清晨发作和加重是哮喘的重要临床表现
体征	呼气音延长伴两肺广泛哮鸣音,严重哮喘发作时哮鸣音减弱甚至消失。发作时有肺部过度充气的体征,严重者可有发绀、大汗、颈静脉怒张、奇脉等体征
并发症	自发性气胸、肺不张、肺气肿、支气管扩张、肺部感染、慢性肺源性心脏病等

💡小贴士:支气管哮喘患者由于支气管痉挛,气体不能有效呼出,表现为呼气性呼吸困难。

● 经典考题

支气管哮喘的主要临床表现是(　　)
  A. 吸气性呼吸困难伴"三凹征"　　　　B. 发作性呼吸困难伴窒息感
  C. 反复发作带哮鸣音的呼气性呼吸困难　　D. 反复发作带哮鸣音的混合性呼吸困难
  E. 呼吸困难伴哮鸣音
【答案】 C

考点三 辅助检查

项目	内容
变应原检测	血清特异性 IgE 明显升高
X线检查	哮喘发作时两肺透亮度增加,缓解期多无异常

续表

项 目	内 容
动脉血气分析	哮喘发作时可有不同程度的缺氧,PaO_2 下降可引起过度通气,可使 $PaCO_2$ 下降,pH 上升,表现为呼吸性碱中毒

考点四 治疗要点

1. 减少危险因素的接触

部分患者能找到引起哮喘发作的变应原或其他非特异性刺激因素,应立即使患者脱离变应原,这是防治哮喘最有效的方法。

2. 药物治疗

药 物	内 容
β_2 受体激动剂	通过兴奋 β_2 受体使支气管平滑肌舒张,是控制哮喘急性发作的首选药物,如沙丁胺醇、特布他林等。给药途径首选吸入法
茶碱类药物	稳定和抑制肥大细胞、嗜酸性粒细胞、中性粒细胞和巨噬细胞,拮抗腺苷引起的支气管痉挛。常用药物主要为茶碱及其衍生物,如氨茶碱。常见不良反应有头痛、恶心、食欲减退。静滴时,速度不可过快,否则会引起严重的心律失常、血压下降,甚至死亡
抗胆碱能药物	常用药物有阿托品、山莨菪碱、异丙托溴铵等,不良反应有口干、瞳孔散大、尿潴留等。青光眼、前列腺肥大、妊娠者禁用
糖皮质激素	抑制气道变态反应性炎症,降低气道高反应性,是目前控制气道炎症最有效的药物。吸入给药是长期抗感染治疗哮喘的常用方法,吸药后立即漱口防止口腔真菌感染
色甘酸钠	为肥大细胞稳定剂,对预防运动或变应原诱发的哮喘最为有效

考情分析:注意区别支气管哮喘急性发作的首选药物与防治哮喘最有效的药物。

小贴士:心源性哮喘可给予强心苷药——西地兰。

● 经典考题

1. 某急性发作重度的支气管哮喘患者,其首选药物是(　　)
　　A. 氨茶碱　　　　　　B. 地塞米松　　　　　　C. 沙丁胺醇
　　D. 色甘酸钠　　　　　E. 异丙托溴铵
【答案】　C

2. 患者,女,55 岁。因发作性胸闷、咳嗽就诊,诊断为支气管哮喘。医嘱予糖皮质激素吸入治疗,下列用药指导中正确的是(　　)
　　A. 吸入激素的主要作用是快速缓解症状　　　B. 如果哮喘症状缓解,即可停止用药
　　C. 吸入激素不会有任何副作用　　　　　　　D. 吸入激素后要漱口
　　E. 如果您要进行运动,可在此前预防性吸入激素
【答案】　D

考点五 护理措施

要 点	内 容
一般护理	哮喘发作时嘱患者卧床休息,呼吸困难者可取半坐卧位。保持病室清洁干燥、温湿度适宜,避免花草、地毯、尘埃等因素诱发哮喘,不宜食用鱼、虾、蟹、蛋、奶等易过敏食物,鼓励多饮水
病情观察	密切监测患者生命体征及意识,注意有无发绀、哮鸣音、呼吸困难等情况,加强夜间监护,及时发现自发性气胸、肺不张、呼吸衰竭等并发症,并通知医生妥善处理
保持呼吸道通畅	鼻导管或面罩吸氧,一般吸入高浓度氧,有二氧化碳潴留时应低流量吸氧,协助患者翻身、拍背,指导患者有效咳嗽,必要时吸痰或人工呼吸机辅助呼吸
用药护理	①β₂ 受体激动剂的不良反应是头晕、心悸、骨骼肌震颤等,停药后症状可消失,指导患者正确使用吸入剂 ②静脉注射氨茶碱浓度不宜过高,速度不宜过快,注射时间应在 10 分钟以上 ③激素的不良反应有满月脸、口腔真菌感染、向心性肥胖、糖尿病、高血压、消化性溃疡、骨质疏松等,停药时应逐渐减量
健康教育	让患者了解哮喘虽不能根治,但通过长期规范的治疗是可以控制的,患者应主动参与哮喘的长期管理,以便更好地控制哮喘

● 经典考题

长期应用泼尼松面容呈(　　)
A.满月面容　　　B.甲亢面容　　　C.慢性病面容
D.二尖瓣面容　　E.肢端肥大面容
【答案】 A

第七节 慢性肺源性心脏病

考点一 概述

慢性肺源性心脏病简称肺心病,最常见的病因是COPD。肺心病是由于肺、胸廓畸形或肺动脉血管的慢性病变引起肺动脉高压(本质是长期缺氧),继而使右心室扩张、肥大,甚至发生右心衰竭的心脏病。

● 经典考题

肺源性心脏病肺动脉高压形成的最主要因素是(　　)
A.缺氧　　　B.血容量增加　　　C.血液黏稠度增加
D.继发性红细胞增多　　E.肺部毛细血管微小栓子形成
【答案】 A

考查年份:2013 年,2017 年,2018 年,2020 年。
考情分析:本考点属于常考点。应注意支气管哮喘发作时的护理及预防措施。

小贴士:糖皮质激素口服用药应在饭后服用,以减少对胃黏膜的刺激。若同时使用支气管扩张剂,应先用支气管扩张剂,再用糖皮质激素。

考查年份:2013 年,2014年,2015年,2018年,2020年。
考情分析:本考点属于常考点。理解记忆型题。

考点二　临床表现

考查年份：2015 年，2016 年，2018 年。

考情分析：为常考点。重点记忆。

要　点	内　容
肺、心功能代偿期	此期心功能一般代偿良好，主要是 COPD 的表现，咳嗽、咳痰、气促、呼吸困难等。听诊肺动脉瓣区第二心音（P_2）亢进提示有肺动脉高压，三尖瓣区收缩期杂音或剑突下心脏搏动提示右心肥大
肺、心功能失代偿期	主要表现是上述症状进一步加重，出现呼吸衰竭和右心衰竭 ①呼吸衰竭：最突出表现，常因急性呼吸道感染而诱发，患者呼吸困难加重，夜间明显，常有头痛、失眠、发绀症状，甚至出现嗜睡、谵妄、表情淡漠、神志恍惚等肺性脑病的表现 ②心力衰竭：主要为右心衰竭，表现为心悸、气促、食欲不振、颈静脉怒张、心率增快、肝大、肝颈静脉回流征阳性、下肢水肿，严重者可有腹水
并发症	肺性脑病（死亡首因）、心律失常、休克、弥散性血管内凝血（DIC）等

● 经典考题

患者，女；69 岁。慢性肺心病急性发作，患者出现头痛、昏迷不醒、神志恍惚时应考虑（　　　）

A. 窒息先兆　　　　　B. 呼吸性酸中毒　　　　　C. 休克早期

D. 肺性脑病　　　　　E. DIC

【答案】　D

考点三　辅助检查

项　目	内　容
X 线检查	肺纹理增粗、紊乱，有肺动脉高压和右心室肥大的征象，如右下肺动脉扩张、右心室扩大
心电图	可有心电轴右移、肺性 P 波等右心室肥大的征象
血气分析	低氧血症、高碳酸血症，呼吸衰竭时出现 $PaO_2 < 60mmHg$，$PaCO_2 > 50mmHg$。pH 正常或降低

考点四　治疗要点

小贴士：肺心病的治疗原则：治肺为主，治心为辅。

要　点	内　容
急性加重期	控制感染（重要环节，常用的有青霉素炎、头孢菌素类等）、保持呼吸道通畅（使用祛痰、止喘药，翻身，雾化吸入等），治疗呼吸衰竭和心力衰竭，抗心律失常等
缓解期	积极治疗原发病、预防呼吸道感染、长期家庭氧疗等

考点五 护理措施

要 点	内 容
休息与活动	嘱患者在急性加重期绝对卧床休息,采取半坐卧位以减轻呼吸困难。缓解期适量运动,依照循序渐进的原则。指导患者腹式呼吸、缩唇呼吸
饮食护理	给予清淡、易消化的高纤维素饮食,防止便秘。明显腹水、水肿者,应限制水钠摄入,钠盐 <3g/d,水 <1 500ml/d。昏迷者可静脉补充营养
病情观察	密切监测生命体征、尿量及意识情况,了解咳、痰、喘变化及有无水肿、呼吸困难等,急性加重期慎用镇静催眠剂,以免诱发或加重肺性脑病
吸氧护理	持续鼻导管或面罩低流量(1～2L/min)、低浓度吸氧
用药护理	遵医嘱给予抗炎、平喘、祛痰、补液等治疗,应用呼吸兴奋剂时注意观察药物的疗效和不良反应。可适当应用利尿剂,如呋塞米、氢氯噻嗪等,原则是小量、缓慢和短程,以避免利尿过快而导致电解质紊乱和因血液浓缩而致痰液黏稠不易咳出。心力衰竭者使用洋地黄类、强心苷药应小剂量、快速给药

考查年份:2015 年,2017 年,2018 年。
考情分析:本考点属于常考点。注意吸氧与用药护理。

小贴士:患者烦躁不安时,切勿随意使用安眠、镇静剂,以免诱发或加重肺性脑病。

● 经典考题

肺心病降低肺动脉高压的首选治疗是( )
   A. 氧疗   B. 血管扩张   C. 利尿剂
   D. 强心剂   E. 呼吸兴奋剂
【答案】 A

第八节 血气胸

考点一 闭合性气胸

1. 概述

多因肋骨骨折导致,空气经伤口进入胸膜腔,伤口立即闭合,进入的空气抵消了胸膜腔负压,使患侧肺部分萎陷。

2. 临床表现

患者多在咳嗽、打喷嚏、屏气、抬举重物、剧烈运动等诱因下出现针刺样或刀割样胸痛,伴刺激性咳嗽。呼吸困难明显,采取健侧卧位可减轻呼吸困难。空气进入皮下组织可有胸、颈部皮下气肿。X 线检查可发现不同程度的肺萎陷和胸膜腔积气,大量气胸时会伴有气管和纵隔偏移。

3. 治疗要点

小量气胸者无须治疗,可于 1～2 周内自行吸收。大量气胸(肺萎陷 >50%)需行胸腔穿刺抽尽积气。

小贴士:①小量气胸:肺萎陷 <30%;
②中量气胸:肺萎陷 30%～50%;
③大量气胸:肺萎陷 >50%。

考点二　开放性气胸

1. 概述

开放性气胸指刀刃、锐器等使胸壁有开放性伤口,胸膜腔经胸壁伤口与外界大气相通,导致空气可随呼吸自由进出胸膜腔。有纵隔扑动现象。

2. 临床表现

破裂口较大,空气在呼吸时自由进出胸膜腔,胸膜腔内压等于大气压,患肺萎陷。患者常有气促、呼吸困难、发绀、休克等表现。肺部检查可见胸壁伤口,气管向健侧移位,患侧胸部叩诊呈鼓音,听诊呼吸音减弱或消失,可听到空气随呼吸进入胸膜腔伤口发出吸吮样"嘶嘶"声。

> 💡 **小贴士**:开放性气胸患者胸膜腔与大气压相同,腔内压力等于大气压。

> 💡 **小贴士**:纵隔扑动:吸气时纵隔向健侧移位,呼气时又移向患侧,因呼气时健侧负压增大,呼气时减小所致。

● 经典考题

患者,男,20岁。车祸后呼吸困难,查体:胸部可见约3cm长开放性伤口,胸部叩诊呈鼓音,呼吸时伤口处出发嘶嘶声音。首先考虑为(　　)

　A. 闭合性气胸　　　　　B. 开放性气胸　　　　　C. 张力性气胸

　D. 损伤性气胸　　　　　E. 机化性血胸

【答案】　B

3. 治疗要点

首先应紧急封闭伤口,将开放性气胸转为闭合性气胸,尽快用无菌敷料如凡士林纱布加棉垫封盖伤口,清创后行抽气减压处理。注意预防感染。

考点三　张力性气胸

1. 概述

张力性气胸主要见于较大肺泡的破裂或较大较深的肺裂伤或支气管破裂。伤口与胸膜腔相通,且有活瓣的作用,吸气时活瓣开放,呼气时活瓣关闭,空气不能排出,使胸膜腔内压力不断升高。患侧肺逐渐萎缩,并将纵隔推向健侧,挤压健侧肺,导致呼吸、循环功能严重障碍。

2. 临床表现

患者极度呼吸困难、大汗淋漓、发绀、昏迷、休克。气管向健侧偏移,颈部、面部、胸部等处可见皮下气肿。

3. 治疗要点

立即排气减压,可在患侧锁骨中线第2肋间隙穿刺排气。并行胸腔闭式引流术,术后给予抗生素预防感染。

> 💡 **小贴士**:张力性气胸患者患侧胸膜腔内积气逐渐增加,使腔内压力高于大气压。

● 经典考题

患者,男,23岁。车祸30分钟后,因出现极度呼吸困难送来急诊。查体:右胸部饱满,呼吸音消失,叩诊呈鼓音。右胸部有骨擦音、皮下气肿。首要的急救措施是(　　)

　A. 输血、输液　　　　　B. 镇静、吸氧　　　　　C. 胸部固定

　D. 剖胸探查　　　　　E. 胸腔穿刺排气

【答案】　E

4. 胸腔闭式引流的护理

要　点	内　　容
目的	引流胸腔内渗液、血液及气体;重建胸腔内负压,维持纵隔的正常位置;促进肺复张
引流管安放位置	排气在锁骨中线第2肋间;排液在腋中线或腋后线第6、7肋间;排脓在脓腔最低位
要求	①妥善固定,水封瓶长管应没入水中3～4cm,并保持直立 ②搬动患者或更换引流瓶时,先用2把止血钳双重夹闭胸腔引流管,再把引流瓶放在床上,防止空气进入 ③注意观察引流液的颜色、性状和量,是否有气体排出和长管内水柱的波动。水柱上下波动正常是4～6cm ④引流瓶应低于胸壁引流口平面60～100cm。若引流管不慎滑脱,立即嘱患者呼气,并用凡士林纱布封闭引流口,通知医生 ⑤拔管时患者取半坐卧位,嘱患者深吸气后屏气拔管,动作要迅速,拔管后立即用凡士林纱布或厚敷料封闭胸壁伤口,包扎固定

💡 小贴士:水柱波动停止,表明引流管有堵塞或肺已完全复张。

💡 小贴士:拔管的指征:患者无呼吸困难,胸片证实肺已完全复张,无气体排出,拔管前需夹闭引流管24小时,病情稳定方可拔管。

● **经典考题**

患者,女,35岁。因气胸行胸膜腔闭式引流时,发现胸瓶长玻璃管内水柱无波动,嘱患者做深呼吸后,水柱仍无波动,提示(　　)

A. 胸膜腔内负压尚未恢复　　B. 胸膜腔内负压已恢复　　C. 胸膜腔内负压过大

D. 胸膜腔内负压过小　　E. 引流管阻塞

【答案】　E

考点四 损伤性血胸

1. 临床表现

分　类	表　现
小量血胸(500ml以下)	一般无明显症状
中量血胸(500～1 000ml)	气促、脉搏增快、呼吸困难等
大量血胸(1 000ml以上)	血压下降、尿量减少,甚至出现低血容量性休克

2. 治疗要点

小量积血无须治疗,可自行吸收,积血量较多时应早期行胸腔穿刺抽出积血,必要时行胸腔闭式引流。

3. 护理措施

密切监测生命体征,进行心电监护,保持呼吸道通畅,开放静脉通道、配血,补充血容量,进行性出血的患者应做好开胸止血的准备。

💡 小贴士:血胸的主要诊断依据:胸腔穿刺抽出不凝血即可确诊。

第九节 呼吸衰竭

考点一 概述

呼吸衰竭简称呼衰,是各种疾病引起的肺通气和(或)肺换气功能严重障碍,使在静息状态下亦不能维持足够的气体交换,导致低氧血症伴(或不伴)高碳酸血症,进而引起一系列病理生理改变和相应临床表现的综合征。

考点二 慢性呼吸衰竭

1. 病因

以支气管 - 肺疾病(COPD、哮喘、肺炎)最常见。

2. 临床表现

要 点	内 容
呼吸困难	最早、最突出的症状,表现为呼吸浅、速,出现三凹征
发绀	缺氧的典型表现
精神神经症状	①轻度缺氧出现头痛、头晕,智力、定向力减退;重度缺氧出现烦躁不安、神志恍惚、嗜睡、昏迷 ②轻度二氧化碳潴留表现为兴奋症状,失眠、躁动等;二氧化碳潴留加重会抑制呼吸中枢,表现为神志淡漠、幻视、抽搐、昏睡、腱反射减弱或消失等肺性脑病的表现
心血管系统症状	缺氧早期可出现搏动性急性头痛;二氧化碳潴留早期表现为皮肤红润、温暖多汗、血压升高、心率加快、晚期心率减慢、血压下降、心力衰竭、心律失常,甚至出现心脏停搏
消化和泌尿系统症状	肝、肾功能损害,尿量减少,上消化道出血等

● 经典考题

慢性呼吸衰竭最早、最突出的临床表现是(   )

  A. 疲乏   B. 心律失常   C. 发绀

  D. 呼吸困难   E. 昼夜颠倒

【答案】 D

3. 辅助检查

血气分析显示 $PaO_2 < 60mmHg$,伴或不伴 $PaCO_2 > 50mmHg$,是诊断呼吸衰竭的重要依据。

小贴士:呼吸衰竭按照发病急缓分为急性呼吸衰竭和慢性呼吸衰竭,按照动脉血气分析分为Ⅰ型呼吸衰竭和Ⅱ型呼吸衰竭:
①Ⅰ型呼吸衰竭:无 CO_2 潴留,$PaO_2 < 60mmHg$,$PaCO_2$ 正常或降低。
②Ⅱ型呼吸衰竭:$PaO_2 < 60mmHg$,伴有 $PaCO_2 > 50mmHg$。

患者,男,76 岁。COPD 病史 5 年,因受凉并发肺部感染咳嗽、咳痰入院。血气分析:PaO_2 50mmHg,$PaCO_2$ 55mmHg,pH 7.35。该患者最可能的诊断是( )

A.支气管哮喘　　　　B.支气管肺炎　　　　C.支气管扩张

D.Ⅰ型呼吸衰竭　　　　E.Ⅱ型呼吸衰竭

【答案】 E

4.治疗要点

保持呼吸道通畅;迅速纠正缺氧,改善通气;积极治疗原发病。

5.护理措施

要　点	内　容
保持呼吸道通畅	及时清理口鼻分泌物,促进排痰,必要时吸痰。痰液黏稠者雾化吸入。指导患者有效咳嗽、腹式呼吸,定时翻身拍背
氧疗护理	Ⅰ型呼吸衰竭者给予高浓度吸氧,Ⅱ型呼吸衰竭者给予持续性低浓度 (25%～29%)、低流量(1～2L/min)鼻导管吸氧,以免缺氧纠正过快引起呼吸中枢抑制
预防感染	遵医嘱使用抗生素,使用时注意有无变态反应及二重感染。使用呼吸兴奋药时,必须保持呼吸道通畅
病情观察	注意患者有无肺性脑病及休克的表现;观察尿液颜色,及时发现上消化道出血

考点三　急性呼吸衰竭

1.临床表现

要　点	内　容
呼吸系统表现	呼吸困难最早出现,周围性呼吸衰竭出现呼吸频率、节律改变,辅助呼吸肌活动增强,可出现三凹征
低氧血症表现	发绀是缺氧的典型表现,以口唇、甲床等处较为明显。急性缺氧者可表现为精神错乱、烦躁等
高碳酸血症表现	烦躁不安、多汗、意识障碍、皮肤潮红等

2.辅助检查

血气分析是判断呼吸衰竭和酸碱平衡紊乱严重程度的重要检查。$PaO_2 < 60mmHg$,伴或不伴 $PaCO_2 > 50mmHg$ 可诊断为呼吸衰竭。单纯 $PaO_2 < 60mmHg$ 为Ⅰ型呼吸衰竭,若伴有 $PaCO_2 > 50mmHg$ 则为Ⅱ型呼吸衰竭。

3.治疗要点

保持呼吸道通畅,纠正缺氧,改善通气,积极治疗原发病。

4.护理措施

(1)保持呼吸道通畅:清理气道分泌物,指导清醒患者有效咳嗽、咳痰。遵医嘱使用支气

👆考查年份:2012 年,2013 年,2014 年,2017 年。
考情分析:本考点属于常考点。着重记忆吸氧与病情观察的护理。

💡小贴士:PaO_2 的正常值为 80～100mmHg,$PaCO_2$ 的正常值为 35～45mmHg。

管扩张药,必要时气管切开或气管插管。

(2)病情观察:密切观察呼吸困难的程度、生命体征及神志改变,一旦出现肺性脑病的临床表现,应及时告知医生。

(3)氧疗护理:及时给予氧疗,根据呼吸衰竭类型选择适宜的氧浓度。

第十节 急性呼吸窘迫综合征

考点一 概述

急性呼吸窘迫综合征(ARDS)指各种肺内、外因素导致的以急性、进行性呼吸窘迫和难治性低氧血症为临床特征的急性呼吸衰竭综合征。

● 经典考题

急性呼吸窘迫综合征可导致顽固性(   )

A. 低氧血症　　　　　　B. 高钾血症　　　　　　C. 高碳酸血症

D. 低钙血症　　　　　　E. 低氯血症

【答案】 A

考点二 临床表现

一般在原发病起病后72小时内发生,可出现进行性加重的呼吸困难(早期即可出现)和顽固性低氧血症,临床表现有呼吸深快、发绀、恐惧、烦躁、胸闷、憋气感等。

考点三 辅助检查

血气分析:典型改变有 PaO_2 降低(≤60mmHg)、$PaCO_2$ 降低和 pH 升高。氧合指数(PaO_2/FiO_2)减少(≤300mmHg)是诊断 ARDS 的必要条件。

考点四 治疗要点

迅速纠正缺氧,控制感染,纠正电解质及酸碱平衡紊乱,治疗原发病,防治并发症等。

考点五 护理措施

要 点	内 容
病情观察	严密监测生命体征、意识状况,观察缺氧情况,动态监测血气分析、血氧饱和度和血氧分压
保持气道通畅	清除气道分泌物,湿化痰液。定时翻身拍背,痰液黏稠者可遵医嘱给予雾化吸入
氧疗护理	一般需高浓度、高流量给氧

💡 小贴士:ARDS 早期的病理改变为肺广泛充血、水肿和肺泡内透明膜形成,伴灶性或大片肺泡萎陷。

💡 小贴士:急性呼吸窘迫综合征除原发病的表现外,呼吸加快是最早出现的症状。

💡 小贴士:氧合指数(PaO_2/FiO_2)的正常值为 400~500mmHg。

第五章 传染病

● 章前分析

本章要掌握几种传染病的病原体、传染源和传播途径,熟练掌握麻疹、水痘、猩红热出疹特点和皮肤护理。在护士执业资格考试中,考核的都是基本知识,难度不大,多为记忆性考点。在历年考试中,本章所占分值为9~14分。

● 本章核心考点解读

名师指导

第一节 麻疹

考点一 概述

要 点	内 容
病原体	麻疹病毒(对日光、高温、消毒剂均敏感)
传染源	患者是唯一的传染源,出疹前5天至出疹后5天均有传染性,有合并症者可延长至出疹后10天
传播途径	呼吸道飞沫传播(好发于冬、春季)

考点二 临床表现

分 期	临床表现
潜伏期	平均约10天(6~18天),可有体温轻度升高
前驱期	从发热到出疹一般3~4天,发热是首发症状,口腔灰白色麻疹黏膜斑具有早期诊断价值,伴有眼结膜充血、畏光流泪、眼睑水肿、咳嗽、流涕等上呼吸道感染症状
出疹期	一般在发热后3~4天,淡红色充血性斑丘疹,压之褪色,疹间皮肤正常。出疹顺序:耳后→发际→颈部→颜面部→躯干→四肢→手掌、足底
恢复期	全身症状减轻,皮肤按出疹顺序消退,皮肤留有米糠样脱屑及色素沉着,经7~10天消退

👍 考查年份:2015年,2017年,2018年,2019年,2020年。

考情分析: 属于常考点。重点记忆该疾病皮疹的特点及出疹的顺序。

💡 小贴士:麻疹黏膜斑的位置:第一臼齿相对应的颊黏膜处。

💡 小贴士:麻疹常见的并发症为支气管肺炎、喉炎、心肌炎、麻疹脑炎等。

● 经典考题

麻疹早期的特征性体征是(　　)

 A. 高热   B. 上呼吸道感染   C. 淡红色斑丘疹

 D. 皮肤瘀点   E. 麻疹黏膜斑

【答案】　E

考点三 辅助检查

项 目	内 容
血常规检查	白细胞总数减少,淋巴细胞增多
病原学检查	在鼻咽部及眼分泌物或血液白细胞中找到麻疹病毒
血清学检查	血清中的麻疹 IgM 抗体具有诊断价值

考点四 护理措施

要 点	内 容
隔离	患儿采取呼吸道隔离至出疹后 5 天,有并发症者延至出疹后 10 天,接触的易感儿隔离观察 3 周。易感儿接触麻疹患儿后 5 日内注射免疫球蛋白,可免于发病
一般护理	卧床休息至皮疹消退、体温正常,保持室内空气新鲜,温湿度适宜,每日通风 2 次
饮食护理	给予清淡、高蛋白、营养丰富、易消化的流质或半流质饮食,多饮水,少量多餐
高热护理	不宜强行降温,禁用冰袋冷敷及酒精擦浴,慎用退热剂
皮肤护理	保持皮肤干燥、清洁,每日用温水(忌肥皂)擦洗全身,勤剪指甲,防止抓伤
口、眼、鼻护理	口腔护理每天 2 次,可用朵贝尔液或生理盐水漱口;用生理盐水清洗双眼,再滴入抗生素眼液;清理鼻痂,保持气道通畅

👍 考查年份:2017 年,2018 年。

考情分析:属于常考点。重点记忆患儿皮肤的护理及隔离时间。

💡 小贴士:对于 8 个月以上未患过麻疹的小儿应接种麻疹疫苗,易感儿接触麻疹患儿后 5 天内注射免疫球蛋白,可免于发病。

第二节　水痘

考点一 概述

　　水痘是水痘-带状疱疹病毒引起的传染病。传染源是水痘患者,经呼吸道飞沫或直接接触传播。水痘为自限性疾病,一般 10 天左右自愈。

考点二 临床表现

分 期	表 现
潜伏期	10～20 天,平均 14 天
前驱期	持续 1～2 天,可无症状或轻微症状,表现为低热、头痛、乏力、食欲不振、全身不适等
出疹期	开始为红色斑疹或斑丘疹,迅速发展成小水疱,皮疹分批出现,快慢不一,同一时间内丘疹、疱疹、痂皮可同时存在,呈向心性分布,躯干多,四肢少,痂皮脱落后一般不留瘢痕

💡 小贴士:水痘具有传染性的时间段是出疹前 1～2 天至疱疹结痂为止,皮肤病变仅限于表皮棘状细胞层。

💡 小贴士:皮疹初期为红色斑疹或斑丘疹,不同性状的皮疹同时存在是水痘皮疹的重要特征。

● 经典考题

患儿,3岁。因低热伴皮疹来院就诊,护士观察发现皮疹呈向心性分布,有红色斑疹、小水疱、结痂,患儿主诉瘙痒。该患儿可能患的是(　　)

A. 麻疹　　　　B. 水痘　　　　C. 猩红热　　　　D. 幼儿急疹　　　　E. 风疹

【答案】 B

考点三 护理措施

要点	内容
一般护理	卧床休息,保持病室温湿度适宜,注意通风
饮食护理	给予营养丰富、易消化饮食,多喝水,避免辛辣刺激食物
皮肤护理	保持皮肤清洁,剪短指甲或戴手套防止抓破水疱。皮肤瘙痒者涂炉甘石洗剂,疱疹破溃者擦涂1%甲紫或抗生素软膏
药物治疗	遵医嘱应用阿昔洛韦、阿糖腺苷、干扰素等抗病毒药物,禁用激素
发热护理	给予冰敷或药物降温,忌用乙醇擦浴和阿司匹林等水杨酸制剂,以免诱发Reye综合征
隔离	隔离至疱疹全部结痂或出疹后7天,易感儿在接触后应隔离观察3周

👍 **考查年份**:2013 年,2018 年。

考情分析:属于常考点。重点记忆患儿皮肤的护理及隔离时间。

💡 **小贴士**:阿昔洛韦是目前抗病毒治疗的首选药物。

● 经典考题

1. 小儿,3岁。未患过水痘,现该幼儿班级里出现水痘患儿。该幼儿应在家隔离观察的时间是(　　)

A.1 周　　　　B.2 周　　　　C.3 周　　　　D.4 周　　　　E.5 周

【答案】 C

2. 患儿,男,4岁。出水痘后其母亲非常担心患儿病情和预后,护士对家长的健康指导不正确的是(　　)

A. 康复后不用接种水痘疫苗　　　　B. 高热时用阿司匹林降温

C.3 周内不能上学　　　　D. 室内适当通风

E. 不能和其他孩子玩耍

【答案】 B

第三节　流行性腮腺炎

考点一 概述

流行性腮腺炎是腮腺炎病毒引起的传染病,患者和隐性感染者为传染源,主要通过呼吸道飞沫和直接接触传播,腮腺肿大前 1 天至消肿后 3 天均具有传染性。

● 经典考题

对无并发症的急性腮腺炎患儿,正确的隔离方式是( )
A. 保护性隔离   B. 接触隔离   C. 血液隔离
D. 消化道隔离   E. 呼吸道隔离

【答案】 E

考点二 临床表现

分　期	表　现
潜伏期	平均约 18 天(一般 14～25 天)
前驱期	数小时至 1～2 天,常有发热、头痛、乏力、食欲减退等症状
腮腺肿大	以耳垂为中心向外肿大,质地坚韧,边缘不清,通常一侧肿大 2～3 天又累及对侧,或双侧同时肿大。腮腺肿大 3～5 天达高峰,持续 1 周左右消退
并发症	脑膜脑炎、睾丸炎或卵巢炎、急性胰腺炎、心肌炎等,其中睾丸炎是男孩最常见的并发症

💡 小贴士:流行性腮腺炎的首发体征多表现为腮腺肿大,并发脑膜炎主要表现为头痛、呕吐、发热等,并发睾丸炎表现为睾丸疼痛、肿胀。

考点三 护理措施

要　点	内　容
一般护理	呼吸道隔离至腮腺肿胀完全消退后 3 天为止,易感儿接触后应隔离观察 3 周,卧床休息以减少体力消耗
饮食护理	给予清淡、营养丰富、易消化的半流质或软食,避免酸、辣、硬等刺激食物,以免引起唾液分泌增多
口腔护理	保持口腔清洁,饭后及睡前用温盐水漱口或刷牙,鼓励多饮水
对症护理	高热者可给予物理降温或遵医嘱用药;并发睾丸炎者可用丁字带托起阴囊,局部冷敷以减轻疼痛

👍 考查年份:2020 年。
考情分析:重点掌握流行性腮腺炎的隔离时间。

第四节　病毒性肝炎

考点一 概述

要　点	内　容
甲型肝炎、戊型肝炎	传染源为患者和隐性感染者,经粪-口途径传播
乙型肝炎、丙型肝炎、丁型肝炎	传染源为患者、病毒携带者、隐性感染者,经血液传播、性传播、母婴传播,血液传播为主要传播途径

💡 小贴士:新生儿应用乙肝疫苗与高效价乙肝免疫球蛋白注射可预防母婴传播。

经典考题

丙型肝炎的主要传播途径( )

    A. 粪－口传播   B.水传播   C.食物传播   D.血液传播   E.媒介传播

【答案】 D

考点二 临床表现

分 类	表 现
急性肝炎	①急性无黄疸型:主要表现为消化道症状 ②急性黄疸型:甲、戊型肝炎多见,表现为食欲减退、恶心、呕吐、巩膜皮肤黄染、浓茶样尿、肝大且有压痛等
慢性肝炎	常见于乙、丙、丁型肝炎,分为轻度、中度和重度,表现为面色灰暗、乏力、纳差、腹胀、肝脾轻度肿大、肝掌、蜘蛛痣等
重型肝炎(肝衰竭)	①急性:表现为肝脏进行性缩小、肝臭、不同程度的肝性脑病(嗜睡、性格改变、行为异常、昏迷、扑翼样震颤等) ②亚急性:易发展成坏死性肝硬化 ③慢性:在慢性肝炎或肝硬化的基础上发生,预后差,病死率高
淤积性肝炎	肝内胆汁淤积,表现为黄疸加重、皮肤瘙痒、陶土样粪便等
肝炎肝硬化	表现为肝功能异常及门静脉高压

💡 小贴士:重型肝炎的诱因包括感染、病后劳累、大量酗酒等。

考点三 辅助检查

项 目	内 容
肝功能检查	丙氨酸氨基转移酶(在肝功能检测中最常用,是判定肝细胞损害的重要指标)、血清蛋白、血清和尿胆红素、凝血酶原活动度检查等
肝炎病毒标志物检测	①甲肝:抗－HAV－IgM(近期感染)、抗－HAV－IgG(既往感染或疫苗接种后) ②乙肝:HBsAg阳性(正在感染)、抗－HBs阳性(既往感染并产生免疫力或疫苗接种)、HBeAg阳性(复制活跃、传染性强) ③丙肝:抗－HCV(正在感染或既往感染) ④丁肝:HDAg(感染标志) ⑤戊肝:抗－HEV－IgM与抗－HEV－IgG(近期感染)

💡 小贴士:抗－HAV－IgM是确诊甲型肝炎的主要指标。

经典考题

患者,男,27岁。既往体健,体检时肝功能正常,抗HBs阳性,HBV其他血清病毒标记物均为阴性。其很担心自己患上乙型肝炎,护士应告知患者此时的状况是( )

    A. 乙型肝炎且有传染性   B. 乙型肝炎但病情稳定   C. 乙型肝炎病毒携带状态

    D. 处于乙型肝炎恢复期   E. 对乙型肝炎病毒具有免疫力

【答案】 E

考点四 护理措施

要　点	内　容
一般护理	适当隔离,注意休息,劳逸结合,做好口腔和皮肤护理。被患者污染过的物品可用0.5%的含氯消剂浸泡或煮沸消毒
病情观察	密切监测生命体征、观察神志、尿量的变化,注意有无出血倾向、性格和行为改变、水肿等
饮食护理	急性肝炎期给予清淡、易消化的流质饮食,加强营养。禁饮酒、暴饮暴食,肝性脑病者限制蛋白质
心理护理	安慰鼓励患者,使患者保持轻松、愉悦的心情

💡 小贴士:甲型肝炎流行期间,易感者可以接种甲型肝炎减毒活疫苗,接触者可接种血清免疫球蛋白以防止发病。

● 经典考题

患者,女,32岁。因乏力、纳差5天,尿黄1天来诊,经实验室检查诊断为急性病毒性肝炎(甲型)。对于其5岁的儿子,适宜的做法是(　　)

　　A.不需要采取任何措施　　　　　　　　　B.预防性服用抗病毒药物

　　C.进行相关检查,若未感染可不做处理　　　D.进行相关检查,若未感染可注射人丙球蛋白

　　E.进行相关检查,若未感染可注射高价特异性免疫球蛋白

【答案】　E

第五节　艾滋病

考点一 概述

👍 考查年份:2012年,2017年,2018年。

考情分析:属于常考点。重点记忆该疾病的传播途径。

要　点	内　容
病原体	人类免疫缺陷病毒(HIV)
传播途径	血液传播、性传播、母婴传播
高危人群	男性同生恋者、多个性伴侣者、静脉药物依赖者等

● 经典考题

患者,男,32岁。反复发热、腹泻2月,经实验室检查抗HIV阳性,初步诊断为艾滋病。护士对患者进行健康史评估时,下列内容中最不重要的是(　　)

　　A.有无输血史　　　　　B.有无静脉吸毒史　　　　　C.有无吸食大麻史

　　D.性伴侣的情况　　　　E.有无不洁性行为史

【答案】　C

考点二 临床表现

　　艾滋病临床分为急性感染期、无症状期和艾滋病期。主要表现为不规则发热或低热、乏力、盗汗、体重下降、头痛、全身淋巴结肿大、肺孢子菌肺炎、口腔黏膜念珠菌感染等。

💡 小贴士:艾滋病死亡的主要原因为肺孢子菌肺炎。

考点三 辅助检查

项　目	内　容
血常规	红细胞、白细胞、血小板均减少,血清转氨酶升高
免疫学检查	T细胞绝对值降低,CD4$^+$T淋巴细胞下降,CD4/CD8<1.0,免疫球蛋白增高
艾滋病病毒检测	HIV的抗体、抗原、核酸和病毒的检测

● 经典考题

HIV感染后对免疫系统造成损害,主要机理是损害哪类细胞(　　　)
　　A.中性粒细胞　　　　　B.B淋巴细胞　　　　　C.CD4$^+$T淋巴细胞
　　D.CD8$^+$T淋巴细胞　　E.自然杀伤(NK)细胞
【答案】 C

考点四 治疗要点

艾滋病目前无特效药,重在预防。艾滋病患者只能通过积极抗病毒治疗来恢复免疫功能,提高生存质量,延长生命。

考点五 护理措施

要　点	内　容
一般护理	隔离患者,注意休息,护理操作时严格执行无菌操作
饮食护理	给予高热量、高蛋白饮食,多吃新鲜蔬菜、水果,少食多餐
心理护理	尊重理解患者,满足其合理需求,解除其恐惧感,建立自信,鼓励其配合治疗
健康指导	洁身自爱,拒绝毒品,不使用未经检测的血液及血制品,在医生指导下阻断母婴传播(已感染HIV的育龄妇女应避免妊娠、生育,哺乳期的妇女应人工喂养婴儿)

第六节　流行性乙型脑炎

考点一 概述

要　点	内　容
病原体	乙脑病毒(不耐热,对乙醚、酸及消毒剂均敏感)
传染源	患者和病畜(主要是猪)
传播途径	蚊虫叮咬

考查年份:2015年,2019年。
考情分析:属于偶尔考点。主要记忆病原体与传播途径。

● 经典考题

患者，男，35岁。因高热急诊入院，主诉头痛、恶心、呕吐和嗜睡，颈项强直，诊断为流行性乙型脑炎。应采取的隔离方式是（   ）

　　A. 消化道隔离　　　　　　B. 昆虫隔离　　　　　　　C. 接触隔离

　　D. 呼吸道隔离　　　　　　E. 保护性隔离

【答案】　B

考点二　临床表现

分　期	表　现
潜伏期	4~21天，多为10~14天
初期	1~3天，有发热、头痛、恶心、呕吐等症状
极期	4~10天，主要表现为高热、意识障碍、惊厥抽搐、呼吸衰竭和神经系统症状等
恢复期	多2周内完全恢复，神经、精神症状好转
后遗症期	可有失语、痴呆、瘫痪等后遗症

💡 小贴士：高热、惊厥与呼吸衰竭是乙脑极期的严重症状，其中呼吸衰竭是致死的主要原因。

● 经典考题

流行性乙型脑炎极期最严重的3种症状是（   ）

　　A. 高热、意识障碍、呼吸衰竭　　　B. 意识障碍、呼吸衰竭、循环衰竭　　　C. 高热、惊厥、呼吸衰竭

　　D. 高热、惊厥、循环衰竭　　　　　E. 惊厥、呼吸衰竭、循环衰竭

【答案】　C

考点三　辅助检查

　　血清学检查：特异性IgM抗体在病后3~4天出现，有早期诊断价值。

考点四　治疗要点

要　点	内　容
对症治疗	①高热：物理或药物降温，体温控制在38℃左右为宜 ②惊厥或抽搐：去除病因，镇静止痉，首选地西泮 ③呼吸衰竭：祛痰、吸氧，保持呼吸道通畅 ④颅内压增高：早期给予脱水治疗
其他	支持治疗、恢复期及后遗症处理等

💡 小贴士：脑脊液的检查：压力增高，外观无色透明或微浊，氯化物正常，糖正常或偏高，白细胞计数增高。

考点五　护理措施

要　点	内　容
高热护理	以冰袋冷敷、乙醇擦浴或冰盐水灌肠等物理降温为主；口服退热剂或人工冬眠剂等药物降温为辅
惊厥抽搐护理	给予镇静剂，给氧、吸痰，保持呼吸道通畅，必要时气管切开或插管
呼吸衰竭护理	给予呼吸兴奋剂（尼可刹米），行脱水治疗以减轻脑水肿，做好急救准备

💡 小贴士：脑实质炎症时及时给予镇静止惊药，首选地西泮。

经典考题

患儿,男,10岁。因发热40.2℃收入院,诊断为乙脑。针对该患儿的高热,护理措施是( )

A. 严格限制钠盐的摄入　　　　　　B. 早期足量给予脱水治疗

C. 以药物降温为主,无效时给予物理降温　　D. 以物理降温为主,可用小剂量阿司匹林或肌注安乃近

E. 密切观察低钾的表现

【答案】 D

第七节 猩红热

考点一 概述

考查年份:2012年,2017年。

考情分析:属于常考点。重点记忆该疾病的致病菌。

要 点	内 容
病原体	A组乙型溶血性链球菌
传染源	患者和带菌者
传播途径	空气飞沫传播,也可以通过物品、食物间接传播

经典考题

引起猩红热的病原体是( )

A. 金黄葡萄球菌　　　　B. A组乙型溶血性链球菌　　　　C. B组链球菌

D. C组链球菌　　　　E. 肺炎链球菌

【答案】 B

考点二 临床表现

分 期	表 现
前驱期	有畏寒、高热,伴咽部和扁桃体充血、肿胀,婴儿可有谵妄和惊厥,扁桃体上可见点状或片状分泌物,可有米粒大的红色斑疹或出血点(黏膜内疹)
出疹期	皮疹是猩红热重要的症状之一,时间——发热后第2天出现,出疹顺序——始于耳后、颈部和上胸部,而后迅速波及全身。典型皮疹——全身皮肤充血发红伴针尖样大小的皮疹,压之褪色,疹间无正常皮肤,"帕氏线"指在腋下、腹股沟等皮肤褶皱处,皮疹因压迫或摩擦出血而出现的紫红色线,此外还有"草莓舌""杨梅舌""口周苍白圈"等表现
恢复期	皮疹按先出先退原则开始消退,退疹后出现脱屑,尤其是在皮疹密集处最明显,脱屑后无色素沉着。躯干多为糠状脱屑,手掌足底可呈片状脱屑,严重者手足可呈"手套""袜套"状脱屑
并发症	中毒性心肌炎、急性肾小球肾炎、败血症、风湿热等

● 经典考题

1. 患儿,男,6岁。1天前突发高热,体温达39℃,伴有咽痛、吞咽痛。今晨发现耳后、颈部及上胸部出现分布均匀的丘疹,舌头肿胀,呈"杨梅舌"。正确的护理措施是(   )

　　A. 严密隔离　　　　　B. 呼吸道隔离　　　　　C. 消化道隔离

　　D. 保护性隔离　　　　E. 无须隔离

【答案】　B

2. 猩红热患儿特有的体征是(   )

　　A. 口周苍白圈　　　　B. 躯干糠皮样脱屑　　　C. 皮疹多在发热2天后出现

　　D. 疹间无正常皮肤　　E. 多为持续性高热

【答案】　A

考点三　治疗要点

主要使用抗生素治疗,首选药物为青霉素。

考点四　护理措施

要　点	内　容
一般护理	采取呼吸道隔离,保持室内适宜的温湿度,急性期应绝对卧床休息
饮食护理	给予清淡、高热量、营养丰富、易消化的流质或半流质饮食,避免辛辣、刺激性食物,鼓励多饮水
皮肤护理	保持皮肤清洁,剪短指甲避免抓伤皮肤,可在皮肤瘙痒处涂抹炉甘石洗剂,脱皮时勿用手撕拽,可用消毒后的剪刀修剪,防止感染,
高热护理	多饮水,给予物理降温或药物降温,忌用冷水或者乙醇擦浴,出汗时及时擦干汗液,更换湿衣裤
病情观察	密切观察生命体征、咽分泌物及出疹情况,注意有无尿量减少、水肿等发生
隔离护理	患者隔离至症状消失后7天,连续咽拭子培养3次阴性。密切接触者需观察7天

● 经典考题

患儿,男,2岁。患猩红热入院治疗,现患儿处于脱屑期,躯干呈糠皮样脱屑,手足为大片状脱屑。针对患儿该阶段的皮肤护理指导,错误的是(   )

　　A. 观察脱屑进展情况　　　　　　　　B. 勤换衣服,勤晒被褥

　　C. 用温水清洗皮肤,以免感染　　　　D. 脱屑大时可用手轻轻撕掉

　　E. 剪短患儿指甲避免抓破皮肤

【答案】　D

第八节 中毒性细菌性痢疾

考点一 概述

要 点	内 容
病原体	志贺菌属(痢疾杆菌)
传染源	患者和带菌者
传播途径	消化道传播

考点二 临床表现

起病急,进展快。表现为腹痛、腹泻、里急后重、黏液脓血便,伴发热和全身毒血症状,严重者出现感染性休克、中毒性脑病或呼吸衰竭。

考点三 辅助检查

粪便培养:分离出痢疾杆菌可以确诊。

考点四 护理措施

要 点	内 容
一般护理	实施消化道隔离,卧床休息,注意保暖
饮食护理	严重腹泻伴呕吐者暂禁食,病情缓解后给予清淡、易消化的流质或半流质饮食,少食多餐,忌生冷、油腻、刺激性食物
病情观察	密切观察生命体征、尿量、有无休克症状,注意记录排便的次数、性状和量
对症治疗	休克者迅速建立静脉通道,遵医嘱输血和抗休克治疗;躁动不安者给予镇静剂,控制惊厥
隔离	患儿应隔离至临床症状消失后7天或连续3次粪便培养阴性

第九节 流行性脑脊髓膜炎

考点一 概述

要 点	内 容
病原体	脑膜炎奈瑟菌(脑膜炎球菌)
传染源	患者和带菌者
传播途径	呼吸道传播

小贴士:中毒性细菌性痢疾分为休克型、脑型、肺型、混合型,休克型表现为感染性休克的症状,脑型以颅内压增高、脑水肿、脑疝的表现为主。

小贴士:中毒性细菌性痢疾大便送检标本应做到:尽早、新鲜,选取黏液脓血部分多次送检。

小贴士:从潜伏期末至发病10天内具有传染性。

考点二 临床表现

临床分型	表现
普通型（最常见）	①呼吸道感染期：多无症状，偶有低热、鼻塞、咽痛等上感症状。传染性最强 ②败血症期：突起高热，剧烈头痛，频繁呕吐，咽部、四肢和躯干皮肤黏膜瘀点、瘀斑 ③脑膜炎期：意识障碍、抽搐、颅内压增高和脑膜刺激征阳性等中枢神经系统症状 ④恢复期：症状好转，瘀点、瘀斑消失
暴发型	①休克型：在败血症期的基础上可出现发绀、四肢湿冷、血压下降等周围循环衰竭的表现 ②脑膜炎型：脑实质严重损害，表现为颅内压升高的症状，严重者可引起脑疝 ③混合型：①和②均可出现，病情极重，死亡率高
轻型	病变轻，轻微上感症状

💡 小贴士：皮肤黏膜瘀点、瘀斑为败血症期特征性的表现。

● 经典考题

流行性脑脊髓膜炎患者最典型的皮肤黏膜体征是（ ）
　　A. 瘀点、瘀斑　　　　B. 色素沉着　　　　C. 白斑　　　　D. 发绀　　　　E. 黄疸
【答案】 A

考点三 辅助检查

项目	内容
血常规	白细胞及中性粒细胞增多
脑脊液检查	颅内压增高，外观混浊，糖及氯化物减少
细菌性检查	血或脑脊液作细菌培养，是确诊的重要依据

考点四 治疗要点

首选青霉素。

💡 小贴士：青霉素G不容易透过血脑屏障，因此需要大剂量使用才能达到有效治疗浓度。

考点五 护理措施

要点	内容
一般护理	呼吸道隔离，病情较重者卧床休息，病室温、湿度适宜，给予高热量、高蛋白、易消化的流质或半流质饮食
病情观察	密切监测生命体征、意识、尿量等，注意有无抽搐、惊厥发生，发现颅内高压或脑疝症状时及时通知医生
对症护理	高热者给予物理降温或药物降温；皮疹者保持床单位清洁干燥，勤换衣裤、勤翻身；休克者补充血容量，应用血管活性药物；剪短患儿指甲，防止抓伤皮肤
隔离	呼吸道隔离至患者症状消失后3天，但不少于发病后7天

第十节 结核病

考点一 肺结核

1. 概述

要 点	内 容
病原体	结核分枝杆菌,分人型(90%以上)、牛型、鼠型及非洲型
病理特征	渗出、干酪样坏死及结核结节,可形成空洞
传染源	痰涂片阳性的继发性肺结核患者,通过呼吸道(主要途径)、消化道传播

2. 临床表现

要 点	内 容
局部症状	咳嗽、咳痰最常见,多为干咳或少量黏液痰;1/3～2/3 患者有不同程度的咯血;随呼吸运动和咳嗽加重的胸痛,患侧卧位可减轻;有大量胸腔积液时出现呼吸困难
全身症状	午后低热、乏力、食欲减退、盗汗、体重减轻、消瘦,育龄女性可有月经失调或闭经等
体征	呼吸运动减弱,触觉语颤增强,叩诊浊音,听诊呼吸音减弱,可闻及湿啰音
并发症	自发性气胸、支气管扩张、肺心病等

3. 辅助检查

项目	内 容
结核菌检查	简单易行,痰中找到结核分枝杆菌是确诊肺结核的主要依据
影像学检查	X 线(早期诊断肺结核的主要方法)、CT
结核菌素(PPD)试验	①方法:于左前臂内侧中上 1/3 交界处皮内注射 PPD 溶液 0.1ml,48～72 小时后测量皮肤硬结直径 ②判断:硬结直径 <5mm 为阴性,5～9mm 为弱阳性,10～19mm 为阳性,≥20mm 或局部发生水疱、坏死者为强阳性

● 经典考题

患者,女,33 岁。干咳伴乏力、低热、夜间虚汗、体重减轻 2 个月余,X 线胸片示右上肺阴影,疑诊肺结核,遂收住入院。为明确诊断,应进行的检查是(　　)

　　A. 结核菌素试验　　　　B. 痰结核菌检查　　　　C. 呼吸功能检查

　　D. 腹部 B 超　　　　　　E. 纤维支气管镜检查

【答案】 B

4. 治疗要点

以抗结核化学药物治疗为主,辅以充足休息、加强营养和对症治疗。

小贴士:杀灭结核菌的方法:
①烈日下暴晒 2～7 小时;
②紫外线照射 30 分钟;
③70% 乙醇接触 2 分钟;
④煮沸 5 分钟;
⑤将痰吐在纸上直接焚烧(最简单)。

小贴士:①原发型肺结核:多发生于儿童及边远山区的成人,X 线胸片表现为哑铃形阴影;②血行播散型肺结核:X 线显示双肺布满粟粒状阴影;③浸润型肺结核:X 线表现为片状、絮状阴影。

小贴士:结核菌素试验阳性仅表示曾有结核感染,并不一定患病,若呈强阳性,常提示活动性结核病。

（1）化疗原则：早期、联合、适量、规律和全程治疗。

（2）常用药物

常用抗结核药物	不良反应
异烟肼（杀菌剂）	周围神经炎（加用维生素 B_6 治疗和预防），偶有肝功能损害
利福平（杀菌剂）	肝功能损害、黄疸、转氨酶一过性升高及变态反应，泪液、唾液、尿液呈橘红色
链霉素（杀菌剂）	听力障碍、肾功能损害、眩晕
吡嗪酰胺（杀菌剂）	胃肠道不适、肝功能损害、关节痛
乙胺丁醇（抑菌剂）	视神经炎
对氨基水杨酸钠（抑菌剂）	胃肠道不适、肝功能损害

● 经典考题

最容易引起听神经损害的药物是（　　）

A. 异烟肼　　　　B. 利福平　　　　C. 链霉素　　　　D. 吡嗪酰胺　　　　E. 乙胺丁醇

【答案】 C

5. 护理措施

要点	内容
休息与活动	病情严重或合并咯血者应绝对卧床休息，病情轻或恢复期者可适当活动，保证休息与睡眠，避免劳累和重体力劳动
饮食护理	给予高热量、高蛋白、高维生素饮食，提高机体抵抗力。避免进食辛辣刺激性食物，戒烟、忌饮酒
病情观察	严密监测患者生命体征、意识情况、有无呼吸困难，注意观察咯血的量、颜色、性状和出血速度，发现异常及时通知医生
咯血护理	安慰患者，取患侧卧位，保持呼吸道通畅，避免屏气。痰中带血或少量咯血应卧床休息，应用垂体后叶素等药物止血及镇静止咳药；中等或大量咯血应严格卧床休息，可适量输血，必要时经支气管镜止血。有窒息征象者立即取头低足高俯卧位，轻拍背部，迅速排出血块，必要时吸痰、气管插管或气管切开
预防感染	患者应进行呼吸道隔离，打喷嚏时用双层纸巾遮盖口鼻，痰液吐在纸上用火焚烧，防止传播。患者餐具用煮沸消毒法或消毒液浸泡法消毒。书籍、被褥等可放烈日下暴晒6小时以上

考查年份：2012年，2014年，2017年。
考情分析：属于常考点。尤其注意咯血时窒息的护理。

小贴士：高血压、冠心病及孕妇禁用垂体后叶素。

小贴士：大咯血应暂禁食，小咯血应进少量温凉的流质饮食。

● 经典考题

肺结核患者在家里休养治疗期间,简便有效的处理痰液的方法是(　　)

A. 煮沸　　　　　　B. 深埋　　　　　　C. 焚烧

D. 70%乙醇浸泡　　E. 5%苯酚消毒

【答案】 C

考点二　结核性脑膜炎

> 💡 小贴士:小儿结核中最严重的类型是结核性脑膜炎。

1. 临床表现

要　点	内　容
结核中毒症状	表现为低热、乏力、消瘦、食欲减退等
脑膜刺激症状	表现为头痛、恶心、呕吐(喷射状)、嗜睡、脑膜刺激征阳性及颅内压增高症状
脑实质和神经损害	表现为神志淡漠、偏瘫、视力减退、面神经麻痹、谵妄、昏迷等

> 💡 小贴士:脑膜刺激征(颈项强直、Kernig 征和 Brudzinski 征阳性)是结核性脑膜炎的主要体征。

2. 辅助检查

项　目	内　容
脑脊液检查	压力增高,外观透明或呈毛玻璃样,脑脊液中找到结核杆菌可确诊;脑脊液免疫球蛋白 IgG 显著增高;糖和氯化物含量同时降低(典型改变)
其他	X 线、结核菌素试验

3. 治疗要点

抗结核药物治疗、降低颅内压、应用肾上腺皮质激素等。

4. 护理措施

要　点	内　容
一般护理	呼吸道隔离,保证充足营养,每日两次口腔护理
病情观察	监测生命体征、意识和瞳孔变化,发生颅内压增高或脑疝,应立即通知医生处理
头痛护理	保持环境安静,避免声音、光线等刺激,减少探视,护理操作集中进行,保证充足睡眠。采取头高卧位,遵医嘱应用20%甘露醇降低颅内压
皮肤护理	保持床单整洁和皮肤干燥,勤翻身避免压疮

第六章 皮肤及皮下组织疾病

章前分析

本章的内容较少,主要讲了常见的几种皮肤与皮下组织疾病。内容比较简单。在历年考试中,本章涉及分值为 1～3 分。

本章核心考点解读

第一节 疖、痈、急性蜂窝织炎

考点一 致病菌与临床表现

类 型	致病菌	临床表现
疖(单个毛囊及其所属皮脂腺的化脓感染)	金黄色葡萄球菌	局部有小硬结,表现为红、肿、痛
痈(多个相邻毛囊及其周围组织的化脓感染)	金黄色葡萄球菌	①表现为小片的皮肤硬肿,色暗红,界限不清,疼痛较轻,中央部表面可有数个凸出点或脓点 ②痈向四周和深部发展,皮肤硬肿范围增大,患者可有畏寒、发热等全身症状
急性蜂窝织炎	溶血性链球菌	①浅表急性蜂窝织炎表现为局部红、肿、痛;深部感染时,红肿不明显,全身症状明显且剧烈 ②发生在口底、颌下、颈部等处时,可导致喉头水肿或压迫气管,引起呼吸困难、窒息

名师指导

考查年份:2012 年,2013 年。

考情分析:属于常考点。该题为记忆理解性题,着重掌握疖发生在面部危险三角区的注意事项。

小贴士:疖发生在面部,特别是上唇和鼻子周围("危险三角区")时,可因挤压使细菌进入颅内海绵状静脉窦,从而引起化脓性海绵状静脉炎。

经典考题

患者,女,17 岁。面部"危险三角区"长了一个疖,因怕影响形象而想自行挤破清除。护士告知患者这样做的主要危险是可能导致(　　)

   A. 面部蜂窝织炎　　　　B. 眼球内感染　　　　C. 上颌骨骨髓炎

   D. 海绵状静脉窦炎　　　E. 脑脓肿

【答案】 D

考点二 治疗要点

考情分析:着重掌握急性蜂窝织炎发生在口底、颌下的护理措施。

类 型	治疗要点
疖	促进炎症消退,红肿局部涂 2% 碘酒等;化脓时及早排脓;出现发热、头痛时可选用抗生素

续表

类 型	治疗要点
痈	适当休息,选用抗生素;红肿范围大、中央部坏死组织多时可切开引流,但唇痈不宜采用
急性蜂窝织炎	①局部治疗:对症治疗,可用硫酸镁溶液消肿、止痛,厌氧菌感染创面可用3%过氧化氢溶液冲洗和湿敷 ②脓肿引流:脓肿一旦形成,应尽快切开引流,尤其是颌下、口底部位,因其易引起喉头水肿或压迫气管,引起呼吸困难甚至窒息 ③全身治疗:应用抗生素是治疗蜂窝织炎的最重要措施之一,根据细菌培养及药敏试验结果选择药物

● 经典考题

急性蜂窝织炎患者应用抗生素治疗,选择抗生素最理想的依据是(　　　)

　A.感染发生部位　　　B.感染的严重程度　　　C.药物敏感试验结果

　D.患者的抵抗力　　　E.病菌的类型

【答案】 C

考点三 护理措施

要 点	内 容
保护皮肤	防止皮肤破损,蚊虫叮咬后切忌用指甲抓挠,避免抓破皮肤引起感染
伤口引流护理	一旦脓肿形成,即应切开排脓,每日清洗伤口及更换敷料,严格执行无菌操作

第二节　手部急性化脓性感染

考点一 致病菌与临床表现

类 型	致病菌	临床表现
甲沟炎	金黄色葡萄球菌	指甲局部红、肿、热、痛,化脓时可见白色脓点,感染可蔓延至甲根部和对侧甲沟,形成半环形脓肿。若脓肿不切开引流,则会蔓延至甲下,成为甲下脓肿
脓性指头炎	金黄色葡萄球菌	初期指尖疼痛较轻,呈针刺样,随着病情进展,组织肿胀、腔内压力增高、疼痛剧烈。当指动脉受压迫时,疼痛转为搏动样跳痛;患肢下垂时疼痛加重

考点二 治疗要点

类 型	治疗要点
甲沟炎	热敷、理疗、应用抗生素等。有脓肿时,在患侧指面切开引流
脓性指头炎	患肢抬高并制动,可缓解疼痛。初期局部治疗,如患处给予如意金黄散;一旦出现搏动样跳痛、肿胀,应及时切开减压引流。手术时,在患指侧面作纵行切口

考查年份: 2015 年,2018 年。

考情分析: 属于偶尔考点。理解记忆甲沟炎与脓性指头炎的治疗要点。

● 经典考题

脓性指头炎典型的临床表现是( )

A. 手指发麻　　　　　B. 搏动性跳痛　　　　　C. 寒战、发热

D. 晚期疼痛加剧　　　E. 晚期指头明显发红、肿胀

【答案】　B

考点三 护理措施

要 点	内 容
观察病情	密切观察患者病情变化,定时测量生命体征,注意有无全身症状出现
药物治疗	①缓解疼痛:患肢抬高并制动,促进静脉和淋巴回流,减轻充血水肿。必要时遵医嘱使用镇痛药 ②控制感染:遵医嘱使用抗生素

第三节　急性淋巴管炎与淋巴结炎

考点一 致病菌

急性淋巴管炎与淋巴结炎的主要致病菌有乙型溶血性链球菌和金黄色葡萄球菌。

考点二 临床表现

考查年份: 2017 年,2018 年,2019 年。

考情分析: 属于常考点。重点记忆急性淋巴管炎的临床表现。

类 型	表 现
急性淋巴管炎	①网状淋巴管炎(丹毒):好发于面部和下肢,局部皮肤出现片状红疹,压之褪色;伴畏寒、发热等全身症状。下肢丹毒反复发作可使淋巴管水肿,进而发展为"象皮肿" ②管状淋巴管炎:分为浅层和深层两种,好发于四肢,下肢更常见。浅层急性淋巴管炎患肢表面有一条或多条"红线",质硬而有压痛。深层急性淋巴管炎患肢无红线,但有肿胀,沿淋巴管有压痛
淋巴结炎	初期局部淋巴结肿大、疼痛和触痛,表面皮肤正常。随着病变加重,表面皮肤发红、发热,形成脓肿时有波动感,常有全身不适、高热等症状

考点三 治疗要点

注意休息,及时应用抗生素治疗。患肢抬高并制动,脓肿形成时应及时切开引流。丹毒患者应做好接触隔离。

第七章 妊娠、分娩和产褥期疾病

• 章前分析 •

本章主要讲了妊娠、分娩与产褥期常见的疾病,章节多,但重点内容较少。需要重点掌握的有妊娠期、分娩期、产褥期、流产、妊娠期高血压疾病护理等章节,结合章节练习题,掌握历年考试中考查的内容和出题形式,缩短复习时间。在历年考试中,本章涉及分值为 12～19 分。

• 本章核心考点解读 •

微信扫描

🎓 名师指导

第一节 女性生殖系统解剖生理

考点一 外生殖器

女性外生殖器又称外阴,位于两股内侧之间,包括阴阜、大阴唇、小阴唇、阴蒂和阴道前庭。

考点二 内生殖器

女性内生殖器位于真骨盆内,由外向内包括阴道、子宫、输卵管和卵巢,其中输卵管和卵巢合称子宫附件。

要点	内容
阴道	是性交器官,也是月经血排出及胎儿娩出的通道
子宫	①功能:孕育胚胎、胎儿及产生月经 ②位置和形态:1)位于骨盆腔中央,前为膀胱,后为直肠。呈前后略扁的倒置梨形。2)成人非孕时子宫重约50g,长7～8cm,宽4～5cm,厚2～3cm,宫腔容积约5ml ③组织结构:子宫体壁可分为黏膜层(子宫内膜)、肌层、浆膜层。宫颈外口柱状上皮与鳞状上皮交界处是宫颈癌的好发部位 ④子宫韧带(共4对):1)圆韧带:维持子宫呈前倾位置。2)阔韧带:维持子宫在盆腔中央的位置。3)主韧带:固定子宫颈位置,防止子宫下垂。4)宫骶韧带:间接维持子宫前倾位置
输卵管	精子与卵子相遇结合成受精卵的场所,根据其形态由内向外可分为间质部、峡部、壶腹部和伞部,输卵管峡部是宫腔最狭窄的部分,也是输卵管结扎的部位,壶腹部为正常受精部位,伞部具有"拾卵"作用
卵巢	是一对性腺,有生殖和内分泌的功能

💡 小贴士:子宫体与子宫颈的比例,婴儿期为1:2,成年妇女为2:1,老人为1:1。

💡 小贴士:子宫体与子宫颈之间最狭窄的部分称为子宫峡部,非孕期约1cm长,孕后期可达7～10cm。

经典考题

使子宫保持前倾位置的主要韧带是(　　)

　　A. 圆韧带　　　　　　　B. 阔韧带　　　　　　　C. 主韧带

　　D. 宫骶韧带　　　　　　E. 骨盆漏斗韧带

【答案】　A

考点三　骨盆

1. 骨盆的组成

由骶骨、尾骨和左右两块髋骨组成。

2. 骨盆平面及径线

要　点	内　容
入口平面	为真假骨盆的交界面,呈横椭圆形。有4条径线:入口前后径(11cm)、入口横径(13cm)、入口斜径(左右各一,12.75cm)
中骨盆平面	为骨盆最窄平面,有2条径线:前后径(11.5cm)、横径(坐骨棘间径,10cm)
出口平面	由两个不在同一平面的三角形组成,有4条径线:出口前后径(11.5cm)、出口横径(坐骨结节间径,9cm)、前矢状径(6cm)、后矢状径(8.5cm)

小贴士:骨盆的分界以耻骨联合上缘、髂耻缘及骶岬上缘的连线为界,将骨盆分为上下两部分,上称假骨盆(大骨盆),下称真骨盆(小骨盆)是胎儿娩出的通道。

经典考题

下列骨盆径线测量值正常的是(　　)

　　A. 髂棘间径22cm　　　　B. 髂嵴间径24cm　　　　C. 骶耻外径17cm

　　D. 骶耻内径14cm　　　　E. 坐骨结节间径9cm

【答案】　E

考点四　女性一生各阶段的生理特点

分　期	内　容
胎儿期	从妊娠第9周起至出生前
新生儿期	出生后4周内
儿童期	从出生4周到12岁
青春期	月经初潮至生殖器逐渐发育成熟的时期。月经初潮是进入青春期的重要标志
性成熟期	自18岁开始,约历时30年。此期卵巢功能基本成熟,有性激素分泌及周期性排卵和行经。具有旺盛的生殖功能
围绝经期	一般始于40岁。该时期卵巢功能逐渐衰退,卵泡数量显著减少,致使月经不规律,生殖器官逐渐萎缩
老年期	一般指60岁后的妇女,此期机体逐渐老化,卵巢功能进一步衰退

小贴士:老年期是高血压、冠心病、骨质疏松症等疾病的高发时期。

青春期女孩的第二性征表现不包括(　　)

　　A.智齿萌出　　　　　　B.月经初潮　　　　　　C.骨盆变宽

　　D.乳房丰满　　　　　　E.出现阴毛

【答案】A

考点五　卵巢的周期性变化及内分泌功能

　　从青春期开始到绝经前,卵巢的形态和功能发生变化称为卵巢周期。卵巢的周期性变化表现为卵泡的发育与成熟、排卵(排卵时间一般为下次月经来潮前的14天左右)、黄体形成和退化(排卵后9~10天黄体细胞开始萎缩)3个阶段。

考点六　月经生理及经期卫生

　　规律的月经来潮是女性生殖功能成熟的标志之一,月经血一般呈暗红色、碱性、无臭味、黏稠但不凝固。在经期骨盆充血及前列腺素的作用下,部分女性可出现下腹及腰骶部坠胀感或疼痛。月经期间,因抵抗力下降,应做好卫生保健工作。

第二节　妊娠期

> 💡 小贴士:雌激素与孕激素的作用:
> ①雌激素:提高子宫平滑肌对缩宫素的敏感性;加强输卵管节律性的收缩;促进乳腺管的增生;促进水钠潴留。
> ②孕激素:降低子宫对缩宫素的敏感性;减低输卵管的收缩;使乳腺腺泡和乳腺小叶增生发育;促进水钠的排泄;使排卵后基础体温升高。

考点一　概述

　　妊娠从精子与卵细胞结合成受精卵开始,胎儿及其附属物自母体排出为止。胎盘、胎膜、脐带和羊水统称为胎儿附属物。

要　点	内　容
胎盘	①组成:由羊膜、叶状绒毛膜和底蜕膜组成 ②功能:是母体与胎儿之间进行物质交换的重要器官。胎盘具有气体交换、营养物质供应、排出胎儿代谢产物、防御及合成功能
胎膜	由平滑绒毛膜和羊膜组成
脐带	连接胎儿与胎盘的组织,呈条索状,是胎儿与母体进行气体交换、营养供应和代谢产物排出的重要通道。内有一条脐静脉和两条脐动脉
羊水	呈弱碱性,pH为7.2,正常足月妊娠羊水量为800~1 000ml

> 💡 小贴士:母血中的IgG可通过胎盘,让胎儿得到抗体,对胎儿有保护作用。

组成胎膜的是(　　)

　　A.真蜕膜和羊膜　　　　B.底蜕膜和羊膜　　　　C.绒毛膜和羊膜

　　D.包蜕膜和羊膜　　　　E.绒毛膜和底蜕膜

【答案】C

考点二 胎儿发育特征

周 数	特 点
8 周末	胚胎初具人形,头大,各器官的原基已形成,B 超可检测到胎心搏动
12 周末	外生殖器已发育,部分可分辨性别
16 周末	可确认胎儿性别。部分孕妇能自觉胎动,X 线检查可见胎儿骨骼阴影
20 周末	经孕妇腹壁可听到胎心音
24 周末	各脏器均已发育
28 周末	皮下脂肪沉积少,皮肤呈粉红色,有呼吸运动,此期出生者易患特发性呼吸窘迫综合征
32 周末	面部毳毛已落
36 周末	出生后哭声响亮,吸吮能力强,基本可以存活
40 周末	胎儿发育成熟

💡 小贴士:28 周末,可有呼吸运动,但肺泡Ⅱ型细胞中表面的活性物质含量较少,因此容易发生呼吸窘迫综合征。

考点三 妊娠期母体变化

系 统	内 容
生殖系统	妊娠后子宫体逐渐增大变软,子宫峡部非孕时长约 1cm,临产时其长度可达 7～10cm
乳房	乳房增大,孕妇自觉乳房发胀、刺痛或触痛,乳头和乳晕有明显的色素沉着。乳晕周围的皮脂腺增生、肥大,形成散在的结节状小隆起,称为蒙氏结节
循环及血液系统	血容量在妊娠 6 周起开始增加,至妊娠 32～34 周达高峰,其中血浆增加多于红细胞增加,血液相对稀释,出现生理性贫血。妊娠时若长时间处于仰卧位,可导致回心量减少,心排出量减少使血压下降,称仰卧位低血压综合征。妊娠晚期血液黏稠度增加,血液处于高凝状态,血沉加快
泌尿系统	妊娠期,由于肾血流量及肾小球滤过率均增加,导致肾脏负担加重。孕妇夜尿量多于日尿量。妊娠中期后,孕妇易患急性肾盂肾炎,多见于右侧
其他	①骨骼:妊娠期间,骨质一般无改变,如妊娠次数过多、过密又不注意补充维生素 D,则易出现骨质疏松症 ②体重:妊娠 13 周前体重无明显变化,至妊娠足月约增加 12.5kg

💡 小贴士:妊娠合并心脏病的孕产妇在妊娠 32～34 周、分娩期(尤其第二产程)及产褥期最初 3 天内,因心脏负荷最重,容易发生心力衰竭。

考点四 妊娠诊断

1.分期

分 期	内 容
早期妊娠	妊娠 13 周末以前
中期妊娠	第 14～27 周末

续表

分 期	内 容
晚期妊娠	第28周及以后

2. 早期妊娠诊断

要 点	内 容
病史与症状	停经是最早、最重要的症状,部分孕妇会有恶心、晨起呕吐、食欲不振的反应。由于子宫逐渐增大,压迫膀胱,导致孕妇有尿频的症状
体征	乳房增大、乳晕着色,蒙氏结节出现
辅助检查	①妊娠试验:免疫学方法测定受检者血或尿中 HCG 的存在及含量,可协助早期诊断 ②超声:诊断早期妊娠快速且准确的方法

3. 中晚期妊娠诊断

要 点	内 容
病史与症状	孕妇有早期妊娠经过,并感觉腹部逐渐增大,有胎动,可听到胎心,较易诊断
体征	①胎动:大部分孕妇在妊娠 18～20 周时,开始自觉胎动,正常为 3～5 次/小时 ②胎心音:妊娠 18～20 周时,孕妇腹壁上可听到胎心音,正常为 110～160 次/分 ③胎体:在妊娠 20 周后,经腹壁能触及子宫内的胎体
辅助检查	B 超:不仅能检测胎儿数目、胎方位、胎心搏动等,还能测定胎儿双顶径、股骨长等,了解胎儿生长发育情况

考点五 胎产式、胎先露、胎方位

要 点	内 容
胎产式	胎儿身体纵轴与母体身体纵轴之间的关系
胎先露	最先进入骨盆入口的胎儿部分
胎方位	胎儿先露部的指示点与母体骨盆的关系

考点六 妊娠期护理管理

1. 推算预产期

末次月经第一天起,公历:月份 +9 或 -3,日期 +7;农历:月份 +9 或 -3,日期 +15。

经典考题

28 岁孕妇,平素月经规律,末次月经为 2012 年 1 月 6 日。其预产期是(   )

A. 2012 年 9 月 6 日　　B. 2012 年 9 月 13 日　　C. 2012 年 10 月 6 日

D. 2012 年 10 月 13 日　　E. 2013 年 1 月 6 日

【答案】 D

小贴士:妇科检查:妊娠 6～8 周时,阴道黏膜和宫颈充血呈紫蓝色。检查子宫峡部极软,感觉子宫颈与宫体之间似不相连,称为黑加征。

小贴士:产前检查的频率:妊娠 28 周前每月检查一次,妊娠 28 周后每两周一次,妊娠 36 周后每周一次。

2. 妊娠期常见的症状及其护理

症 状	护 理
恶心、呕吐	多数在 12 周左右自行消失。避免空腹或食用难以消化的食物,少食多餐,必要时按医嘱服用维生素 B_6 等药物
尿频、尿急	因妊娠子宫压迫膀胱所致,属正常现象,无须特殊处理
白带增多	妊娠期间受激素影响,孕妇阴道分泌物会增多,是正常的生理变化。告知孕妇保持外阴部清洁
水肿	妊娠后期易发生踝部和小腿水肿。嘱孕妇左侧卧位,抬高下肢 15°,避免久站或久坐,必要时限制盐的摄入
仰卧位低血压综合征	妊娠晚期孕妇取仰卧姿势时,增大的子宫压迫下腔静脉使回心血量及心排出量骤然减少,出现头晕、恶心、呕吐及不同程度的血压下降。可选择左侧卧位,使下腔静脉血流通畅
贫血	妊娠中晚期,孕妇对铁的需求逐渐增加。告知孕妇可适当增加含铁食物的摄入,如肉类、动物肝脏、菠菜等。如需要补充铁剂,应在餐后20分钟服用,可减轻胃肠道的反应

● 经典考题

1. 孕妇,25 岁,孕 6 周。医生建议其口服叶酸,孕妇向门诊护士询问服用该药的目的时,正确的回答是(　　)
   A. 促进胎盘的形成　　　　B. 预防缺铁性贫血　　　　C. 防止发生胎盘早剥
   D. 预防脑神经管畸形　　　E. 防止胎儿宫内发育迟缓
【答案】 D

2. 孕妇,27 岁。停经48 天,恶心、呕吐1 周,每天呕吐2～3 次,进食量减少,尿酮体阴性。护士采取的正确措施是(　　)
   A. 输液　　　　　　　　　B. 高脂肪饮食　　　　　　C. 口服镇吐药
   D. 绝对卧床休息　　　　　E. 鼓励孕妇少量多次进食
【答案】 E

第三节　分娩期

考点一　概述

要 点	内 容
分娩	妊娠满28 周及以上,胎儿及其附属物全部从母体娩出的过程
足月产	妊娠满37 周至不满42 足周(259～293 天)间分娩
早产	妊娠满28 周至不满37 足周(196～258 天)间分娩
过期产	妊娠满42 周以上(294 天及以上)分娩

考点二　影响分娩的因素

影响分娩的4个因素：产力、产道、胎儿和精神心理因素。

因　素	内　容
产力	①子宫收缩力：临产后的主要动力，贯穿于分娩的全过程。子宫收缩具有节律性、对称性和极性、缩复作用的特点 ②腹肌及膈肌收缩力：是第二产程时胎儿娩出的主要辅助力量 ③肛提肌收缩力
产道	分为骨产道和软产道，骨产道指真骨盆，其形状、大小与分娩关系密切
胎儿	胎儿的大小、胎位等决定胎儿能否顺利通过产道
精神心理因素	负面精神因素可影响产妇机体环境的平衡、社会适应能力及健康

● 经典考题

临产后主要的产力是（　　　）

　　A.子宫收缩力　　　　　B.腹肌收缩力　　　　　C.膈肌收缩力

　　D.肛提肌收缩力　　　　E.骨骼肌收缩力

【答案】　A

考点三　枕先露的分娩机制

分娩机制是一个连续的过程，各动作之间没有明显的界限，尤以经产妇更不明显。临床上以枕先露多见，其中又以枕左前位居多。步骤包括衔接、下降、俯屈、内旋转、仰伸、复位及外旋转、胎儿娩出。

● 经典考题

在胎儿分娩过程中，贯穿于整个产程的是（　　　）

　　A.衔接　　　　B.下降　　　　C.俯屈　　　　D.仰伸　　　　E.内旋转

【答案】　B

考点四　分娩的诊断

1.先兆临产

分娩发动之前，孕妇常有"假临产"症状出现，特点是子宫出现不规律的收缩。在临产24～48小时内，分娩开始的一个较可靠的征象是孕妇见红。

2.临产诊断

有规律且逐渐增强的子宫收缩，持续30秒或以上，间歇时间5～6分钟，且伴有进行性宫颈管消失、宫口扩张和胎先露部下降。

3.产程分期

分　期	内　容
第一产程	又称宫颈扩张期，从有规律宫缩开始到宫口开全。初产妇需11～12小时，经产妇因宫颈较松，宫口扩张较快，需6～8小时

考查年份：2012年，2017年，2019年。

考情分析：属于常考点。重点记忆影响分娩的因素及临产后的主要动力。

小贴士：临床上通过B超来确定双顶径的值进而判断胎儿的大小。确定胎位的重要标志：矢状缝和囟门。

小贴士：下降指胎头沿骨盆轴前进的动作。以观察胎头下降的程度作为判断产程进展的重要标志。下降贯穿于分娩的全过程，与其他动作相伴随。

续表

分 期	内 容
第二产程	又称胎儿娩出期，从宫颈口开全到胎儿娩出。初产妇需 1～2 小时，经产妇数分钟至 1 小时
第三产程	又称胎盘娩出期，从胎儿娩出到胎盘娩出。一般需 5～15 分钟，不应超过 30 分钟

考点五 产程护理

分 期	表 现	护 理
第一产程	①规律宫缩 ②宫颈扩张 ③胎头下降：准确判断胎头下降程度，是决定能否经阴道分娩的重要观察项目 ④胎膜破裂：破膜多发生于宫口近开全时	利用宫缩间歇期，鼓励产妇少量多次进食高热量、易消化的流质或半流质饮食。若产妇宫缩不强，可适当在室内走动，若胎膜已破应立即卧床，抬高臀部，监测胎心音。当初产妇宫口开全至 10cm，经产妇宫口开大 3～4 cm 时，可护送孕妇至产房准备接生
第二产程	宫口开全后多已自然破膜，若仍未破膜，常影响胎头下降，应立即人工破膜。破膜后宫缩常暂时停止，随后重现且较前增强	宫口开全后，应正确地指导产妇运用腹压，以减少产妇的体力消耗。会阴过紧或胎头过大会造成会阴部撕裂者，应行会阴切开术。脐带用 2.5%碘酒或 75%乙醇消毒
第三产程	胎儿娩出后，子宫底降至脐平，产妇有轻松感，宫缩暂停几分钟后又重新出现	接生者在胎盘尚未完全剥离之前，勿用力按揉、下压宫底或牵拉脐带，防止引起胎盘剥离不全而出血或拉断脐带。在胎儿前肩娩出后，可遵医嘱给予缩宫素，预防产后出血。产后 2 小时是产后出血的高发时间，产妇应留在产房观察 2 小时。胎儿娩出断脐后，应清理呼吸道，消毒脐带。及时判断新生儿有无窒息或窒息的程度（阿普加评分法）

👍 考查年份：2012 年，2013 年,2015 年,2017 年,2019 年,2021 年。
考情分析：属于常考点。重点掌握各个产程的护理及阿普加评分。

💡 小贴士：第二产程时，胎头在宫缩时暴露于阴道口，宫缩间歇期又缩回阴道内，称为胎头拨露。若宫缩间歇期胎头不再回缩，称为胎头着冠。

💡 小贴士：出生后 30 分钟即可哺乳，可促进母乳及早分泌和预防产后出血。

💡 小贴士：胎盘剥离征象：子宫体变硬呈球形，子宫底升高达脐上，子宫体上升而外露的脐带不再回缩。

● 经典考题

1. 初产妇,30 岁。妊娠 40 周顺产,胎儿经阴道娩出后护士立即为其按摩子宫协助胎盘娩出,这一行为可能导致的不良后果是( )

A. 胎盘粘连　　　　B. 胎盘卒中　　　　C. 胎盘嵌顿

D. 胎盘植入　　　　E. 胎盘剥离不全

【答案】E

2.进入第二产程的标志是(　　)

　　A.宫口全开　　　　　　B.胎头拨露　　　　　　C.胎头着冠

　　D.胎膜已破　　　　　　E.外阴膨隆

【答案】　A

3.产妇,32岁。在临产前胎膜自然破裂,护士观察到脐带突出在阴道口,护士需立即做的是(　　)

　　A.臀部抬高垫两个枕头　　B.通知医生　　　　　　C.记录该发现

　　D.给氧　　　　　　　　　E.给予抗生素

【答案】　A

考点六　阿普加(Apgar)评分法

体 征	0 分	1 分	2 分
每分钟心率	0	<100	≥100
呼吸	0	浅慢且不规则	佳
肌张力	松弛	四肢稍屈曲	四肢活动好
喉反射	无反射	有些动作	咳嗽、恶心
皮肤颜色	全身苍白	躯干红,四肢青紫	全身红润
总分	0 分	5 分	10 分

💡小贴士:阿普加(Apgar)评分法是以新生儿出生后 1 分钟内的心率、呼吸、肌张力、喉反射及皮肤颜色为依据,每项 0~2 分,满分为 10 分,8~10 分为正常;4~7 分为轻度窒息,0~3 分为重度窒息。

● 经典考题

一男性新生儿经产钳助产娩出。出生后心率 95 次/分,呼吸浅慢,皮肤青紫,四肢稍屈,喉反射消失。Apgar 评分为(　　)

　　A.4 分　　　　　　B.5 分　　　　　　C.6 分　　　　　　D.7 分　　　　　　E.8 分

【答案】　A

第四节　产褥期

考点一　产褥期妇女的生理特点

💡小贴士:产褥期是指胎盘娩出至产后 6 周。

系 统	内 容
生殖系统	①子宫复旧:子宫体在产后 1 周可缩小至妊娠 12 周大小,在耻骨联合上方可扪及;产后 10 天,子宫降至骨盆腔内,腹部检查已摸不到子宫底,产后 6 周子宫恢复至正常非妊娠期大小。胎盘附着部位的子宫内膜 6 周内可完全修复。宫颈恢复至正常形态需 4 周 ②外阴:分娩后,外阴可有轻度水肿,多在产后 2~3 天自行消退 ③盆底组织:产褥期坚持做产后康复健身操,盆底肌可逐渐恢复至接近未孕状态。产褥期避免过早劳作,防止发生子宫脱垂

续表

系 统	内 容
乳房	乳房的主要变化是泌乳,乳汁分泌主要依赖于哺乳时新生儿的吸吮刺激,因此吸吮是保持不断泌乳的关键
循环系统	妊娠期血容量增加,一般在产后2~3周可恢复至未孕状态

小贴士:初乳是指产后7天内分泌的乳汁,产后7~14天分泌的叫过渡乳,产后14天后分泌的叫成熟乳。

考点二 产褥期妇女的心理特点

1. 产褥期妇女的生理变化

产后,产妇因家庭关系的转变、家庭经济的需求、母亲角色的转换等,容易产生脆弱心理,出现不稳定状态。

2. 影响产褥期妇女心理变化的因素

产妇的年龄、产妇对分娩与新生儿的感受等。

3. 心理调适

过程一般分为3个时期,包括依赖期(产后1~3天)、依赖—独立期(产后3~14天)、独立期(产后2周~1个月)。

考点三 产褥期妇女的护理

1. 症状、体征

考情分析:属于常考点。重点掌握子宫复旧、恶露及母乳喂养的指导。

要 点	内 容
生命体征	产后体温一般正常。有些产妇略有升高,但一般不超过38℃,可能与产程中产程延长、过度疲劳或机体脱水有关。产妇若未母乳喂养或未做到及时有效母乳喂养,产后3~4日因乳房血管、淋巴管极度充盈,体温也可达38.5~39℃,称为泌乳热,多在持续4~16小时后恢复正常
子宫复旧	产后第1天,宫底稍上升至平脐,以后每天下降1~2cm,产后10天子宫降入骨盆腔内,在耻骨联合上方已不能扪及
产后宫缩痛	一般持续2~3天后会自行消失,经产妇多见。哺乳时,反射性缩宫素分泌增加可使疼痛加重
恶露	根据恶露的颜色、内容物及持续时间分为3种类型 ①血性恶露:持续3~4天 ②浆液恶露:持续10天左右 ③白色恶露:持续3周干净
体重减轻	产后由于胎儿、胎盘娩出,羊水流失及产时出血,孕妇体重约减少6kg。产后第1周,由于子宫复旧、恶露、汗液及尿液的排出等因素,体重又会下降

小贴士:恶露是由脱落的子宫蜕膜、血液及坏死的蜕膜组织所形成的。正常恶露有血腥味,但无臭味,持续4~6周。

• 经典考题

某初产妇,26岁。正常分娩后,子宫复旧符合正常规律的是( )

A. 产后2周在腹部扪及宫底
B. 产后6周子宫如孕50天大小
C. 产后6周子宫内膜全部修复
D. 产后6周时宫颈恢复正常形态
E. 产后第2周为血性恶露

【答案】 C

2.护理措施

要 点	内 容
一般护理	环境安静、舒适,保持室内通风良好。产后 1 小时可给予产妇流食或清淡半流质饮食。鼓励产妇早期下床活动。产后 4 小时要鼓励产妇及时排尿,对 6 小时仍未排尿者,应及时处理。观察生命征,如体温超过 38℃,或脉搏、血压异常者,应加强观察,查找原因
子宫复旧护理	产后 2 小时内,容易发生因子宫复旧不良而导致的产后出血,应严密观察
会阴护理	产后应保持外阴清洁、干燥,每日用 0.02% 碘伏液冲洗外阴两次,水肿严重者局部可用 50% 硫酸镁湿热敷。会阴有缝线者,注意观察伤口周围有无渗血、血肿等,告知产妇采取健侧卧位
乳房护理	保持乳房清洁、干燥。哺乳时应让新生儿吸空乳房,以免乳汁淤积影响乳汁分泌
用药护理	避免产妇使用通过乳汁作用于新生儿的药物,以免药物毒副作用对新生儿造成影响
母乳喂养指导	早接触、早哺乳,每次哺乳前应洗净双手。哺乳完毕让新生儿直立靠于母亲肩上,轻拍背部 1~2 分钟,排除胃内空气,以防吐奶。乳头皲裂时,指导产妇先喂健侧乳房,后喂患侧。哺乳后,再挤出数滴奶涂在皲裂乳头上,并将乳头暴露于空气中,使其干燥,有利于伤口愈合

> **小贴士:**母乳喂养的优点:母乳中有最适合婴儿生长发育的各种营养素,适合婴儿的消化与吸收。母乳中含有多种抗体、活性细胞等,能增强婴儿的抗感染能力。喂养方便,经济。促进泌乳和子宫收缩,预防产后出血。增进母子(女)感情。

● 经典考题

1.产妇,35 岁。因胎儿宫内窘迫行低位产钳助产术娩出一活婴,产后 3 天诉会阴部疼痛难忍,查体:会阴部肿胀,左侧切口红肿,有触痛。以下处理不正确的是( )
  A.红外线照射　　　　B.50% 硫酸镁湿敷切口　　　　C.每日冲洗外阴
  D.取健侧卧位　　　　E.1:5 000 高锰酸钾液坐浴
【答案】 E

2.产妇,2 天前经阴道分娩一女婴,查房发现其乳头皲裂,为减轻喂养时的不适,正确的护理措施是( )
  A.不在损伤较重的一侧乳房哺乳　　　B.减轻疼痛应减少喂哺的次数
  C.哺乳前用毛巾和肥皂水清洁乳头　　D.喂哺后涂乳汁在乳头和乳晕上
  E.哺乳时让婴儿含住乳头部分
【答案】 D

第五节 流产

> **小贴士:**发生于妊娠 12 周以前者称早期流产,发生在妊娠 12 周至不足 28 周者称晚期流产。

考点一 病因

胚胎或胎儿染色体异常是主要原因,其他还有环境因素、胎盘因素等。

考点二 临床表现

考情分析：属于常考点。一般以案例题出现，重点掌握各种类型流产的特点。

流产的主要临床表现是：停经、腹痛及阴道出血。分为以下几种类型。

类 型	内 容
先兆流产	停经后少量阴道出血,出血量少于月经量,可伴有下腹部轻微酸胀痛,无妊娠物排出。查体：子宫大小与停经周数相符,宫颈口未开,胎膜未破
难免流产	由先兆流产发展而来,流产已不可避免。阴道流血增多,阵发性腹痛加重或出现阴道流液(胎膜已破)。查体：子宫大小与停经周数相符或略小,宫颈口已扩张,但胚胎组织尚未排出
不完全流产	由难免流产发展而来,部分妊娠产物已排出体外,部分残留在宫内,阴道流血不止,甚至因出血过多致休克。查体：子宫小于孕周,宫颈口扩张
完全流产	妊娠物已全部从母体排出,阴道出血逐渐停止,腹痛消失。查体：子宫正常大小或略大,宫颈口关闭
稽留流产	胚胎或胎儿死亡后未及时排出者
习惯性流产	连续自然流产≥3次

小贴士：在流产过程中,若阴道流血时间较长、有组织残留在宫腔内等,可引起宫腔感染。

● 经典考题

下列各种流产的临床特点,正确的是(　　)

A. 完全流产：腹痛,宫口松
B. 先兆流产：宫口未开,阴道出血量少于月经量
C. 难免流产：阴道出血少,未破膜
D. 不全流产：宫口闭,阴道出血减少
E. 稽留流产：胚胎或胎儿在宫内已死亡超过10周

【答案】　B

考点三 治疗要点

类 型	治 疗
先兆流产	以保胎治疗为主
难免流产	尽早清除宫腔内胚胎及胎盘组织
不完全流产	及时使用吸宫术或刮宫术清除宫腔内残留组织
完全流产	无感染的情况下,不需特殊处理
稽留流产	一旦确诊,及时促使妊娠产物排出
习惯性流产	在孕前查找原因,针对病因进行治疗,以预防为主

小贴士：稽留流产在处理前,应检查患者凝血功能。

考点四 护理措施

先兆流产孕妇应卧床休息,减少刺激,禁止性生活、灌肠及阴道检查,可适量给予镇静剂、孕激素等。B超检查发现胚胎发育不良,流产已经无法避免时,应及时终止妊娠。对于妊娠不能继续的患者,应配合医生做好终止妊娠的准备。有凝血功能障碍的产妇,应尽早使用纤维蛋白及输新鲜血等,待凝血功能好转后,再行刮宫或引产。

第六节 早产

考点一 概述

早产指妊娠满 28 周至不足 37 周之间分娩者。早产的高危因素有早产史、晚期流产史、吸毒或酗酒、生殖系统发育畸形、前置胎盘、胎盘早剥等。

考点二 临床表现

子宫收缩,伴宫颈管进行性缩短,常有少量阴道出血或血性分泌物。

考点三 治疗要点

先兆早产时,若胎儿存活,无畸形,无胎儿宫内窘迫,胎膜未破,无严重妊娠合并症或并发症,应用休息或药物等措施抑制宫缩,尽量延长孕周,防止早产;若胎膜已破,早产已无法避免时,应尽力提高早产儿的存活率。

考点四 护理措施

要 点	内 容
一般护理	卧床休息,取左侧卧位,吸氧;避免各种刺激,对精神过度紧张者,遵医嘱给予一些对围生儿呼吸、神经功能抑制作用较小的镇静药物
配合治疗	遵医嘱给予抑制宫缩的药物,并观察药物治疗效果。目前常用的抑制宫缩的药物有 β - 肾上腺素能受体激动剂、硫酸镁、钙拮抗剂等

💡 小贴士:为预防新生儿并发症,在保胎过程中,可遵医嘱给予糖皮质激素促进胎儿肺成熟。

● 经典考题

女,29 岁。孕 32 周加 3 天,晨起醒来,发现阴道流血,量较多。入院后查体:宫高 26cm,腹围 83cm,胎心率 154 次/分,未入盆。最可能的诊断是(　　)

　　A. 早产　　　　　B. 流产　　　　　C. 前置胎盘　　　　　D. 胎盘早剥　　　　　E. 子宫破裂

【答案】 A

第七节 过期妊娠

考点一 概述

过期妊娠指平时月经规律,妊娠达到或超过 42 周尚未临产者。

● 经典考题

过期妊娠是指孕妇妊娠达到或超过(　　)

　　A. 40 周　　　　　B. 41 周　　　　　C. 42 周　　　　　D. 43 周　　　　　E. 44 周

【答案】 C

考点二 治疗要点

确诊为过期妊娠后应考虑终止妊娠。根据胎盘功能、胎儿大小、宫颈成熟度等情况综合分析。

考点三　护理措施

要　点	内　容
心理护理	对孕妇进行相关知识的宣传指导,减轻孕妇和家属的不安情绪,解释终止妊娠的必要性
一般护理	加强休息,宜左侧卧位,指导未临产的孕妇适当活动,鼓励营养摄入
引产的护理	积极做好引产的准备,严密观察胎动、胎心及产程进展情况。进入产程后,鼓励产妇左侧卧位,吸氧,持续胎心监测,注意羊水性状,及早发现胎儿窘迫,并及时处理

第八节　妊娠期高血压疾病

考点一　概述

妊娠期高血压是妊娠期特有的全身性疾病,多数病例在妊娠 20 周以后出现高血压、水肿、蛋白尿等症状,严重时可有抽搐、昏迷、心力衰竭、肾衰竭。

考点二　病理生理

基本病理生理变化为全身小动脉痉挛,全身各系统各脏器灌注量减少,重要器官因缺血、缺氧而发生的一系列病理生理改变。

• 经典考题

妊娠期高血压疾病的基本病理变化是(　　　)
　　A. 脑血管痉挛　　　　B. 血管痉挛　　　　C. 肾小血管痉挛
　　D. 冠状动脉痉挛　　　E. 全身小动脉痉挛
【答案】　E

考点三　分类与临床表现

分　类	临床表现
妊娠期高血压	$BP \geq 140/90mmHg$,在产后 12 周恢复正常;尿蛋白(－);可有上腹部不适或血小板减少等并发症
子痫前期	①轻度:$BP \geq 140/90mmHg$(妊娠 20 周后),尿蛋白$\geq 0.3g/24h$ 或(＋),可伴有上腹部不适、眼花、头痛等症状 ②重度:$BP \geq 160/110mmHg$,尿蛋白$\geq 2.0g/24h$ 或随机尿蛋白$\geq$(＋＋);少尿,低蛋白血症伴胸水、腹水;血小板持续下降;持续性头痛或其他脑神经或视觉障碍;持续性上腹不适
子痫	在子痫前期的基础上出现抽搐,或伴昏迷

小贴士:子痫的典型表现为眼球固定,瞳孔放大,头歪向一侧,牙关紧闭,继而口角及面部肌肉颤动,数秒后全身及四肢肌肉僵直,双手紧握。抽搐时呼吸暂停,面色青紫,持续 1 分钟左右。

续表

分类	临床表现
慢性高血压并发子痫前期	血压进一步升高,20 周后尿蛋白≥0.3g/24h(妊娠 20 周以前有高血压但无蛋白尿)
妊娠合并慢性高血压	妊娠前或妊娠 20 周以前发现血压升高,但妊娠期无明显加重;或妊娠 20 周后首次诊断为高血压并持续到产后 12 周以后

考点四 治疗要点

分类	治疗
妊娠期高血压	可住院或在家治疗,卧床休息,取左侧卧位。密切观察病情变化,防止发展为危重症
子痫前期	为防止发生子痫及并发症,应住院治疗。治疗要点为休息、镇静(常选用地西泮)、解痉、降压、合理扩容及利尿、适时终止妊娠,解痉首选硫酸镁,主要用于控制子痫发作或预防子痫发生
子痫	控制抽搐,根据情况适时终止妊娠,纠正缺氧和酸中毒,控制血压

考点五 护理措施

1. 妊娠期高血压患者的护理

保证充分的睡眠,以左侧卧位为宜。对于精神紧张、焦虑或睡眠欠佳者,可遵医嘱使用镇静剂。动态监测孕妇血压、尿蛋白、体重、血生化、胎儿发育状态等。

2. 子痫前期患者的护理

要点	内容
一般护理	卧床休息,吸氧。保持环境安静,避免各种刺激,给予高蛋白质、高维生素饮食。备好急救药品及物品
病情观察	监测胎心、胎动,注意有无胎盘早剥、心肾功能衰竭等并发症;观察患者是否有头痛、头晕等表现
用药护理	硫酸镁是首选解痉药,多采用静脉推注或滴注,根据血压情况,决定是否加用肌内注射,因治疗有效浓度与中毒浓度接近,用药过程中应严密观察,镁中毒时首先表现为膝反射减弱或消失,继之出现全身肌张力减退、呼吸困难、呼吸肌麻痹,甚至呼吸、心跳停止,危及患者生命

● 经典考题

1. 初产妇,24 岁,孕 36 周。近 1 周来水肿加重,并伴有头痛。查体:血压 160/120mmHg。实验室检查:水肿(+ +),尿蛋白(+ + +)。护理该孕妇时,应特别注意的是(   )

　A. 严格限制食盐摄入　　　　B. 平卧休息　　　　C. 服用镇静剂

　D. 不能服用降压药物　　　　E. 使用硫酸镁时注意有无中毒现象

【答案】 E

考查年份:2015 年。
考情分析:属于常考点。重点记忆解痉首选的药物。

考查年份:2012 年,2013 年,2017 年,2019 年。
考情分析:属于常考点。重点记忆应用硫酸镁时的护理措施。

小贴士:应用硫酸镁前应检测及准备:
①膝腱反射存在;
②呼吸≥16 次/分;
③尿量≥25ml/h 或≥600ml/24h;
④备好 10% 的葡萄糖酸钙注射液,一旦出现中毒反应,立即静脉注射。

2. 孕38周孕妇,因先兆子痫入院。目前患者轻微头痛,血压为140/90mmHg,尿蛋白(++),呼吸、脉搏正常。在应用硫酸镁治疗过程中,护士应报告医生停药的情况是(   )

A. 呼吸18次/分 B. 膝反射消失 C. 头痛缓解

D. 血压130/90mmHg E. 尿量800ml/24h

【答案】 B

3. 子痫患者的护理

要　点	内　容
一般护理	避免刺激,置患者于单独病室,空气流通,保持环境安静,避免声音和光的刺激,治疗与护理操作要集中进行。保持呼吸道通畅
配合治疗	遵医嘱使用解痉、镇静、降压等药物,控制抽搐,纠正缺氧和酸中毒。抽搐停止后,可考虑终止妊娠
分娩期护理	保证产妇充分休息,密切监测血压、脉搏、胎心、产程进展等;可行阴道助产缩短第二产程,避免产妇用力;第三产程及时娩出胎盘并按摩宫底,预防产后出血,在胎儿前肩娩出后立即静脉推注催产素(禁用麦角新碱),观察血压变化,重视患者的主诉

💡 小贴士:子痫是最严重的阶段,一旦发生,应保持呼吸道通畅,纠正缺氧,控制抽搐。

第九节　异位妊娠

考点一　概述

异位妊娠指受精卵在子宫腔外着床发育。以输卵管妊娠最常见,输卵管妊娠中以壶腹部妊娠最常见。输卵管炎症是输卵管妊娠的主要原因。

考点二　临床表现

典型表现为停经6~8周后出现不规则阴道流血。患者就诊的主要症状为腹痛,当发生流产或破裂时,患者可感到下腹撕裂样疼痛。胚胎死亡后,常有不规则阴道流血,一般不超过月经量。输卵管妊娠破裂,腹腔内急性出血,加之剧烈腹痛,轻者出现晕厥,重者出现失血性休克。

📝 考查年份:2012年,2017年。

考情分析:属于常考点。着重掌握患者发生异位妊娠的症状。

● 经典考题

1. 输卵管妊娠患者前来就诊时,最常见的主诉是(   )

A. 腹痛 B. 胸痛 C. 咳嗽 D. 咯血 E. 呼吸急促

【答案】 A

2. 女,32岁,已婚。停经56天,阴道少量出血2天。4小时前突感下腹撕裂样剧痛,伴明显肛门坠胀感,血压64/42mmHg。妇科检查:宫颈抬举痛明显,子宫稍大而软,右附件有明显触痛。考虑该患者发生了(   )

A. 早期流产 B. 功能失调性子宫出血 C. 异位妊娠

D. 卵巢囊肿扭转 E. 子宫肌瘤红色变性

【答案】 C

考点三 辅助检查

项 目	内 容
腹腔及盆腔检查	流产或破裂者,阴道后穹隆饱满,有宫颈抬举痛或摇摆痛
后穹隆穿刺	是简单可靠的诊断方法,当怀疑患者有腹腔内出血时应进行后穹隆穿刺,若抽出暗红色、不凝血液,说明有血腹症存在
B超	显示子宫增大,宫腔内无妊娠产物

考点四 治疗要点

以手术治疗为主,辅以药物治疗。

考点五 护理措施

要 点	内 容
手术治疗的护理	护士应与医生配合,积极抢救,纠正休克,保暖、吸氧、禁食、监测生命体征
非手术治疗的护理	卧床休息,避免刺激,密切观察患者生命体征、腹痛及阴道流血的情况
预防感染	保持室内通风,给予清淡、易消化的饮食。注意个人卫生,保持会阴部清洁、干燥

考情分析:掌握发生异位妊娠时后穹隆穿刺的表现。

第十节 胎盘早剥

小贴士:胎盘早剥的主要病理变化是底蜕膜出血后形成血肿,使胎盘自该处子宫壁剥离。

考点一 病因

胎盘早剥可能与血管病变、机械性因素(腹部受到撞击或挤压)、脐带过短等有关。

考点二 临床表现

在妊娠晚期,患者突然发生腹部持续性疼痛,伴或不伴阴道出血。轻型者以外出血为主,子宫与妊娠周数相符。重型者突然发生持续性腹痛,伴腹胀,子宫大于孕周,宫底升高。严重时可出现恶心、呕吐,以及面色苍白、出汗、脉弱及血压下降等休克征象。

小贴士:重型胎盘早剥者子宫硬如板状,有压痛,子宫比妊娠周数大,宫底随胎盘后血肿增大而增高。

● 经典考题

王女士,怀孕6个月。因车祸腹部受重度撞击,孕妇持续性腹痛,有少量阴道流血,腹部检查子宫硬如板状,有压痛,子宫底位于脐与剑突之间,子宫处于高张状态,首先考虑( )

    A. 胎盘早剥   B. 前置胎盘   C. 先兆流产

    D. 难免流产   E. 先兆子宫破裂

【答案】 A

考点三 治疗要点

积极纠正休克,及时终止妊娠。终止妊娠的方法应根据产妇病情、胎儿状况及产程进展等情况而定。

考点四　护理措施

要　点	内　容
一般护理	帮助患者取左侧卧位,吸氧,保暖,提供心理支持
纠正休克	迅速建立静脉通道,输液、输血
观察病情	严密观察患者生命体征、阴道流血、腹痛等情况,一旦确诊为胎盘早剥,应及时终止妊娠

第十一节　前置胎盘

考点一　临床表现

在妊娠晚期或临产时,发生无诱因、无痛性反复阴道流血是其典型症状。由于反复阴道流血,患者可出现贫血。出血严重时,患者可出现心率加快、血压下降等休克征象,还可导致胎儿缺氧、宫内窒迫,甚至死亡。

考点二　辅助检查

B超检查:可清楚显示子宫壁、子宫颈、胎先露和胎盘的关系,是诊断前置胎盘最安全、有效的首选检查。

考点三　治疗要点

治疗要点是抑制宫缩、止血、纠正贫血和预防感染。对于妊娠不足36周,孕妇一般情况好,阴道流血量不多,胎儿存活的情况下,可使用期待疗法。反复发生出血、出血量大甚至发生休克者,无论胎儿成熟与否,为了母亲安全应及时终止妊娠。

考点四　护理措施

1. 终止妊娠孕妇的护理

孕妇取去枕侧卧位,吸氧,建立静脉通道,备血,配血,做好输血准备。同时做好术前准备工作。

2. 期待疗法孕妇的护理

卧床休息,告知孕妇取左侧卧位,减少刺激。吸氧,禁做阴道检查、肛查、灌肠及任何刺激性检查,以减少出血机会。纠正贫血,加强营养指导,建议摄入含铁较高的食品。

第十二节　羊水量异常

考点一　羊水量过多

要　点	内　容
概述	妊娠期内羊水量超过2 000ml,可能与多胎妊娠、胎儿畸形等因素有关
临床表现	①急性羊水过多:孕妇出现压迫症状,导致孕妇不能平卧,呼吸困难,甚至发绀 ②慢性羊水过多:大部分孕妇无自觉症状,仅在产前检查时发现腹部膨隆,宫高及腹围大于同期孕妇

小贴士:前置胎盘是妊娠晚期严重并发症,也是妊娠晚期阴道流血最常见的原因。

小贴士:前置胎盘可分为三种类型:
①完全性前置胎盘:胎盘组织完全覆盖宫颈内口;
②部分性前置胎盘:胎盘组织部分覆盖宫颈内口;
③边缘性前置胎盘:胎盘附着于子宫下段,边缘达到宫颈内口,但未超越。

小贴士:急性羊水过多,多发生于妊娠20～24周;慢性羊水过多,多发生于妊娠晚期,孕妇子宫大于妊娠月份。

续表

要 点	内 容
护理措施	嘱孕妇卧床休息,指导孕妇摄取低盐饮食。密切观察生命体征,定期测量宫高、腹围和体重。放羊水不宜过快、过多,一次不超过 1 500ml,放羊水后,应在腹部放置沙袋或腹带加压包扎

💡 小贴士:放置沙袋或腹带包扎是为了防止盆腔内压力骤降引起胎盘早剥和休克。

● 经 典 考 题

羊水过多常见于(　　)
　　A.多胎妊娠　　　　B.前置胎盘　　　　C.先兆临产　　　　D.胎膜早破　　　　E.胎盘早剥
【答案】 A

考点二　羊水量过少

要 点	内 容
概念	妊娠足月时羊水量少于300ml
临床表现	子宫的敏感度高,孕妇常感胎动时腹痛,宫高、腹围较同期正常妊娠孕妇小,临产后阵痛剧烈,宫缩不协调,宫口扩张缓慢
治疗要点	寻找原因并处理,必要时及时终止妊娠
护理措施	监测宫高、腹围及体重的变化;勤听胎心,了解胎儿宫内情况;监测胎盘功能。积极配合做好阴道分娩或剖宫产的准备以及新生儿的抢救准备

第十三节　多胎妊娠和巨大胎儿

微信扫描

考点一　多胎妊娠

要 点	内 容
概念	一次妊娠宫腔内有 2 个或 2 个以上的胎儿,以双胎妊娠最为多见
临床表现	①妊娠期:早孕反应较重,子宫增大速度快。由于子宫过度膨胀,肌纤维过度伸展导致弹力下降,易发生宫缩乏力 ②产褥期:双胎分娩后腹压骤降,易引起休克;手术产概率增加,容易发生产褥感染
治疗要点	妊娠期应加强产前检查,做好妊娠期保健及贫血、妊娠期高血压疾病、前置胎盘、早产等并发症的预防
护理措施	妊娠期应加强产前检查,一般提前入院待产。有分娩征兆时立即住院观察。为防止产后出血的发生,第二个胎儿娩出后立即肌注或静滴缩宫素,腹部放置沙袋防止腹压骤降引起休克

💡 小贴士:多胎妊娠体征:宫底高度大于正常孕周,腹部可触及两个胎头、多个肢体,可听到两个胎心音,且两者频率不一,相差大于10次/分。

考点二　巨大胎儿

要点	内容
概念	胎儿出生体重≥4 000g
临床表现	孕妇体重增加迅速,妊娠晚期可出现呼吸困难、腹部沉重及两肋部胀痛。宫高、腹围明显大于正常孕周,先露部高浮
护理措施	分娩时要密切监测产程的进展。分娩后检查新生儿的健康状况:注意观察新生儿有无低血糖的表现

第十四节　胎儿窘迫

> 小贴士:胎儿宫内窘迫的基本病理生理变化是:缺血、缺氧。

考点一　临床表现

分类	表现
急性胎儿窘迫	多在分娩期出现,表现为胎心率加快或减慢,宫缩压力试验或缩宫素压力试验等出现频繁的晚期减速或可变减速
慢性胎儿窘迫	胎动减少或消失,胎心监护基线平直,胎儿生长受限,胎盘功能减退,羊水胎粪污染等

考点二　治疗要点

(1)急性胎儿窘迫者,如宫颈未完全扩张,胎儿窘迫情况不严重者,给予吸氧,嘱产妇左侧卧位,如胎心率正常,可持续观察。如宫口已开全,胎先露已达坐骨棘平面以下3cm,应尽快经阴道助娩。

(2)慢性胎儿窘迫者,应根据孕周、胎儿成熟度和窘迫程度决定处理方案。

考点三　护理措施

监测孕产妇生命体征及胎儿胎心变化,注意观察羊水的颜色、量及性状。协助做好新生儿窒息和复苏的抢救准备。

● 经典考题

孕妇,26岁。孕39周,上午家务劳动时突感胎动频繁,至傍晚胎动渐减弱、消失,急诊入院,听诊胎心音90次/分,下列护理措施不妥的是(　　)

A. 左侧卧位,间断吸氧　　　　　　　　B. 行胎心监护

C. 嘱孕妇增加营养和休息即可,继续观察病情　　D. 协助做好手术产的准备

E. 做好新生儿的抢救和复苏准备

【答案】　C

第十五节 胎膜早破

考点一 概念

胎膜早破是指在临产前胎膜自然破裂(正常情况下,胎膜多在宫口近开全时破裂)。

考点二 临床表现

孕妇突感有较多液体自阴道流出,可混有胎脂或胎粪,无腹痛,继而少量间断性排出。在咳嗽、打喷嚏、负重等腹压升高的情况下,流液增多。

考点三 治疗要点

妊娠24周内的胎膜早破应终止妊娠。孕龄在28~33周胎膜早破且不伴感染者,可使用期待疗法,并给予糖皮质激素促胎肺成熟。孕龄已达34周或以上者,可适时终止妊娠。足月胎膜早破2~12小时给予引产。

考点四 护理措施

要 点	内 容
预防脐带脱垂	叮嘱孕妇住院待产,胎先露未衔接者应绝对卧床,取左侧卧位或平卧位,嘱产妇抬高臀部,防止脐带脱垂,避免不必要的肛查与阴道检查
观察病情	头先露者,如流出的羊水混有胎粪,则为胎儿宫内缺氧的表现,应及时给予吸氧等处理。妊娠35周前,应遵医嘱给予倍他米松或地塞米松静脉滴注,促使胎肺成熟
预防感染	对于破膜超过12小时的产妇,可给予抗生素预防感染

> 💡 小贴士:胎膜早破可致早产、脐带脱垂,使围生儿死亡率、宫内感染率和产褥感染率增加。

> 💡 小贴士:胎膜早破者如出现脐带脱垂应立即结束分娩。

第十六节 妊娠期合并症

考点一 妊娠合并心脏病

1. 概述

妊娠合并心脏病是产科常见的并发症,其中又以先天性心脏病最常见。妊娠合并心脏病的孕产妇在妊娠32~34周、分娩期及产后最初3天心脏负担最重,易发生心力衰竭。

2. 临床表现

早期心力衰竭表现为胸闷、心悸、气短,夜间常因胸闷而需端坐或需到窗口呼吸新鲜空气,肺底出现少量持续性湿啰音。

3. 治疗要点

分 期	内 容
非孕期	决定是否能妊娠,若病情轻、心功能Ⅰ级或Ⅱ级、无心力衰竭史、无并发症的患者可以妊娠
妊娠期	确定是否继续妊娠,不宜妊娠而受孕者,应在妊娠12周前行人工流产

> 👍 考查年份:2020年。
> 考情分析:属于常考点。重点掌握心功能各级别的特点及护理措施。

续表

分　期	内　容
分娩期	根据孕妇心功能代偿情况、胎儿大小、胎位、宫颈条件等因素决定分娩方式。心功能 ≥ Ⅲ 级、胎儿偏大、产道条件不佳者,可选择剖宫产终止妊娠
产褥期	产后最初 3 天,尤其是 24 小时内,指导产妇多休息,加强监护,密切观察产妇心率、呼吸、血压等,防止发生产后心力衰竭和伤口感染

4. 护理措施

要　点	内　容
评估心脏功能	Ⅰ级:一般体力活动不受限制,无症状 Ⅱ级:一般体力活动稍受限制,心悸、轻微气短,休息时无症状 Ⅲ级:一般体力活动显著受限制,轻微日常工作即感不适、心悸、呼吸困难,休息后好转 Ⅳ级:不能从事任何体力活动,休息时仍有心悸、呼吸困难等症状
妊娠期	给孕妇提供舒适、安静的休息环境,注意保暖,防止受凉,根据孕妇心功能决定其活动量
分娩期	在第一产程提供舒适环境,嘱产妇保持情绪稳定;第二产程指导产妇尽量减少屏气用力,采用阴道助产缩短产程,做好新生儿的抢救准备;第三产程胎儿娩出后,立即在产妇腹部放置沙袋加压,以防腹压骤降使周围血液涌向内脏,加重心脏负担而诱发心衰;产后给予缩宫素预防出血,禁用麦角新碱
产褥期	保证产妇充分休息,严密观察生命体征和心功能变化,心功能Ⅰ~Ⅱ级的产妇可以母乳喂养,心功能 ≥ Ⅲ级者,不宜哺乳,指导产妇及家属进行科学合理的人工喂养

💡 小贴士:心功能Ⅰ~Ⅱ级者应在妊娠 36~38 周入院待产。

● 经典考题

初产妇,妊娠合并心脏病,产后心功能Ⅱ级。护士实施的护理措施不包括(　　)

A. 产后 3 天严密观察心衰的表现　　　　B. 按医嘱应用抗生素至产后 1 周

C. 不宜母乳哺喂　　　　　　　　　　　D. 进食富含纤维素食物,预防便秘

E. 可在产后 10 天出院

【答案】　C

考点二　妊娠合并糖尿病

1. 治疗要点

饮食治疗是基础,对于饮食不能控制的糖尿病,胰岛素是主要的治疗药物,尽可能将孕妇血糖控制在正常范围内,并选择恰当的分娩方式。

👍 考查年份:2012 年、2015 年。

考情分析:属于常考点。着重注意新生儿出生后的护理措施。

2.护理措施

要　点	内　容
妊娠期	合理饮食,适当运动,指导孕妇正确使用胰岛素和选择胰岛素注射部位。根据孕妇全身情况、血糖控制情况、有无并发症、胎儿成熟度等因素综合考虑,适时终止妊娠,终止妊娠前可遵医嘱肌注地塞米松,促使胎儿肺成熟
分娩期	术日停止皮下胰岛素。严密观察产程进展,指导产妇多休息,正确使用腹压,减少体力消耗,尽量缩短第二产程
产褥期	密切观察患者生命体征,监测血糖、尿糖、酮体,保持外阴清洁、干燥
新生儿护理	为防止新生儿发生反应性低血糖,应在开奶的同时,根据新生儿血糖监测情况定时滴服葡萄糖液,防止低血糖

● **经典考题**

某孕妇妊娠合并糖尿病,孕期无其他合并症。于妊娠39周剖宫产一健康男婴,对于该新生儿重点监测的内容是(　　)

A.大小便　　　　B.体重　　　　C.黄疸　　　　D.血糖　　　　E.体温

【答案】 D

考点三 妊娠合并贫血

1.概述

妊娠早期,多数孕妇因胃肠功能失调,引起恶心、呕吐或腹泻而影响铁的摄入;妊娠期胃酸分泌减少,影响铁的吸收,胎儿生长发育对铁的需要,使孕期对铁的需要量明显增加,易造成孕妇贫血,其中以缺铁性贫血最常见。

2.辅助检查

(1)血象:呈小细胞低色素性贫血。

(2)骨髓检查:红系造血呈轻度或中度增生活跃,以中、晚幼红细胞增生为主。

3.治疗要点

去除病因,补充铁剂。

4.护理措施

要　点	内　容
饮食护理	应指导孕妇摄入富含维生素 C、优质蛋白质、铁的食物,如肉类、动物肝脏、绿色蔬菜等。并注意食物的多样性
补充铁剂	首选口服制剂。铁剂对胃肠黏膜有刺激性,易引起恶心、呕吐、胃部不适等症状,因此宜在进餐或饭后服用。铁剂与维生素 C 同服,可促进铁的吸收。妊娠后期,对于重度缺铁性贫血或严重胃肠道反应导致不能口服铁剂者,可采用深部肌内注射或静脉的方式补充铁剂

💡 小贴士:服用铁剂时,应跟患者解释,由于铁与肠内硫化氢作用,可形成黑色便。

续表

要点	内容
预防产后出血	中、重度贫血产妇临产后应配血备用，酌情给予维生素 K₁、维生素 C 等。严密观察产程，缩短第二产程，避免产伤。当胎儿前肩娩出后可给予缩宫素。产后密切观察子宫收缩及阴道流血情况，加强会阴护理

第十七节　产力异常

考点一　概述

产力包括子宫收缩力、腹肌、膈肌收缩力以及肛提肌收缩力，其中以子宫收缩力为主。在分娩过程中，子宫收缩的节律性、对称性及极性不正常或强度、频率有改变，称为子宫收缩力异常，临床上分为子宫收缩乏力和子宫收缩过强。

考点二　临床表现

1.子宫收缩乏力

分类	表现
协调性子宫收缩乏力	特点是子宫收缩有正常的节律性、对称性和极性，但收缩力弱，持续时间短，宫缩高峰时宫体也不变硬，间歇期长且不规律
不协调性子宫收缩乏力	多见于初产妇。特点是子宫收缩的极性倒置，宫缩的兴奋点来自子宫下段某处或宫体多处，节律不协调。产妇有下腹持续疼痛、拒按、烦躁不安、肠胀气等表现
产程曲线异常	①潜伏期延长：从临产规律宫缩开始至宫口扩张 3cm 称为潜伏期。初产妇正常 8~16 小时，>16 小时为潜伏期延长 ②活跃期延长与停滞：从宫口扩张 3cm 开始至宫口开全称为活跃期。初产妇正常 4~8 小时，>8 小时称活跃期延长。进入活跃期后宫口扩张停止达 2 小时以上，称活跃期停滞 ③第二产程延长：第二产程初产妇超过 2 小时，经产妇超过 1 小时尚未分娩，称第二产程延长；活跃期晚期胎头停留在原处不下降超过 1 小时，称为胎头下降停滞

小贴士：滞产是指总产程超过 24 小时。

2.子宫收缩过强

分类	表现
协调性子宫收缩过强	子宫收缩的节律性、对称性和极性都为正常，仅表现为子宫收缩力过强、过频。若产道无阻力，宫口可迅速开全
不协调性子宫收缩过强	①强直性子宫收缩：宫颈内口以上部分子宫肌层出现强直性痉挛性收缩，有时可见病理性缩复环 ②子宫痉挛性狭窄环：子宫壁局部平滑肌痉挛性不协调收缩所形成的环状狭窄，持续不放松。产妇持续性腹痛、烦躁。此环特点是不随宫缩上升

考点三 护理措施

1.子宫收缩乏力

有明显头盆不称不能从阴道分娩者,应及时行剖宫产术。破膜时间≥12 小时或总产程≥24 小时,肛查、阴道检查次数较多,行阴道助产手术者,应遵医嘱使用抗生素预防感染。

2.子宫收缩过强

(1)预防急产:嘱有急产史的产妇,在预产期前 1 ~ 2 周不宜外出,应提前住院待产。

(2)密切观察宫缩与产程进展。

(3)分娩期母儿的护理:分娩时嘱产妇不要用力屏气,尽量使胎头缓慢娩出。尽可能做会阴侧切术,以防软产道发生严重撕裂伤。

(4)产后护理:若急产来不及消毒及新生儿坠地者,应严格消毒后结扎脐带。新生儿应肌注维生素 K₁、破伤风抗毒素和抗生素。

● 经典考题

处理不协调性宫缩乏力,错误的方法是( )

    A.调整宫缩   B.恢复子宫收缩的协调性   C.可肌注哌替啶 50 ~ 100mg

    D.静滴缩宫素   E.有胎儿窘迫,应行剖宫产

【答案】 D

第十八节 产道异常

考点一 概述

产道异常包括骨产道异常和软产道异常,临床上以骨产道异常多见。

考点二 骨产道异常

类 型	表 现
骨盆入口平面狭窄	常见于扁平骨盆,骶耻外径 <18cm,骨盆入口前后径 <10cm,对角径 <11.5cm。产妇分娩时会影响胎先露部的衔接,容易发生胎位异常
中骨盆及骨盆出口平面狭窄	骨盆入口平面各径线正常。两侧骨盆壁向内倾斜,形似漏斗,坐骨棘间径小于 10cm,坐骨结节间径小于 8cm,耻骨弓角度小于 90°。坐骨结节间径与出口后矢状径之和 <15cm。中骨盆平面狭窄会影响胎头内旋转,容易发生持续性枕横位或枕后位,使产程变长
骨盆三个平面均狭窄	骨盆外形属女型骨盆,但骨盆入口、中骨盆及出口平面均狭窄,每个平面径线均比正常值≤2cm,称为均小骨盆。多见于身材矮小、体态匀称的妇女

考点三 软产道异常

软产道异常所致的难产少见,故容易被忽视。外阴异常,分娩时影响胎先露下降,可造成会阴严重撕裂伤。

考点四 护理措施

在分娩过程中,应保证产妇营养和水分的摄入,必要时静脉补充水、电解质。嘱产妇注意休息,以保持良好体力。严密监测宫缩强弱、胎心音变化及宫口扩张程度,及时发现并识别头盆不称等异常,通知医生并积极处理。

第十九节 胎位异常

考点一 临床表现

(1)持续性枕后位时,容易导致继发性子宫收缩乏力,胎头下降缓慢,产程延长,手术产概率增加,软产道损伤、产后出血及感染的概率也增加。

(2)臀先露是最常见的胎位异常,经产妇多见。孕妇常感肋下或上腹有圆而硬的胎头。检查可见子宫呈纵椭圆形,胎体纵轴与母体纵轴一致;耻骨联合上方可触摸到不规则、软而宽的胎臀,胎心在脐左(或右)上方听的最清楚。胎臀高低不平,羊膜囊压力不均匀,易引起胎膜早破、脐带脱垂或脐带受压,导致胎儿窘迫甚至死亡。

● 经典考题

下列不属于臀先露的表现是( )
  A. 宫底部触及圆硬的胎头
  B. 耻骨联合上方可触及胎臀
  C. 背后胎心听诊脐上最清楚
  D. 肛查可触及胎臀、足、膝盖
  E. 自觉肋下圆硬的胎头
【答案】 D

考点二 护理措施

严密观察产程,减少母儿并发症,协助医生做好阴道助产和新生儿抢救的准备。

第二十节 产后出血

考点一 概述

产后出血指胎儿娩出后24小时内出血量 >500ml,剖宫产者 >1 000ml。产后出血占我国产妇死亡原因的首位。短时间内大量出血可导致失血性休克,严重时危及产妇生命。产后出血的原因有子宫收缩乏力、软产道裂伤、胎盘因素、凝血功能障碍等,其中子宫收缩乏力是最主要原因。

👍 考查年份:2018 年。
考情分析:重点掌握产后出血的概念及主要病因。

● 经典考题

产后出血是指胎儿娩出后24小时内出血量超过( )
  A. 100ml   B. 200ml   C. 300ml   D. 400ml   E. 500ml
【答案】 E

考点二 临床表现

产妇在胎儿娩出后,出现阴道多量流血及失血性休克的症状和体征,表现为脉搏细速、面色苍白、血压下降等。因宫缩乏力而导致出血时，检查产妇腹部感到子宫轮廓不清，松软如袋状，摸不到宫底或宫底升高。

考点三　治疗要点

针对病因采取止血措施、补充血容量、纠正休克及防治感染。因子宫收缩乏力造成的出血，加强宫缩是最有效的方法；软产道损伤造成的出血，应及时准确地修复、缝合裂伤，可有效地止血；对胎盘因素或凝血功能障碍所致的出血应迅速采取相应措施，控制出血。

考点四　护理措施

1. 针对病因止血

病　因	措　施
子宫收缩乏力	可通过按摩子宫（常用的方法）、使用宫缩剂、宫腔内填塞纱布条、结扎血管等方法达到止血的目的
软产道损伤	及时、准确地修复缝合，如为阴道血肿所致应首先切开血肿，清除血块，缝合止血
胎盘因素	疑有胎盘滞留时应立即协助医生做阴道及宫腔检查，胎盘、胎膜残留应行刮宫术
凝血功能障碍	配合医生针对不同的病因、疾病种类进行治疗，全力做好抢救准备

💡 小贴士：填塞纱布后24小时取出纱布条，取出前先肌注宫缩剂。宫腔填塞纱布条后应密切观察患者生命体征及宫底高度和大小。

2. 失血性休克的护理

严密观察患者的意识状态、皮肤颜色、血压、脉搏及尿量，及早发现休克征象并进行预防性处理。

3. 预防产后出血

加强孕前及孕期保健，定期接受产前检查。第二产程中胎肩娩出后，立即遵医嘱肌注或静滴缩宫素，以加强子宫收缩，减少出血。产妇产后2小时仍需要留在产房接受监护，督促产妇及时排空膀胱，早期哺乳，以刺激子宫收缩，减少阴道出血量。

第二十一节　羊水栓塞

考点一　概念

羊水栓塞指在分娩过程中，羊水突然进入母体血液循环引起肺栓塞、休克、弥散性血管内凝血（DIC）、肾衰竭、猝死等一系列病理改变的严重分娩并发症。

考点二　临床表现

羊水栓塞发病急剧而凶险，短时间内即累及全身重要器官。大多发病突然，产妇突然出现烦躁不安、寒战、恶心、呕吐，继而出现呼吸困难、发绀、抽搐，迅速出现循环衰竭，进入休克或昏迷状态，严重者发病急骤，仅惊叫一声或打一哈欠，血压便迅速下降或消失。

考点三　治疗要点

发生羊水栓塞时，应立即处理过敏性反应和急性肺动脉高压所致的低氧血症及呼吸循环功能衰竭状况，并积极预防、处理DIC。

考点四 护理措施

1. 对症处理

患者一旦出现羊水栓塞的症状,应立即抢救。抗过敏、纠正呼吸循环衰竭和改善低氧血症、抗休克、防止 DIC 与肾衰竭的发生。

2. 预防羊水栓塞

掌握剖宫产指征,预防子宫和产道裂伤,严密观察产程进展。

第二十二节 子宫破裂

考点一 概述

子宫破裂指子宫体部或子宫下段于妊娠晚期或分娩期发生的破裂,梗阻性难产、子宫瘢痕等是其发生的常见病因。

考点二 临床表现

分 期	表 现
先兆子宫破裂	子宫病理性缩复环的形成、下腹部压痛、胎心率异常及出现血尿是先兆子宫破裂的四大临床表现,产妇烦躁不安,呼吸急促,表情极其痛苦
子宫破裂	产妇突然感到下腹部撕裂样剧痛,子宫收缩突然停止,腹部疼痛稍缓解后,因羊水、血液流入腹腔,又出现全腹持续性疼痛,产妇有面色苍白、血压下降等休克征象。腹壁下可清楚扣及胎体

👍 **考查年份:** 2017 年。

考情分析: 重点记忆子宫破裂的临床表现。

💡 **小贴士:** 因胎先露部下降受阻,子宫收缩过强,强有力的宫缩使子宫下段肌肉拉长、变薄,而子宫体部肌肉增厚、变短,两者形成明显的环状凹陷,凹陷逐渐上升到达脐部或脐部以上,压痛明显,称病理性缩复环。

● 经典考题

1. 初产妇,妊娠 40 周。产程进展 24 小时,宫口开大 4cm。给予静脉滴注缩宫素后,宫缩持续不缓解,胎心率 100 次/分,耻骨联合处有压痛。应考虑为( )

　　A. 前置胎盘　　　　　B. 胎盘早剥　　　　　C. 痉挛性子宫

　　D. 先兆子宫破裂　　　E. 子宫收缩过强

【答案】 D

2. 患者,女,30 岁。经产妇,第一胎剖宫产。现在第二胎分娩期,突然出现完全性子宫破裂,其典型的临床表现是( )

　　A. 产程中出现肉眼血尿　　　　　　　B. 子宫出现病理性缩复环

　　C. 产妇喊叫腹痛难忍　　　　　　　　D. 子宫缩小,腹壁下清楚扣及胎体

　　E. 胎动消失伴阴道大量流血

【答案】 D

考点三 治疗要点

1. 先兆子宫破裂

立即抑制子宫收缩,停止使用缩宫素,同时行剖宫产术。

2. 子宫破裂

一旦发生子宫破裂,应立即抢救。遵医嘱输液、输血、吸氧,同时做好剖宫手术前的准备

工作。手术方式应根据产妇的全身情况、破裂的部位及程度等情况而决定。

考点四 护理措施

1.先兆子宫破裂

密切观察病情。产妇如果出现宫缩过强、下腹部压痛,或腹部出现病理性缩复环时,立即报告医生,停止使用缩宫素引产,做好剖宫产的术前准备工作。

2.子宫破裂

迅速给产妇输液、输血补充血容量,积极进行抗休克处理。为预防感染,在剖宫产的术中和术后,应遵医嘱应用大剂量抗生素。

> 小贴士:有子宫破裂高危因素者,应提前1～2周入院待产,子宫破裂者再次妊娠需间隔2年。

第二十三节 产褥感染

考点一 概述

产褥感染是产妇死亡的重要原因之一。产褥感染以数种病原体混合感染多见,主要致病菌为厌氧菌。

考点二 临床表现

(1)急性外阴炎、阴道炎、宫颈炎:主要表现为会阴部疼痛、灼热等。

(2)急性子宫内膜炎、子宫肌炎:表现为轻度发热、畏寒、脉速等。可伴有下腹压痛、恶露有臭味等。

(3)急性盆腔结缔组织炎、急性输卵管炎。

(4)急性盆腔腹膜炎及弥漫性腹膜炎:患者出现高热、恶心、呕吐、腹胀、腹部压痛、反跳痛等症状和体征时,因产妇腹壁松弛,腹肌紧张不明显。

考点三 治疗要点

积极有效控制感染,纠正产妇全身情况,积极抢救重症孕妇。可采用支持疗法、应用广谱抗生素及手术等方法进行治疗。

考点四 护理措施

(1)给产妇提供清洁、安静的环境,保证充足休息和睡眠。采取半卧位或抬高床头,有利于炎症局限与引流,并能促进恶露排出。会阴侧切者取健侧卧位,保持切口清洁、干燥,提供高热量、高蛋白、高维生素、易消化的饮食。

(2)做好病情观察与记录。

● 经典考题

关于产褥感染的护理措施,错误的叙述是(   )

    A.保证足够液体摄入　　　B.每4小时测体温1次　　　C.给予高蛋白饮食

    D.产妇取平卧臀部抬高位　　　E.遵医嘱使用广谱抗生素

【答案】 D

第二十四节　晚期产后出血

考点一　概述

晚期产后出血指分娩 24 小时后,在产褥期内发生的子宫大量出血。常见于产后 1～2 周。晚期产后出血最常见的原因是胎盘、胎膜残留。

考点二　临床表现

1. 全身表现

产妇常有寒战、低热和腹痛等,因失血过多可出现严重贫血甚至失血性休克的表现。

2. 阴道流血

多发生于产后 2 周左右,可表现为血性恶露持续时间长,反复发生少量或中等量阴道流血。如合并感染则恶露量增多、浑浊,并有臭味。

考点三　治疗要点

针对病因采取治疗。如病因为胎盘、胎膜、蜕膜残留或胎盘附着部位复旧不全,应行刮宫术。

考点四　护理措施

1. 预防

(1)术前预防:剖宫产时做到合理选择切口,合理缝合。

(2)产后应仔细检查胎盘、胎膜是否有残留在宫腔。

(3)预防感染:术后遵医嘱应用抗生素,严格无菌操作。

2. 失血性休克患者的护理

为患者提供安静的环境。严密观察生命体征及恶露的颜色、气味、性状等。

本书配有智能学习助手
可以帮助你提高学习效率

第八章　新生儿和新生儿疾病

● 章 前 分 析

　　本章主要讲了新生儿及新生儿常见疾病的护理,重点较少,但在近三年考试中,考试的分值较之前有所增高,因此也需重视。本章考核的基本都是基础知识,难度不大,多为记忆性知识点。

● 本章核心考点解读

第一节　正常新生儿

考点一　概念

新生儿:指自脐带结扎至出生后 28 天内的婴儿。

考点二　分类

分 类	内 容
根据胎龄分类	①早产儿:胎龄达 28 周但未达 37 周的新生儿 ②足月儿:胎龄达 37 周但未达 42 周的新生儿 ③过期产儿:胎龄满 42 周以上的新生儿
根据出生体重分类	①正常体重儿:出生体重为 2 500 ~ 4 000g 的新生儿 ②低出生体重儿:出生体重不足 2 500g 的新生儿 ③巨大儿:出生体重超过 4 000g 的新生儿

考点三　新生儿护理

要 点	内 容
保持呼吸道通畅	新生儿娩出前,做好保暖准备,在保暖的前提下进行一系列操作。新生儿娩出后,应迅速清除其口鼻处的黏液和羊水,避免呛咳引起吸入性肺炎或窒息;哺乳时防止乳房堵住新生儿口鼻,喂乳后应竖抱新生儿轻拍背部,帮助空气排出,然后将新生儿置于右侧卧位,避免因溢乳和呕吐而引起窒息
维持体温衡定	新生儿室应阳光充足,清洁通风。室温保持在 22 ~ 24℃。新生儿娩出后应立即擦干皮肤,用温暖、柔软的包被包裹,减少散热
预防感染	新生儿娩出后无菌结扎脐带,残端应保持清洁干燥,每次沐浴后,用无菌棉签蘸取酒精溶液消毒脐带残端、脐轮和脐窝。残端一般在 1 周内脱落。体温稳定后,每天给新生儿沐浴,沐浴时室温保持在 26 ~ 28℃,水温 39 ~ 41℃。勤换尿布,每次大便后用温开水清洗会阴和臀部并拭干,以防发生臀红或尿布疹

🖂 名 师 指 导

👍考查年份:2020 年。

考情分析:重点掌握新生儿出生体重的分类。

💡 小贴士:出生体重低于 1 500g 者称极低出生体重儿,低于 1 000g 者称为超低出生体重儿。

续表

要 点	内 容
健康教育	告知产妇及其家属母婴同室与母乳喂养的重要性,向其介绍新生儿的日常保暖、喂养、皮肤的护理以及预防感染等知识

● 经典考题

1. 新生儿室的室温应保持在(　　)
　　A. 18～20℃　　　B. 20～22℃　　　C. 22～24℃　　　D. 24～26℃　　　E. 28～30℃
【答案】　C

2. 健康足月新生儿生后第2天,对其脐部的护理,错误的是(　　)
　　A. 勤换尿布,衣物柔软　　　　　　B. 脐部保持清洁、干燥
　　C. 接触新生儿前后要洗手　　　　　D. 严格执行无菌操作技术
　　E. 用3%过氧化氢液清洗脐部
【答案】　E

考点四　新生儿特殊生理状态

考查年份:2012年,2015年,2017年,2019年,2020年。

考情分析:属于常考点。重点掌握几种特殊生理状态的表现。

特殊生理状态	表　现
生理性体重下降	新生儿在生后数日内,由于进食少、水分丢失较多、胎脂脱落及尿、胎粪排出而引起体重下降,最多不超过10%,生后10日左右恢复到出生时体重
生理性黄疸	大部分新生儿在出生后2～3天可出现黄疸,4～5天达高峰,足月儿最迟2周内消退,早产儿可延迟至3～4周消退
乳腺肿大和假月经	男女新生儿生后3～5天可出现乳腺肿大,似蚕豆或鹅蛋大小,2～3周内消退。切勿挤压,避免感染。部分女婴生后5～7天阴道流出少量血性分泌物或大量非脓性分泌物,时间可持续1周,称假月经。以上现象均由于母体的雌激素突然中断所致,一般不用特殊处理
"马牙"	新生儿口腔上腭中线和齿龈切缘上有散在黄白色小斑点,民间称为"马牙",是由上皮细胞堆积或黏液腺分泌物积聚所致,又称"上皮珠",一般数周后可自行消退,无须处理

● 经典考题

足月新生儿,女,出生5天。阴道流出少量血性液体,无其他出血倾向,反应好,吸吮有力,大小便正常。正确的护理措施是(　　)
　　A. 无须处理　　　　　　　B. 换血治疗　　　　　　　C. 局部包扎止血
　　D. 静脉滴注安络血　　　 E. 连续肌注维生素 K_1
【答案】　A

第二节　早产儿

考点一　早产儿的特点

因早产儿呼吸中枢和呼吸器官发育不完善,呼吸浅快而不规则,容易导致周期性呼吸和呼吸暂停;其次早产儿吸吮及吞咽能力差,容易呛乳而引起乳汁吸入性肺炎;并且肝内合成维生素 K 依赖凝血因子少,容易发生出血症。

考点二　护理诊断

(1)体温过低:与体温调节功能差有关。
(2)自主呼吸受损:与呼吸中枢、呼吸器官发育不完善有关。
(3)有感染的危险:与免疫功能未成熟、皮肤黏膜屏障功能差、脐部存在开放性伤口有关。

考点三　护理措施

要　点	内　容
维持体温正常	适中的环境温度能维持早产儿正常的体温,室温维持在 24～26℃,保持室内空气新鲜。依据早产儿的体重、发育程度及病情,施予不同的保暖措施,一般体重低于 2 000g 的早产儿,应置入温箱
密切观察病情	早产儿异常情况及突发情况多,病情变化快,除常规监测生命体征外,还应严密观察进食情况、精神状态、反射、大小便等
维持有效呼吸	早产儿仰卧时需在肩下放置小软枕,可避免颈部弯曲,保持呼吸道通畅,当出现发绀、呼吸急促时应迅速给氧
合理喂养	早产儿生长发育快,所需营养多,可根据吸吮、吞咽、消化、吸收功能,选择直接哺喂母乳、乳瓶、管饲或静脉等不同的营养补充方式,保证营养供给。因早产儿具有缺乏维生素 K 依赖凝血因子的特点,出生后应及时肌注维生素 K_1,连用 3 天以防出血

● 经典考题

患儿,男。孕32周早产,体重 1 450g,体温不升,呼吸 50 次/分,血氧饱和度 95%,胎脂较多。护士首先应采取的护理措施是(　　)

A.将患儿置于暖箱中　　B.给予鼻导管低流量吸氧　　C.立即擦净胎脂
D.接种卡介苗　　E.立即向患儿家长进行入院宣教
【答案】 A

第三节　新生儿窒息

考点一　概念

新生儿窒息指胎儿由于缺氧发生宫内窘迫或者娩出过程中出现呼吸、循环障碍。

考点二　病因

如孕母患有严重贫血、心脏病、呼吸道梗阻及肺部疾患等,早产儿、巨大儿、畸形儿等都可引起新生儿窒息。

考点三　临床表现

1. 胎儿缺氧表现

胎心率≥160 次/分或者 <100 次/分;剧烈胎动或 12 小时胎动 <20 次,甚至消失。

2. 窒息程度判定

依据出生后 1 分钟的 Apgar 评分把新生儿分为正常儿和窒息儿。Apgar 评分 8 ~ 10 分属于正常,4 ~ 7 分属于轻度(青紫)窒息,0 ~ 3 分属于重度(苍白)窒息。

考点四　辅助检查

血气分析检查可发现呼吸性酸中毒或者代谢性碱中毒;头颅 B 超或 CT 检查可发现颅内出血的位置和范围。

考点五　治疗要点

(1)注意预防和积极治疗孕母疾病。

(2)加强婴儿监护,对娩出后可能有窒息危险的患儿做早期预测,在娩出前做好抢救的准备工作。

(3)复苏:提倡新生儿科和产科医护人员共同参与,按 A、B、C、D、E 步骤及时复苏。

考点六　护理问题

(1)自主呼吸障碍:与吸入羊水、气道分泌物导致低氧血症和高碳酸血症有关。

(2)体温过低:与缺氧和环境温度低有关。

(3)潜在并发症:缺氧缺血性脑病、颅内出血。

考点七　护理措施

1. 维持自主呼吸

复苏是新生儿窒息治疗的关键。需积极配合医生按照 A、B、C、D、E 步骤进行复苏。

(1)A(通畅气道):新生儿出生时立即将其置于远红外线辐射床上实施抢救,抢救时患儿取仰卧位,清除口腔、鼻、咽及气道内分泌物,多采用负压吸痰。

(2)B(建立呼吸):可通过触觉刺激,拍打足底或按摩婴儿背部来促使呼吸出现。

(3)C(恢复循环):应进行胸外心脏按压,按压频率为 120 次/分(每按压 3 次,正压通气 1 次),按压有效时可摸到颈动脉和股动脉搏动。维持正常循环以确保足够的心搏出量。

(4)D(药物治疗):建立有效的静脉通道,在胸外心脏按压不能恢复正常循环时,遵医嘱给予肾上腺素。

(5)E(评价):在复苏的过程中,每一步操作都要严密观察患儿情况,根据评价结果决定下一步的操作。

2. 保暖

整个治疗、护理过程中应时刻注意患儿的体温,并将患儿放置于远红外线辐射床上。

3. 预防感染

勤洗手,严格无菌操作。

💡 小贴士:新生儿:正压人工呼吸的频率为 40 ~ 60 次/分,胸外按压的深度为 1 ~ 2cm,频率为 120 次/分,按压与通气比为 3 ∶ 1。

● 经典考题

某新生儿出生时无呼吸,心率90次/分,全身苍白,四肢瘫软,经清理呼吸道后的下一步抢救措施是(　　)

    A. 药物治疗　　　　　　　　B. 胸外按压　　　　　　　　C. 保暖

    D. 建立呼吸,增加通气　　　E. 建立静脉通道

【答案】 D

第四节　新生儿缺氧缺血性脑病

微信扫描

考点一 概述

    新生儿缺氧缺血性脑病是因为各种因素导致的缺氧和脑血流减少或暂停,从而引起胎儿和新生儿的脑损伤,是新生儿出生后窒息的严重并发症之一。围生期窒息是最主要的原因。

考点二 临床表现

    主要表现为意识障碍、肌张力变化及原始反射的改变,惊厥常发生在生后24小时内。

分 度	表 现
轻度	表现为兴奋、激惹,吸吮反射、肌张力为正常,一般不出现惊厥
中度	表现为嗜睡、反应迟钝、肌张力低下,肢体自发动作减少,拥抱、吸吮反射减弱,瞳孔缩小,对光反应迟钝等。半数患儿可出现惊厥。前囟张力正常或稍高
重度	表现为昏迷,肌张力松软或增高,肢体自发性动作消失,惊厥发作频繁,有反复呼吸暂停现象。此期存活者绝大多数留有后遗症

考点三 辅助检查

    CT:可确定病变的位置、范围及有无出血。

考点四 治疗要点

    (1)维持良好的通气功能,选择适当的给氧途径。

    (2)控制惊厥,首选药物为苯巴比妥钠。肝功能不全者可改为服用苯妥英钠。

    (3)控制每日液体入量。出现颅内压增高症状时可先用呋塞米静脉推注,严重者可用20%甘露醇。

    (4)亚低温治疗:人工诱导降温的方法可使患者体温下降2~4℃,减少脑组织的基础代谢,从而保护神经细胞。

💡 小贴士:亚低温治疗目前只适合用于足月儿,对早产儿不宜采用。

考点五 护理措施

要 点	内 容
预防惊厥	保持呼吸道通畅,严密观察病情,控制惊厥,观察生命体征、神志、肌张力、血氧饱和度、尿量和窒息所致的各系统症状。一旦出现颅内高压和其他器官受损时,应立即通知医生

续表

要　点	内　容
亚低温治疗的护理	可采用循环水冷却法进行选择性头部降温，使脑温最终下降至34℃。注意保暖，可选用远红外辐射床或热水袋。持续肛温测量，观察体温波动。治疗结束后，复温宜缓慢，时间应＞5小时，以防低血压。体温恢复正常后，改为每4小时测量一次体温
早期康复干预	对怀疑存在功能障碍者，应固定其肢体处于功能位。并尽早给予患儿动作训练和感知觉的干预措施，以促进脑功能逐渐恢复

小贴士：亚低温治疗时，应注意保暖，防止出现新生儿硬肿症。

● 经典考题

某胎龄38周的新生儿，因围生期休息出现嗜睡、肌张力低下、拥抱反射减弱，被诊断为新生儿缺血缺氧性脑病，进行亚低温（头部降温）治疗。治疗时，护士应持续监测的是（　　）

A. 头罩温度　　　　　B. 暖箱温度　　　　　C. 腋下温度

D. 肛门温度　　　　　E. 环境温度

【答案】　D

第五节　新生儿颅内出血

考点一　病因

早产、缺氧、产伤及快速输入液体等。

考点二　临床表现

要　点	内　容
意识改变	易激惹、兴奋或处于嗜睡、昏迷状态等
呼吸改变	速度增快或减慢，形态不规则或暂停
颅内压增高	前囟隆起、脑性尖叫、血压增高、肢体抽搐、角弓反张等
眼征改变	双目凝视、斜视、眼球向上旋转困难、眼球震颤等
瞳孔改变	双侧瞳孔不等大、对光反射差

考情分析：本考点属于偶尔考点，注意该疾病的特征表现——脑性尖叫。

● 经典考题

早产儿，不吃、不哭、反应差、脑性尖叫、阵发性青紫，脑脊液外观红，可诊断为（　　）

A. 新生儿脑膜炎　　　　　B. 新生儿颅内出血　　　　　C. 新生儿败血症

D. 新生儿寒冷损伤综合征　　　　　E. 吸入性肺炎

【答案】　B

考点三　辅助检查

脑脊液检查为均匀血性和皱缩细胞，可确诊为新生儿颅内出血。

小贴士：脑脊液检查有助于诊断和判断预后。

考点四 治疗要点

止血,控制惊厥,降低颅内压,如有脑疝可选用甘露醇静滴,尽可能减少搬动及刺激性操作。

考点五 护理措施

要　点	内　容
一般护理	保持病室内安静,减少声、光等刺激;绝对静卧,取头高位,肩部抬高 15°～30°,凡需头侧偏时,整个躯体也取同向侧位,保持头正中位,以免压迫颈动脉;集中进行治疗和护理操作,尽量避免不必要的打扰
观察病情	密切观察患儿生命体征及意识、眼部症状、呼吸情况、肌张力等,定期测量患儿头围
用药护理	遵医嘱给药,对颅内压增高者可用地塞米松,静脉滴注速度不宜太快。呼吸节律不整、瞳孔不等大时可使用甘露醇降颅压,应用维生素 K_1、止血敏等止血
对症护理	体温过高时给予降温,缺氧者给予吸氧,维持正常呼吸。根据病情选择喂养方式,必要时给予鼻饲喂养或静脉营养

第六节　新生儿黄疸

考点一 概述

新生儿黄疸指新生儿体内由于胆红素浓度增高而引起皮肤、巩膜、黏膜、体液及其他组织呈现黄染的现象。依据临床表现分为生理性和病理性黄疸两类。

考点二 临床表现

要　点	生理性黄疸	病理性黄疸
血清胆红素	①足月儿:<221μmol/L(12.9mg/dl) ②早产儿:<257μmol/L(15mg/dl)	①足月儿:>221μmol/L(12.9mg/dl) ②早产儿:>257μmol/L(15mg/dl)
黄疸出现时间	①足月儿:生后 2～3 天内出现,4～5 天时达高峰 ②早产儿:生后 3～5 天出现,5～7 天时达高峰	生后 24 小时内出现
黄疸消退时间	①足月儿:5～7 天消退,不超过 2 周 ②早产儿:7～9 天消退,最长可持续 3～4 周	黄疸持续时间长,足月儿>2 周,早产儿>4 周
胆红素每天上升量	<85μmol/L(5mg/dl)	>85μmol/L(5mg/dl)
伴随症状	一般情况良好	一般情况差较,并伴原发疾病症状

💡 小贴士:由于新生儿毛细血管丰富,当血清胆红素超过 85μmol/L(5mg/dl),可出现肉眼可见的黄疸。

💡 小贴士:病理性黄疸持续时间长,退而复现,血清结合胆红素>34μmol/L(2mg/dl)。

● 经典考题

1.新生儿,男,生后 3 天。体重 3 200g,皮肤巩膜发黄,血清总胆红素 280μmol/L。根据该新生儿的临床表现,应考虑为(　　)

　　A. 正常新生儿　　　　　　B. 生理性黄疸　　　　　　C. 高胆红素血症

　　D. 新生儿低血糖　　　　　E. 新生儿颅内出血

【答案】 C

2.以下现病史符合新生儿病理性黄疸的是(　　)

　　A. 血清总胆红素逐渐加重,每日上升 2mg/dl　　　B. 生后 24 小时内出现黄疸

　　C. 黄疸持续时间足月儿大于 1 周　　　　　　　　D. 足月儿血清胆红素小于 221μmol/l(12.9mg/dl)

　　E. 早产儿血清胆红素小于 275μmol/l(15mg/dl)

【答案】 B

考点三　治疗要点

　　生理性黄疸不需治疗,提早哺喂可加快黄疸消退。病理性黄疸的治疗关键是找出病因,采取对应的治疗,适当的输入人体血浆和白蛋白,必要时应用蓝光疗法,防止胆红素脑病的发生。

考点四　护理问题

　　(1)潜在的并发症:胆红素脑病,与血清胆红素过高有关。

　　(2)潜在并发症:发热、腹泻、皮疹。

考点五　护理措施

要　点	内　容
观察病情	①观察皮肤颜色:依据皮肤黄染的位置、范围和深度,预估血清胆红素增高的程度,综合评价黄疸进展的情况 ②观察生命体征:监测体温、脉搏、呼吸及有无出血倾向,观察患儿哭声、吸吮力、肌张力的变化,判断有无核黄疸的发生 ③观察排泄情况:大小便的次数、量、形态及性质,如发现胎粪延迟排出时,应给予灌肠处理
合理喂养	应尽早喂养,促进胎便的排出。并保证患儿营养的需要及热量的摄入
光照疗法	遵医嘱选择光源,蓝光最好,治疗过程中密切观察患儿体温的变化,肛温超过 37.8℃或低于 35℃,应暂停光疗
遵医嘱用药	遵医嘱给予补液和白蛋白治疗,纠正酸中毒和避免胆红素脑病的发生

考查年份:2012 年,2013 年,2017 年。

考情分析:属于常考点。该题为记忆理解性题,在护理时,着重注意该疾病的病情观察。

💡小贴士:行光照疗法时,注意保护患儿的会阴部和眼睛。

● 经典考题

患儿,女,生后 7 天。以"新生儿黄疸"收入院并行蓝光照射治疗。光疗时,护士应特别注意的是(　　)

　　A. 保护眼睛　　　　　　B. 及时喂养　　　　　　C. 监测血压

　　D. 保持安静　　　　　　E. 皮肤清洁

【答案】 A

考点六 健康教育

鼓励尽早探视并积极照顾早产儿;示范、指导早产儿保暖、喂养及预防感染的方法。母乳性黄疸的患儿,可暂停母乳喂养 1~3 天,或改为隔次母乳喂养。红细胞 G6PD 缺陷者,忌食蚕豆及其制品,患儿衣物保管时切勿放置樟脑丸,避免诱发溶血。

● 经典考题

关于新生儿黄疸健康教育的叙述,错误的是( )

　　A.保管患儿衣物时勿放入樟脑丸　　　　　　B.保持患儿大便通畅

　　C.母乳性黄疸的患儿需中断母乳喂养　　　　D.红细胞 G6PD 缺陷的患儿,忌食蚕豆

　　E.有后遗症的患儿,给予康复治疗和功能锻炼

【答案】 C

第七节　新生儿寒冷损伤综合征

考点一 概述

新生儿寒冷损伤综合征又称新生儿硬肿症,由于受寒及其他原因(早产、窒息、感染)引起的皮肤和皮下脂肪变硬和水肿的一组疾病。病因可能与寒冷或保温不足、感染等因素有关。

考点二 临床表现

要 点	内 容
一般表现	反应迟钝,吮乳能力差或拒乳,哭声强度低弱或不哭,活动量减少,有时出现呼吸暂停等
低体温	体温一般低于 35℃,严重者低于 30℃
皮肤硬肿	皮肤紧贴于皮下组织,触之发硬,不能移动,水肿患者压之有凹陷,颜色呈暗红或青紫色。硬肿发生顺序为:小腿—大腿外侧—整个下肢—臀部—面颊—上肢—全身,硬肿严重时可使患儿活动受限、呼吸功能障碍
多器官功能损害	严重者可出现 DIC、肺部出血、循环和呼吸衰竭、肾脏等多脏器损害等

考查年份:2012 年,2013 年。

考情分析:属于常考点。着重掌握硬肿发生的顺序。

小贴士:寒冷损伤综合征根据体温及硬肿范围分为三度:
①轻度:体温 ≥35℃,硬肿范围 <20%;
②中度:体温 <35℃,硬肿范围 20%~50%;
③重度:体温 <30℃,硬肿范围 >50%,常伴有器官功能障碍。

● 经典考题

新生儿,女,出生第 5 天。因全身冰冷,拒奶 24 小时入院。查体:体温 35℃,反应差,皮肤呈暗红色,心音低钝,双小腿皮肤如硬橡皮样,脐带已脱落。最可能的诊断是( )

　　A.新生儿水肿　　　　B.新生儿红斑　　　　　　C.新生儿寒冷损伤综合征

　　D.新生儿败血症　　　E.新生儿皮下坏疽

【答案】 C

考点三 辅助检查

根据病情需要做血常规、动脉血气分析、血糖、血电解质等检查。

考点四 治疗要点

复温是治疗的要点,原则为逐步复温、循序渐进。

● **经典考题**

新生儿寒冷损伤综合征治疗的关键是( )
A. 皮肤保护 　　　B. 预防感染 　　　C. 保暖复温 　　　D. 营养充足 　　　E. 对症治疗
【答案】 C

考点五 护理措施

要 点	内 容
复温	积极复温是治疗和护理的关键,应循序渐进 ①肛温 >30℃,腋肛温差大于零的轻、中度硬肿的患儿可置于30℃暖箱中,6 ~ 12 小时后体温恢复正常 ②肛温 <30℃,腋肛温差为负值的重度患儿,提示棕色脂肪不产热,自身产热能力差。先将患儿置于比自身肛温高 1 ~ 2℃的暖箱中,并逐渐升温,箱温不超过 34℃,12 ~ 24 小时后恢复正常体温。体温恢复正常后,将患儿置于中性温度的暖箱中
预防感染	应做好病室、暖箱内的清洁消毒工作;加强皮肤护理,及时更换尿布及擦洗臀部;定时更换体位,预防体位性水肿和坠积性肺炎,避免肌内注射,以防皮肤破损从而引起感染
观察病情	注意观察患儿生命体征、硬肿范围及程度、尿量,详细记录,并备好抢救药品和设备

考查年份:2017 年、2018 年。
考情分析:属于常考点。复温是该疾病重要的护理措施,需重点掌握。

小贴士:复温时无以上条件者,可因地制宜采用母亲怀抱、热水袋、热炕等方法复温,但要避免烫伤。

第八节　新生儿脐炎

考点一 概述

新生儿脐炎指在断脐时或出生后处理不当导致细菌入侵、繁殖所引起的急性炎症。金黄色葡萄球菌为常见病原菌。

考点二 临床表现

轻者表现为脐根部发红,或者脱落后伤口久不愈合,脐窝处有少量浆液脓性分泌物。重者表现为脐部和脐周皮肤红肿、发硬,脓性分泌物增多且闻之有臭味。

小贴士:脐炎轻症状者除脐部有异常外,体温和饮食均为正常;重症者则有发热、吃奶少等非特异性表现。

● **经典考题**

患儿,女,足月新生儿,出生后 10 天。吃奶差,精神欠佳。脐部出现红肿、渗液。最可能的诊断是( )
A. 新生儿感染 　　　B. 新生儿脐炎 　　　C. 新生儿湿疹
D. 新生儿破伤风 　　　E. 新生儿败血症
【答案】 B

考点三 治疗要点

轻症者可用安尔碘或75%乙醇从脐带根部由内向外、环形彻底冲洗消毒,并用抗生素软膏外敷。脓液增多或出现全身症状者遵医嘱适当应用抗生素。

考点四 护理措施

要 点	内 容
脐部护理	保持脐部干燥,洗澡后及时用消毒干棉签吸干脐部,并用75%酒精消毒
观察病情	严密监测脐部有无潮湿、渗液或者脓性分泌物排出,若发现应立即处理

第九节 新生儿低血糖

考点一 概念

新生儿低血糖指新生儿的全血血糖<2.2mmol/L(40mg/dl)。

考点二 临床表现

表现为淡漠、嗜睡、喂养困难、哭声异常、易激惹、肌张力减低,经补充葡萄糖后症状消失,血糖恢复正常。若反复发作,则需考虑是否由先天性内分泌疾病和代谢缺陷引起。

考点三 辅助检查

一般用微量纸片法测量血糖,异常者采集静脉血测量血糖以明确诊断。

考点四 治疗要点

无症状低血糖者可给予口服葡萄糖治疗,若无效,则给予静脉输注葡萄糖;有症状低血糖者,应静脉注射葡萄糖。

💡 小贴士:对于持续或者反复低血糖者,除了静脉输注葡萄糖外,根据病情需要可增加氢化可的松、胰高血糖素治疗。

考点五 护理措施

(1)定时测量患儿血糖,依据血糖情况及时调整葡萄糖的输注量及速度。

(2)娩出后能进食者鼓励尽早喂养,早产儿或窒息儿及时建立静脉通路,保证葡萄糖的输入。

● 经典考题

预防新生儿低血糖的主要措施是(　　　)

　　A. 尽早哺乳　　　　　B. 静脉补液　　　　　C. 监测血糖　　　　　D. 观察病情　　　　　E. 注意保暖

【答案】 C

第十节 新生儿低钙血症

考点一 概念

新生儿低钙血症指血清总钙低于1.8mmol/L(7mg/dl)或血清游离钙低于0.9mmol/L(3.5mg/dl)。

考点二 临床表现

多见于生后5～10天,表现为烦躁不安、易激惹、肌肉抽动、震颤,严重者出现惊厥、手足抽搐,抽搐发作时可有不同程度的呼吸改变、发绀,部分严重者可出现呼吸暂停。

考点三　治疗要点

静脉补充葡萄糖酸钙,症状得到控制后改为口服。

考点四　护理措施

(1)遵医嘱补钙,10%葡萄糖酸钙稀释后缓慢静推或滴注,若心率低于80次/分,暂停注射。一旦发生药液外渗,应立即停止注射,局部用25%~50%硫酸镁湿敷,以免组织坏死。

● 经典考题

某新生儿确诊为低钙血症,医嘱:静脉注射10%葡糖碳酸钙。护士要注意观察的是(　　)

A. 防止心动过缓,保持心率>80次/分　　　B. 防止心动过缓,保持心率>90次/分

C. 防止心动过缓,保持心率>100次/分　　D. 防止心动过速,保持心率<80次/分

E. 防止心动过速,保持心率<100次/分

【答案】　A

(2)准备吸引器、氧气、气管插管、气管切开术所需的急救用物等,一旦发生喉痉挛等紧急情况,应立即抢救。

(3)鼓励母乳喂养或给予钙磷比例适当的配方乳,多晒太阳。

本书配有智能学习助手
可以帮助你提高学习效率

第九章　泌尿生殖系统疾病

• 章 前 分 析

　　本章主要介绍了泌尿生殖系统的常见疾病,重点较多。肾小球肾炎、肾病综合征、肾衰竭等疾病是本章的重点、难点,需理解记忆。外阴炎与阴道炎的临床表现相似,在学习时,可以找出它们的不同点进行区分记忆。在历年考试中,本章内容涉及分值为 10～12 分。

• 本章核心考点解读

📱名师指导

第一节　肾小球肾炎

考点一　急性肾小球肾炎

👍考查年份:2013 年,2015 年,2018 年。

1. 概述

　　急性肾小球肾炎(急性肾炎)是以急性肾炎综合征(水肿、蛋白尿、血尿、高血压)为主要临床表现的一组疾病,可伴有一过性氮质血症。多由于链球菌感染引发。

考情分析:重点掌握急性肾炎的主要临床表现及尿液检查的特点。

2. 临床表现

要　点	内　容
尿异常	几乎所有患者都会出现肾小球性血尿,小部分患者会出现肉眼血尿,这些常为发病的第一症状和患者就诊的原因
水肿	最常见的症状,大多见于起病初期。典型表现是晨起眼睑水肿或者伴有下肢轻度凹陷性水肿,少数患者可波及全身
高血压	大部分患者会出现一过性轻、中度高血压,利尿治疗后血压可逐渐恢复正常
肾功能异常	发病早期会因肾小球滤过下降、水钠潴留,使尿量减少,部分患者出现少尿。肾功能可有一过性受损,表现为轻度氮质血症
充血性心力衰竭	常发生于急性肾炎综合征期,严重的水钠潴留以及高血压是重要的诱发因素。患者可有颈静脉怒张、奔马律以及肺水肿症状,大多需紧急处理

💡小贴士:急性肾小球肾炎的常见并发症有严重循环充血、急性肾衰竭、高血压脑病等。

• 经典考题

患儿,5 岁。全身凹陷性水肿 2 个月,查:尿蛋白(＋＋＋＋),尿红细胞 3～5 个/HP,血浆白蛋白 21g/L,血胆固醇 7.9mmol/L,BUN 5.4mmol/L,最可能的诊断是(　　)

　　A. 急性肾小球肾炎　　　　B. 先天性肾病　　　　C. 肾炎性肾病

　　D. 单纯性肾病　　　　　　E. 急性肾盂肾炎

【答案】　A

3. 辅助检查

项 目	内 容
尿液检查	几乎所有患者均有镜下血尿,多为变形红细胞。多数患者的蛋白尿为 + ~ ++,尿沉渣中可有白细胞,管型(颗粒管型、红细胞管型)
免疫学检查	起病初期血清 C3 及总体补体下降,8 周内逐渐恢复正常,对本病诊断具有较大的意义
B 超检查	双肾形态饱满、体积增大

4. 治疗要点

本病为自限性疾病,以休息和对症治疗为主。对有上呼吸道和皮肤感染者,遵医嘱给予无肾毒性抗生素治疗。对于经常复发的慢性扁桃体炎,待病情平稳后可考虑摘除扁桃体。

💡 小贴士:扁桃体摘除术 3 个月内避免剧烈体力活动。

5. 护理措施

要 点	内 容
一般护理	绝对卧床休息 4 ~ 6 周,至肉眼血尿消失、水肿消退、血压及肾功能基本正常后,方可下床活动并逐渐增加活动量。以清淡、富含多种维生素、易消化的食物及水果为主。少尿、水肿严重者,控制水的摄入,其摄入量可由排尿量决定;急性期应严格限制钠的摄入量,每日 1 ~ 2g,以减轻水肿及心脏负担
病情观察	监测生命体征,尤其是血压,水肿严重患者,应每天测体重。遵医嘱准确记录患者 24 小时液体出入量,同时做好皮肤护理,预防压疮的发生
皮肤护理	做好患者皮肤的护理,防止感染的发生

考点二 慢性肾小球肾炎

1. 概述

慢性肾小球肾炎(慢性肾炎)是指以血尿、蛋白尿、水肿、高血压为基本临床表现,起病方式各有不同,病程发展缓慢,病情迁延,有不同程度的肾功能衰减,最终将发展为慢性肾衰竭的一组肾小球疾病。

👍 考查年份:2012 年,2017 年,2020 年。
考情分析:属于常考点。着重注意该病的临床表现与尿液检查。

2. 临床表现

该病于任何年龄段可见,以青、中年男性为主。蛋白尿、血尿、高血压、水肿为其基本临床表现,可出现头晕、乏力、食欲不振、精神萎靡、皮肤瘙痒、失眠、健忘等全身症状。伴有不同程度的肾功能减退,病情迁延,最终发展为慢性肾衰竭。

💡 小贴士:促使肾功能急剧恶化的因素包括感染、劳累、应用肾毒性的药物、妊娠等。

要 点	内 容
水肿	早期水肿时有时无,多为眼睑和(或)下肢轻、中度凹陷性水肿,晚期持续存在。水肿程度与持续时间不一
高血压	为部分患者的首发症状,以舒张压增高为主
蛋白尿、血尿	是本病的基本表现,尿沉渣镜检红细胞可增多,见管型

3. 辅助检查

项 目	内 容
尿液	尿蛋白为 + ~ + + +，尿蛋白定量常在 1 ~ 3g/d，尿中多形性红细胞可为 + ~ + + +，急性发作期可有肉眼血尿、各种细胞及管型，晚期可见宽大粗糙的肾衰竭管型
血液检查	肾功能不全者可有 GFR 下降。部分患者可出现血浆白蛋白降低，血脂升高
B 超检查	可见肾脏表面不平、肾脏缩小、肾内结构紊乱等改变

4. 治疗要点

以预防和减缓肾功能进行性恶化、改良或缓解临床症状及治疗严重并发症为主要目的。

5. 护理措施

要 点	内 容
一般护理	急性发作期及高血压、水肿严重且有肾功能不全者，应绝对卧床休息。给予低盐、低脂、低磷、优质低蛋白、丰富维生素的饮食。可根据肾功能损伤程度确定蛋白质的摄入量，蛋白质摄入量以每日 0.6 ~ 0.8g/kg 为宜
病情观察	密切观察患者水肿的部位、程度及特点等。观察患者有无出现胸腔积液、腹腔积液等全身水肿的症状，定期检测体重。严格记录 24 小时出入量；做好皮肤护理以预防感染
预防感染	保持病室空气清新，减少病区的探视人数。注意保暖，防止受凉。严格遵守无菌技术操作原则，防止感染的发生。注意保护水肿部位的皮肤

小贴士：小儿肾小球肾炎的休息与活动护理：起病 1 ~ 2 周内应卧床休息，至肉眼血尿消失，尿液检查基本正常、水肿消退及血压正常，可下床在室内活动或到户外散步。3 个月内避免剧烈活动，尿内红细胞减少、血沉正常后可上学，但应避免劳累及体育活动。Addis 计数正常后可正常活动。

• 经典考题

患者，男，30 岁。因慢性肾小球肾炎入院，目前主要临床表现为眼睑及双下肢轻度水肿，血压 150/100mmHg。护士观察病情中应重点关注(   )

A. 精神状态　　　B. 水肿情况　　　C. 血压变化

D. 心率变化　　　E. 意识状态

【答案】 C

第二节　肾病综合征

考点一　概述

肾病综合征(NS)是因多种肾脏疾病引发的拥有以下临床表现的一组综合征：1)大量蛋白尿(尿蛋白定量浓度 >3.5g/d)；2)低蛋白血症(血浆清蛋白浓度 <30g/L)；3)水肿；4)高脂血症。其中前两项为诊断所必需。

小贴士：低蛋白血症导致血浆胶体渗透压下降，使水分从血管腔内进入组织间隙，是患者出现水肿的基本原因。部分水肿患者因循环容量不足，可启动肾素 – 血管紧张素 – 醛固酮系统，加重水钠潴留，产生水肿。

考点二 临床表现

要 点	内 容
水肿	是最常见症状,一般较重,水肿部位常随体位而移动,晨起眼睑、枕部及腰骶部水肿较明显,起床后则逐渐以下肢为主,呈可凹陷性
高血压	部分成年患者可有轻、中度高血压表现
营养不良	长期低蛋白血症可有营养不良的表现,面色苍白、疲乏无力、头晕等
并发症	①感染:是常见的并发症,常见的感染部位有呼吸道、泌尿道、皮肤等 ②血栓、栓塞:由于血液浓缩、高脂血症、蛋白尿及肝代偿性合成蛋白增加,导致血液黏稠度增加,加之 NS 时糖皮质激素和利尿药的应用将进一步加重高凝状态,因此 NS 容易出现血栓、栓塞,其中以肾静脉血栓最为常见

小贴士:水肿是肾病综合征最常见和最突出的体征。

● 经典考题

肾病综合征最常见的症状是(　　)
A. 呼吸道感染　　　　B. 水肿　　　　C. 高血压
D. 面色苍白　　　　E. 血栓形成
【答案】　B

考点三 辅助检查

项 目	内 容
尿液检查	大量蛋白尿,尿蛋白定量浓度 >3.5g/d。尿中可有红细胞、颗粒管型等
B超检查	发病早期双肾正常,晚期双肾缩小
血液检查	血浆清蛋白浓度 <30g/L,血中胆固醇、甘油三酯、低密度及极低密度脂蛋白含量均可增高,血中补体 C3 浓度可正常或降低,血 IgG 可降低

考点四 治疗要点

治疗要点是控制症状,预防复发及加重,减缓肾功能的损害,维持正常生活和工作能力。

小贴士:肾病综合征首选糖皮质激素治疗。

考点五 护理问题

(1)体液过多 与低蛋白血症使血浆胶体渗透压下降有关。
(2)潜在并发症:血栓形成、急性肾衰竭、感染、心血管并发症。

考点六 护理措施

要 点	内 容
一般护理	重度水肿、低蛋白血症者应卧床休息。待一般情况好转、水肿消失后,可起床活动。给予优质蛋白饮食,补充营养,增强机体免疫力。有高血压、明显水肿或少尿者,钠盐摄入量小于 3g/d;注意补充各种维生素和微量元素

小贴士:肾病综合征患者一般给予正常量的优质蛋白,当肾功能不全时,则需根据肾小球滤过率调整蛋白质的量。

续表

要 点	内 容
病情观察	监测患者的生命体征和体重,详细记录 24 小时的出入量,特别是尿量变化。监测血红蛋白、血浆清蛋白等指标
用药护理	长期用利尿药可导致低血钠、低血钾的发生,应定期检测血电解质的变化;应用激素治疗时,应注意用药时间及使用原则,避免长时间用药导致的不良反应

第三节 肾衰竭

考点一 慢性肾衰竭

1. 概述

慢性肾衰竭(CRF)是由各种慢性肾脏病引发的肾小球滤过率(GFR)降低及因此发生的代谢紊乱和临床症状形成的综合征。原发性与继发性肾小球肾炎、糖尿病肾病、高血压肾小动脉硬化、肾小管间质病变、肾血管病变、遗传性肾病等是引起慢性肾衰的主要原因。

2. 临床表现

要 点	内 容
各系统症状	①胃肠道表现:是大部分患者早期最明显的症状,初期表现为食欲不振、恶心、呕吐等 ②心血管系统:以高血压最常见,心力衰竭、动脉粥样硬化等 ③血液系统:1)贫血;2)出血倾向:鼻出血、牙龈出血等 ④呼吸系统:可出现尿毒症性支气管炎、肺炎、胸膜炎等,酸中毒时呼吸深长 ⑤神经、肌肉系统:早期表现为疲乏、失眠,后期可出现性格改变、抑郁等。晚期患者常有周围神经病变,患者可出现肢体麻木、肌无力等 ⑥皮肤症状:常见皮肤瘙痒
泌尿系统症状	早期表现为多尿、夜尿增多、水肿,晚期少尿,甚至无尿
水、电解质和酸碱平衡失调	高钠或低钠血症、水肿或脱水、高钾或低钾血症、高磷血症、低钙血症、代谢性酸中毒等

3. 辅助检查

项 目	内 容
血常规	红细胞数目降低,血红蛋白含量下降
尿液检查	夜尿增多,尿渗透压下降。尿沉渣中可有红细胞、白细胞、颗粒管型、蜡样管型等

👍 考查年份:2013 年,2016 年,2017 年。

考情分析:属于常考点。一般考试中以案例题出现。

💡 小贴士:慢性肾衰患者最早出现的症状是消化系统症状,最常见的死亡原因是心力衰竭。大部分患者常有轻、中度贫血,主要原因是肾脏分泌的促红细胞生成素减少。

💡 小贴士:慢性肾衰患者早期因利尿、呕吐等可出现低血钾,晚期因使用保钾利尿药、尿少等出现高血钾。

4.治疗要点

保护肾功能,减缓慢性肾衰竭的进展。早诊断、早期采用有效的治疗措施、避免引起肾功能恶化的诱因是慢性肾衰竭防治中保护肾功能、延缓病情发展的关键。

5.护理措施

要 点	内 容
一般护理	充分休息,避免劳累,适当运动,活动以不感到劳累为宜。重者绝对卧床,定期翻身,防止压疮和肌肉萎缩
饮食护理	给予高热量、高维生素、优质低蛋白、低磷饮食,主食以蛋白质含量较低的淀粉类食物为主,如藕粉、南瓜、芋头、马铃薯等。控制磷和钾的摄入(低磷高钙饮食)
病情观察	观察患者生命体征、意识状态、水肿、液体出入量等情况

💡 小贴士:慢性肾衰竭患者应选择食用优质动物蛋白,植物蛋白中含非必需氨基酸多,加重肾脏负担,应尽量避免摄入。

考点二 急性肾衰竭

1.概述

急性肾衰竭(ARF)是指因肾小球滤过率在短时间内快速降低而造成的以氮质废物蓄积及酸碱平衡、水电解质紊乱为主要特征的临床综合征。

2.临床表现

要 点	内 容
少尿期	尿量骤减或逐渐降低,持续时间为 1~2 周,尿量小于 400ml/d 为少尿,小于 100ml/d 为无尿
多尿期	进行性尿量增多是肾功能开始恢复的一个标志,此期易发生感染、心律失常、低血压和上消化道出血等
恢复期	血尿素氮和肌酐含量接近正常,尿量逐渐恢复正常

💡 小贴士:高钾血症是急性肾衰竭最严重的并发症,是由于肾排钾减少,酸中毒、组织分解过快所导致,也是起病第一周内死亡最常见的原因。

● 经典考题

为防猝死,急性肾衰竭少尿期的患者应密切监测的指标是(　　　)

A.尿量　　　　　　B.血压　　　　　　C.血肌酐　　　　　　D.血钙　　　　　　E.血钾

【答案】 E

3.辅助检查

项 目	内 容
影像学检查	尿路超声显像对诊断尿路梗阻有很大帮助。CT 等检查显示有无存在与压力相关的扩张。如果怀疑由梗阻造成,可做下行性或逆行性肾盂造影
其他检查	血液检查、尿液检查等

4.治疗要点

早期治疗需纠正可逆的病因。对各种严重外伤、急性失血、心力衰竭等都应积极治疗。

5. 护理措施

要　点	内　容
一般护理	卧床休息,减轻肾脏的负担;避免劳累;保证足够的热量,限制蛋白质的摄入,给予优质蛋白,减少钠、钾、氮的摄入
病情观察	监测患者的生命体征和体重,详细记录 24 小时的出入量,特别是尿量变化
预防感染	感染是患者常见的并发症,因此护理工作中应重视感染的预防。做好患者病室的清洁与消毒,避免与感染者接触,避免不必要的侵入性检查,加强生活护理,尤其是口腔和会阴的护理,卧床患者应定时翻身,指导患者有效咳嗽

💡 小贴士:常见的感染部位为呼吸道、泌尿道以及皮肤。

第四节　尿石症

考点一　概述

　　尿石症即泌尿系结石症,又称为尿路结石,根据结石所在的部位可分为上尿路结石和下尿路结石。上尿路结石包含输尿管结石和肾结石,下尿路结石包含尿道结石和膀胱结石,临床上上尿路结石较多见。

考点二　临床表现

👍 考情分析:重点区分不同部位结石的主要症状。

类　型	表　现
肾、输尿管结石	主要症状是疼痛和血尿,输尿管结石嵌顿引起肾盂输尿管连接处或输尿管急性梗阻、扩张,可导致肾绞痛,典型的肾绞痛位于腰部或上腹部,疼痛性质为刀割样阵发性绞痛。患者可出现活动后镜下血尿
膀胱结石	典型表现是排尿突然中断且疼痛,变换体位后可继续排出
尿道结石	典型表现是点滴状排尿伴尿痛、排尿困难,重者可产生急性尿潴留和会阴部剧痛

💡 小贴士:肾绞痛会引起血尿,结石活动会引起输尿管完全性梗阻。

● 经典考题

患者,男,39 岁。排尿时突然中断,剧烈疼痛,改变体位后方可继续排尿,考虑患者为(　　)
　　A. 肾结石　　　B. 输尿管结石　　　C. 膀胱结石　　　D. 尿道结石　　　E. 膀胱肿瘤
【答案】 C

考点三　辅助检查

项　目	内　容
血常规	可有镜下血尿,感染时可见较多的脓细胞,有时可发现结晶
B超检查	能观察到结石的特殊声影

考点四　治疗要点

根据患者的身体状态、结石部位、数目、大小、成分、有无感染、梗阻、积水、肾功能及结石的复发趋势等,确定治疗方案。

要　点	内　容
非手术治疗	当结石直径<0.6cm,外表光滑,无感染、无尿路梗阻,纯尿酸或胱氨酸结石,可先采用保守疗法 ①饮食疗法:大量饮水,同时结合跳跃性运动,可促进结石的排出;根据结石组成、生活条件及习惯适当调整饮食 ②药物治疗:阿托品、哌替啶主要治疗肾绞痛;依据尿细菌培养和药物敏感试验采取恰当的抗菌药物控制感染 ③体外冲击波碎石术(ESWL):采用体外冲击波聚焦粉碎体内的结石,使之跟随尿液排出体外,最适用于直径≤2cm 的结石
手术治疗	①非开放性手术治疗:包括输尿管镜取石或碎石术、经皮肾镜取石或碎石术等 ②开放手术治疗:手术方式有肾盂切开取石术、肾盏切开取石术、肾实质切开取石术等

考点五　护理措施

1.非手术治疗的护理

要　点	内　容
减轻疼痛	安置适当卧位,局部热敷,还可采用音乐疗法或使患者深呼吸放松等非药物方法缓解疼痛,疼痛严重时可遵医嘱应用解痉镇痛药如哌替啶、阿托品等
促进排石	嘱患者多喝水,每日饮水量应在 3 000ml 以上,保持尿量在 2 000ml 以上。引导患者适当运动,如跳跃或其他体育运动,促使结石排出,并有助于稀释尿液,减少晶体沉积,起到内冲洗的作用
观察排石效果	观察尿液内有无结石排出,每次将尿液排于金属盆或玻璃瓶内,可看到或听到结石的排出

2.手术治疗的护理

密切观察患者生命体征、引流管的引流液及尿液颜色,了解有无出血征象。

第五节　泌尿系统损伤

考点一　概述

泌尿系统损伤多见于男性尿道损伤,其次是肾、膀胱损伤。泌尿系统损伤的共同临床表现为尿外渗和出血,大出血可造成休克。

💡 小贴士:尿石症患者应限制摄入含草酸多的食物,如菠菜、甜菜、茶、巧克力、草莓和各种坚果等。尿酸结石者应避免含嘌呤高的食物,如动物内脏。

💡 小贴士:尿外渗可继发感染,严重时可导致脓毒血症、肾周围脓肿等。

考点二 肾损伤

1.临床表现

要　点	内　容
腰部外伤	有腰部疼痛、下位肋骨骨折及腰肌紧张。大多伴有肉眼可见的血尿,肾蒂断裂者可无血尿。开放性损伤则可由伤口渗出尿液
局部肿块	伤侧的腰部或腹部有包块
休克	出血多、伤情严重时可有失血性休克
血尿	绝大部分的患者都有此症状,血尿量的多少与肾脏受损的范围和程度成正比。大多为损伤后立刻出现

小贴士:肾损害最常见的原因为上腹部或腰背部受到外力撞击或挤压。

2.辅助检查

项　目	内　容
实验室检查	尿常规会看到多量红细胞,存在活动性出血时,血红蛋白和血细胞比容持续下降,血白细胞增多表示有感染
影像学检查	B超、CT、排泄性尿路造影、动脉造影,可了解肾损害程度及对侧肾情况

3.治疗要点

要　点	内　容
非手术治疗	适用于轻型肾裂伤、肾挫伤或无其他脏器合并损伤的患者
手术治疗	检查确认为肾粉碎伤或肾盂破裂、开放性肾损伤、合并腹腔脏器损伤及肾动脉造影示肾蒂损伤等应尽快手术治疗

4.护理措施

要　点	内　容
非手术治疗护理	①一般护理:受伤后应该绝对卧床2~4周,过多、过早下床活动可能导致再次出血 ②观察病情,维持体液平衡,建立静脉通道,必要时输血,以维持有效循环血量 ③抗感染:若患者体温升高、疼痛,并伴有白细胞和中性粒细胞升高,切口渗出物为脓性,多提示有感染。此时应遵医嘱应用抗生素
术后护理	术后严密观察病情,及早发现有无术后出血,并做好术后管道的护理,预防术后感染等并发症

小贴士:出院后3个月内不宜从事重体力活动或竞技运动。

考点三 膀胱损伤

1.临床表现

膀胱挫伤时患者可只有血尿,可表现为镜下或肉眼血尿,偶尔伴有血凝块,大量血尿者少见。膀胱破裂还可出现腹部剧烈疼痛,疼痛由下腹部扩散至全腹部。亦可出现无尿或尿量减

小贴士:膀胱损伤的表现:休克、腹痛、腹膜刺激症状、血尿、排尿困难、尿瘘。

少,部分患者表现为排尿困难。合并有骨盆骨折或其他脏器损伤时,引起 出血性休克。尿外渗、腹膜炎及继发感染常加重休克。

2. 辅助检查

项 目	内 容
膀胱造影	可确诊
影像学检查	腹部 X 线可检查出骨盆或其他部位骨折。膀胱造影检查显示造影剂已漏至膀胱外
导尿试验	将导管插入膀胱后注入 200ml 生理盐水,5 分钟后将其吸出,若液体进出量差异很大,表明 膀胱破裂

3. 治疗要点

合并休克者积极抗休克治疗。膀胱挫伤或早期较小的膀胱破裂者,持续 引流尿液7~10日,破口可自愈;较重的膀胱破裂须尽早手术清除外渗尿液,并行膀胱裂口修补术,术后常规留有膀胱造瘘管引流尿液。

4. 护理措施

要 点	内 容
非手术治疗护理	①维持有效循环血量和体液平衡:密切观察患者的生命体征,根据患者内环境的变化情况给予合理输液,必要时输血 ②感染的预防和护理:应定时清洁、消毒尿道外口,保持伤口清洁、干燥,保持引流管通畅。查看患者体温变化,及时知道血、尿常规检查结果,注意观察引流的情况
术后护理	①并发症的观察及预防:观察患者体温和血压变化,伤口愈合情况,预防术后出血、感染、切口裂开等并发症的发生 ②膀胱造瘘管的护理:维持管道的固定和通畅,观察记录引流液的性状、颜色和量。膀胱造瘘者一般 留置10日左右拔除,拔管前应先夹管,确定患者可自行排尿、尿路通畅后方可拔除造瘘管

考点四 尿道损伤

1. 概述

尿道损伤以 青壮年男性多见。前尿道损伤多见于球部,后尿道损伤多见于膜部。最多见的尿道损伤是会阴部骑跨伤导致的尿道球部损伤。

2. 临床表现

患者表现为 疼痛、尿道出血、血肿、排尿困难及尿外渗,骨盆骨折导致的尿道损伤可引起创伤性失血性休克。前尿道损伤时 尿道外口可见滴血,后尿道损伤时 尿道口仅少量血液流出或无流血。

👍考查年份:2017 年,2018 年。

考情分析:属于常考点。多以案例题的形式出现,注意该疾病的病因、临床表现。

💡小贴士:会阴部骑跨伤时,可引起尿道球部损伤;后尿道损伤多发生于膜部。尿道断裂时,可发生尿潴留。

● 经典考题

患者,男,30岁。不慎从高处跌下,骑跨于铁栏杆上,伤后尿道流血,会阴皮肤青紫肿痛,最可能的诊断是(　　)
　　A.球部尿道损伤　　　　B.膜部尿道损伤　　　　C.阴茎部尿道损伤
　　D.前列腺部尿道损伤　　E.膀胱破裂
【答案】　A

3.辅助检查

骨盆的前后位片表现出骨盆骨折。必要时从尿道口注射造影剂10～20ml,可知道损伤部位及造影剂有无外渗。

4.治疗要点

要　点	内　容
非手术治疗	损伤严重并伴有出血性休克者,需进行输液、输血等抗休克治疗。轻度裂伤及尿道挫伤,尿道连续性存在而排尿不困难者,症状较轻者,无须特殊治疗
手术治疗	会阴尿道修补术等

小贴士:①尿道轻度损伤者,插入导尿管,留置2周;
②尿道严重损伤者,为避免加重损伤和感染,不应插入导尿管。

5.护理措施

要　点	内　容
非手术治疗护理	①维持体液平衡:快速建立静脉通道,遵医嘱进行输血、输液。骨盆骨折患者易发生出血,导致失血性休克,必须有效止血 ②预防感染:保持伤口的干燥、清洁,及时更换敷料,给予抗生素治疗预防感染 ③观察病情:观察患者生命体征。注意尿量、腹肌紧张度、腹痛、腹胀等情况变化
术后护理	①引流管的护理:妥善固定导尿管,保持引流管通畅,严格无菌操作,预防感染 ②尿外渗区切开引流的护理:抬高阴囊,以便于外渗尿液的吸收,加快肿胀消退;定期更换敷料,保持引流通畅

第六节　尿路感染

考点一　概述

尿路感染(UTI)简称尿感,是因各种病原微生物在尿路中繁殖、生长而造成的尿路感染性疾病。

考点二　病因

革兰阴性杆菌是尿路感染最常见的致病菌,其中以大肠埃希菌最为多见。上行感染是最多见的感染途径。

小贴士:女性尿道短(约4cm)而宽,距离肛门较近,开口于阴唇下方,导致女性易发生尿感。而包茎、包皮过长是男性尿感的诱因。

考点三　临床表现

要 点	内　容
膀胱炎	主要表现是尿频、尿痛、尿急、排尿不适等症状,部分患者可迅速出现排尿困难
肾盂肾炎	①急性肾盂肾炎:临床上和感染程度有关,起病较急。表现为高热、寒战、尿频、尿急、尿痛、排尿困难、腰痛、肾区叩击痛等 ②慢性肾盂肾炎:可出现不同程度的低热、腰部酸痛、间歇性尿频、排尿不适及肾小管功能受损现象
无症状细菌尿	指患者存在真性菌尿,而没有尿路感染的症状,多由大肠埃希菌感染导致,患者可长期没有症状,但尿培养阳性,可在病程中表现出急性尿感症状

考点四　辅助检查

项　目	内　容
尿液检查	尿中白细胞、红细胞明显上升,尿沉渣镜检白细胞＞5 个/HP 当存在白细胞管型时表明肾盂肾炎;部分患者有镜下血尿,极少数急性膀胱炎患者可有肉眼血尿
其他	尿细菌培养、肾功能检查等

💡 小贴士:尿细菌定量培养≥10^5/ml 为真性菌尿,可确诊为尿路感染。

考点五　治疗要点

要 点	内　容
一般治疗	急性期避免劳累,注意休息,勤排尿,多饮水。膀胱刺激征明显者,可口服碳酸氢钠片以碱化尿液、缓解症状和抑制细菌生长,对使用磺胺类抗生素者还可增强药物的抗菌活性并避免尿路结晶形成
抗感染治疗	选用致病菌敏感的抗生素,对单一药物治疗失败、感染严重、混合感染及耐药菌株者应联合用药

● 经典考题

服用磺胺类药物治疗尿路感染时,加服碳酸氢钠的作用是(　　　)
　　A.抗炎　　　　　　　　　B.增加尿量　　　　　　　C.碱化尿液
　　D.保护尿路黏膜　　　　　E.增加肾血流量
【答案】　C

考点六　护理措施

要 点	内　容
饮食护理	给予营养丰富、清淡、易消化的饮食。督促患者多喝水,每天饮水量在2 500ml以上。高热者做好口腔护理

续表

要 点	内 容
病情观察	监测患者出现的症状、体征,做好腰部或肾区的检查,密切观察患者体温、脉搏、血压的变化
用药护理	用药过程中注意监测尿液性状变化,了解药物疗效;对长期应用抗生素者,注意监测肾功能的变化

● 经典考题

对尿路感染患者的健康教育中,错误的是( )

A.鼓励患者多饮水　　B.长期预防性使用抗生素　　C.及时治疗尿路结石

D.及时治疗尿路损伤　　E.保持会阴部清洁

【答案】 B

第七节　良性前列腺增生

考点一　临床表现

要 点	内 容
症状	①尿频、尿急:是最早出现的表现,在夜间更加明显 ②进行性排尿困难:最典型的症状。症状由轻至重,发展缓慢,经历排尿等待、迟缓、费力,逐渐发展为尿线细而无力、尿流断续、尿呈滴沥状 ③尿潴留、尿失禁
体征	直肠指诊可触摸到变大的前列腺,外表光滑,质韧有弹性,边缘清楚,中间沟消失或变浅
并发症	前列腺增生时由于局部充血、血管破裂,可导致无痛性血尿。结石或合并感染时,有尿频、尿痛、尿急等膀胱刺激症状

考查年份:2017年。
考情分析:着重掌握良性前列腺增生的典型表现。

小贴士:目前认为前列腺增生发病的2个重要因素为高龄和有功能的睾丸。

● 经典考题

良性前列腺增生的典型症状是( )

A.尿频　　B.尿痛　　C.进行性排尿困难

D.尿潴留　　E.血尿

【答案】 C

考点二　辅助检查

B超:经腹壁超声可看出前列腺的体积大小、增生的腺体有无突入膀胱。

考点三　治疗要点

前列腺增生未造成明显梗阻者,常规观察等待即可。若梗阻不严重或不能耐受手术者,一般采用药物治疗或非手术微创治疗。若梗阻严重、药物治疗效果不佳,应争取早日手术治疗。

考点四　护理措施

考查年份:2013 年,2014 年,2017 年。
考情分析:属于常考点。记忆时注意膀胱冲洗的护理及健康教育。

要　点	内　容
非手术治疗护理	急性尿潴留患者应立即施行留置导尿术,引流尿液;为预防感染可进行膀胱冲洗。手术患者应协助做好重要脏器功能的检查,评估患者对手术的耐受力
术后护理	①术后 6 小时无恶心、呕吐者可给予流质饮食,指导患者多饮水,起到内冲洗的作用 ②预防感染:注意观察体温变化,监测血、尿常规,同时加强对各种引流管的护理,严格无菌操作,指导患者术前戒烟,遵医嘱应用抗菌药物 ③引流管的护理:术后利用导尿管的水囊压迫前列腺窝与膀胱,可达到压迫止血的目的 ④膀胱冲洗的护理:前列腺切除术后肉眼可见血尿,术后需用生理盐水持续膀胱冲洗 1～2 天,可预防血凝块形成引起导管堵塞和感染 ④并发症的护理:出血是术后常见的并发症,应观察患者生命体征、尿液及冲洗液颜色的变化。为避免拔管后出现尿频或尿失禁等并发症,常规在术后第 2～3 日指导患者练习收缩腹肌、臀肌及肛门括约肌,也可辅以针灸或理疗以增加疗效 ⑤嘱患者术后 1～2 个月内禁止跑步、性生活等剧烈活动,避免继发性出血

小贴士:膀胱冲洗液温度控制在 25～30℃,冲洗过程中注意有无膀胱出血。

● 经典考题

患者,男,71 岁。因良性前列腺增生行前列腺切除术。术后留置气囊导尿管的主要目的是(　　)

　A. 引流膀胱　　　　B. 防止感染　　　　C. 膀胱冲洗

　D. 观察尿量　　　　E. 压迫前列腺窝

【答案】　E

第八节　女性生殖系统炎症

考点一　外阴炎

1. 临床表现

患者表现为外阴瘙痒、疼痛、灼热,于性交、活动、排便及排尿后加重。检查见外阴红肿,常有抓痕。

2. 治疗要点

保持外阴部位清洁、干燥,局部使用抗生素,积极去除病因。治疗时应注意外阴卫生,局部可用1:5 000 的高锰酸钾溶液坐浴。

● 经典考题

患者,女,52 岁。外阴瘙痒 5 年,双侧大小阴唇及其外周皮肤充血肿胀,局部呈点片状湿疹样变。阴道分泌物无异常。医嘱高锰酸钾坐浴,其浓度应是(　　)

　A.1:20　　　　B.1:100　　　　C.1:500　　　　D.1:1 000　　　　E.1:5 000

【答案】　E

3. 护理措施

（1）积极寻找病因,针对病因进行治疗和护理。

（2）保持外阴清洁,勤换内裤,勿搔抓皮肤,避免破溃或合并细菌感染。坐浴时间不可超过20分钟。

考点二　阴道炎

1. 滴虫阴道炎

（1）概念:滴虫阴道炎是常见的阴道炎之一,由阴道毛滴虫感染引起。传播途径包括直接传播(性交)、间接传播(游泳池、坐便器、衣物)、医源性传播(经污染的器械及敷料)。

（2）临床表现:阴道分泌物增多和外阴瘙痒为主要症状。分泌物的典型特征为稀薄泡沫状,瘙痒部位在阴道口和外阴,可伴有灼热、疼痛、性交痛等。

（3）治疗要点:杀灭阴道毛滴虫,切断传播途径,恢复阴道正常酸性环境。

经典考题

滴虫阴道炎分泌物的典型特征是（　　）

A. 白色,豆渣样　　　B. 呈黄水状　　　C. 稀薄,泡沫状

D. 乳白色,黏稠状　　E. 血性分泌物

【答案】　C

（4）护理措施

①清洁护理:注意个人卫生,避免搔抓外阴造成皮肤破损。勤换内裤,内裤应煮沸消毒5~10分钟,避免交叉和重复感染。

②药物护理:告知患者各种药物剂型的阴道用药方法。经期禁止坐浴和阴道用药治疗。甲硝唑的不良反应有胃肠道反应,如食欲不振、恶心、呕吐等,偶见头痛、皮疹、白细胞减少等,一旦发现应及时报告医生处理。

2. 外阴阴道假丝酵母菌病

（1）临床表现:主要症状为外阴奇痒无比,患者常坐卧难安,异常痛苦,并伴有尿痛、尿频及性交痛等症状。分泌物稠厚,呈白色凝乳状或豆渣样。小阴唇内侧和阴道黏膜附有白色膜状物,拭去后可见红肿黏膜面。

（2）治疗要点:积极去除诱因,根据患者情况选择局部用药和全身用药。局部用药时可选2%~4%碳酸氢钠溶液坐浴。

（3）护理措施:指导患者正确用药。坐浴时保证药液的浓度、温度和时间适宜。维持良好的卫生习惯,禁止挠抓外阴。积极治疗糖尿病,正确使用抗生素、雌激素和免疫抑制剂,以免再次诱发外阴阴道假丝酵母菌病。

3. 细菌性阴道炎

（1）临床表现:有些患者无临床症状,有症状者表现为阴道分泌物增多且有鱼腥味或臭味,于性交后加重,可伴轻度外阴瘙痒或烧灼感。

（2）护理措施:养成良好的卫生习惯。服用甲硝唑副作用明显者,嘱其立即停药。

4. 萎缩性阴道炎

（1）临床表现:主要症状为阴道分泌物增多、外阴灼热和瘙痒。分泌物性质稀薄,呈黄水样,严重感染时肉眼可见血性或脓性,闻之有臭味。由于黏膜萎缩,可伴有性交痛。

（2）护理措施:指导患者保持外阴清洁,勤换内裤。指导患者及家属阴道上药的方法和注意事项,告知使用雌激素治疗可能出现的症状。乳腺癌或子宫内膜癌患者慎用雌激素。

考情分析:本考点属于常考点。记忆时注意4种不同炎症的特点,护理措施也是阴道炎的重点内容。

小贴士:阴道毛滴虫具有阻碍乳酸生成、吞噬精子的能力,造成不孕。

小贴士:滴虫阴道炎全身用药可服用甲硝唑,局部可用0.5%醋酸或1%乳酸灌洗治疗。

小贴士:甲硝唑孕前20周禁用,口服后24小时内禁酒。

考点三 宫颈炎

1. 概述

宫颈炎症是妇科常见的疾病之一,分急性和慢性,临床上慢性宫颈炎较常见。

2. 临床表现

分　类	表　现
急性宫颈炎	有些患者无明显症状,有症状者一般表现为阴道分泌物增多,性质为黏液脓性,并由于分泌物的刺激可引发外阴瘙痒及烧灼感,并伴有腰酸、下腹坠痛。若合并尿路感染,可出现膀胱刺激症状
慢性宫颈炎	主要表现为白带增多,其性状可因病原体的类型和炎症的严重程度而变化;当炎症发展到盆腔时,患者主诉为腰骶部酸痛及下腹坠胀痛。检查结果显示宫颈有不同程度的糜烂、肥大

💡 小贴士:宫颈糜烂的分度:
①轻度:糜烂面积小于子宫颈面积的 1/3;
②中度:糜烂面积占子宫颈面积的 1/3～2/3;
③重度:糜烂面积大于子宫颈面积的 2/3。

● 经典考题

宫颈炎症的主要症状是(　　)

　　A. 外阴皮肤瘙痒　　　B. 阴道分泌物稀薄　　　C. 白带增多

　　D. 泡沫状白带　　　　E. 腹痛

【答案】　C

3. 治疗措施

急性宫颈炎根据不同类型的病原体选择不同的抗生素治疗。慢性宫颈炎在治疗前先作宫颈刮片细胞学检查排除早期宫颈癌,可根据病理类型采用不同的治疗方法。一般以局部治疗为主,如激光、冷冻和微波疗法等。

4. 护理措施

告知患者保持外阴清洁卫生,定期妇科检查。遵医嘱使用抗生素治疗。向患者宣传防病知识,加强营养,增强体质,积极治疗急性宫颈炎。

考点四 盆腔炎

1. 临床表现

分　类	表　现
急性盆腔炎	临床表现随炎症轻重及范围大小而不同。轻者无明显症状或表现为下腹部疼痛、发热、阴道分泌物增多。重者可出现寒战、高热、头痛。检查结果显示子宫体增大、压痛,活动度受限
慢性盆腔炎	全身症状可不明显,有时可有低热和无力感。主要症状为下腹坠痛及腰骶部酸痛,并在劳累、性交后、排便时或月经前后疼痛感加重

👍 考查年份:2012 年,2015 年。

考情分析:属于常考点。尤其注意慢性盆腔炎的临床表现。

2. 治疗要点

急性盆腔炎多采用抗生素治疗、支持疗法等措施控制炎症,消除病灶。嘱患者半卧位,促进脓液局限。慢性盆腔炎一般采用综合疗法。

● 经典考题

治疗厌氧菌感染的急性盆腔炎时常使用的抗生素是（　　）

　　A.四环素　　　　　B.甲硝唑　　　　　C.万古霉素　　　　　D.克拉霉素　　　　　E.阿奇霉素

【答案】 B

3.护理措施

（1）注意个人卫生，补充营养，增强体质。嘱患者保持外阴清洁、干燥，合理锻炼身体，注意劳逸结合。

（2）有腹痛、腰痛的患者应注意休息，防止受凉，必要时遵医嘱给予镇静止痛药缓解症状。

第九节　功能失调性子宫出血

考点一 临床表现

要　点	内　容
症状	①无排卵性功血：最常见的症状是子宫不规则出血。主要特征是月经周期紊乱、经期时间时长时短、经量多少不定，甚至存在大出血 ②有排卵性功血：主要症状是月经周期缩短、月经次数增多，或月经周期正常、经期延长
体征	出血时间长者面色呈贫血貌

考点二 辅助检查

项　目	内　容
B超检查	可通过阴道B超检查了解子宫大小、性状、内膜厚度及宫腔内有无病变等
基础体温测定	可判断有无卵子排出

小贴士：诊断性刮宫可以同时达到明确诊断和止血的目的，不规则出血者可随时刮宫。

考点三 治疗要点

（1）青春期及生育期无排卵性功血的治疗以止血、调节月经周期、促进排卵为主。出血期间应补充营养，改善身体状况，注意休息。

（2）排卵性功血

①黄体功能不足：促进卵泡发育，刺激卵巢排卵，维持正常黄体功能。

②子宫内膜不规则脱落：一般通过孕激素调节下丘脑－垂体－卵巢轴的反馈机制，使黄体及时萎缩，子宫内膜及时脱落。

小贴士：绝经过渡期患者以止血、调整月经周期、减少月经量、防止子宫内膜病变为原则。

考点四 护理措施

要　点	内　容
一般护理	对出血量多的功血患者应加强营养，改善全身情况，鼓励多补充含铁较多的食物，如动物血、木耳、猪肝等。避免过度劳累和剧烈活动

续表

要 点	内 容
用药护理	介绍功血的治疗方案,让患者明确配合性激素规范治疗的重要性,嘱患者在治疗期间若出现不规则阴道流血应及时就诊
病情观察	观察、记录患者的生命体征、阴道流血的情况和出入量等

第十节 痛经

考点一 临床表现

月经期下腹痛是主要症状,疼痛呈痉挛性,可伴随恶心、呕吐,严重时面色发白,出冷汗,甚至晕厥。疼痛大部分来自下腹部耻骨上,可放射至腰骶部、外阴及肛门处。

💡 小贴士:原发性痛经多发生于青春期,初潮1~2年内。

● 经典考题

痛经患者疼痛的性质主要是( )

　　A. 针刺样疼痛　　　　B. 刀割样疼痛　　　　C. 坠胀痛　　　　D. 烧灼样疼痛　　　　E. 牵扯痛

【答案】 C

考点二 治疗要点

对症治疗,疼痛难忍时可遵医嘱辅以镇痛药止痛。

考点三 护理措施

要 点	内 容
一般护理	注意经期卫生,保持外阴清洁,防止感染;注意休息与营养补充,提高身体抵抗力
症状护理	腹部局部热敷及进食温热饮料等措施可缓解疼痛

第十一节 围绝经期综合征

考点一 概念

围绝经期综合征指妇女处于绝经前后时期,机体因雌激素水平波动或下降引发的以自主神经功能紊乱、神经心理症状为主要临床表现的综合征。

💡 小贴士:围绝经期综合征多发生于45~55岁妇女。

考点二 临床表现

围绝经期的常见症状是月经改变,多表现为月经周期不规则,持续时间长短不一,经量多少不定。其他还有尿生殖道症状、骨质疏松、阿尔兹海默病和精神神经症状(激动易怒、焦虑不安)等。

考点三 治疗要点

围绝经期综合征应重视心理治疗,必要时选用镇静剂或激素治疗。

考点四　护理措施

要　点	内　容
一般护理	为预防骨质疏松,应鼓励围绝经期妇女加强营养,摄取足量蛋白质及含钙丰富食物,增加日晒时间,补充钙剂及维生素 D,坚持体育锻炼,延缓骨质疏松的发生
用药护理	帮助患者了解性激素的用药剂量和途径以及用药时可能出现的副作用等。出现性激素的不良反应时,应及时就诊,遵医嘱酌量减药或停药观察

第十二节　子宫内膜异位症

考点一　临床表现

　　主要表现为继发性痛经,呈进行性加重,疼痛感多来自下腹部和腰骶部,一般于月经来潮时出现,并持续整个月经周期。由于卵巢功能受损,少数患者可表现为经量增多、经期延长或月经淋漓不尽。

> 💡 小贴士:病变累及直肠阴道隔,可在阴道后穹隆扪及隆起的小结节,甚至可看见紫蓝色斑点。

考点二　辅助检查

　　腹腔镜检查:是目前诊断子宫内膜异位症的首要检查。

考点三　护理措施

要　点	内　容
症状护理	指导患者可通过热敷下腹部、按摩等缓解疼痛。疼痛难忍者可遵医嘱服用止痛剂
用药护理	指导患者遵医嘱按时按量服药,不得随意停服或漏服,以免造成子宫异常出血
一般护理	指导患者合理饮食,加强营养,经期禁食生冷及刺激性食物,日常注意休息和保暖

● **经 典 考 题**

患者,女,32 岁。痛经 2 年,呈进行性加重。子宫后倾固定,子宫后壁触及触痛结节,给予达那唑治疗。目前最重要的护理措施是(　　)

　　A. 保持心情愉快　　B. 避免剧烈运动　　C. 湿热敷下腹部　　D. 指导规范用药　　E. 给予清淡饮食

【答案】　D

第十三节　子宫脱垂

考点一　病因

　　最主要的病因:分娩损伤。

考点二 临床分度

分 度	表 现
Ⅰ度	①轻型:宫颈外口距离处女膜边缘小于4cm,但未至处女膜边缘
	②重型:宫颈外口已达处女膜缘,但未超出该缘
Ⅱ度	①轻型:宫颈已脱落至阴道口外,但宫体仍保留在阴道内
	②重型:宫颈和部分宫体已脱落出阴道口
Ⅲ度	宫颈和宫体全部脱落至阴道口外

考查年份:2020 年。

考情分析:属于常考点。重点掌握子宫脱垂各级的临床表现。

● **经典考题**

女,50 岁。主诉腰骶部酸痛,有下坠感。妇检:患者平卧向下屏气用力时宫颈脱出阴道口,宫体仍在阴道内。其子宫脱垂为( )

A. Ⅰ度轻型　　B. Ⅰ度重型　　C. Ⅱ度轻型　　D. Ⅱ度重型　　E. Ⅲ度

【答案】 C

考点三 临床表现

主要症状为腰背酸痛及小腹下坠感,于久站、走路、负重、久蹲后症状加重,卧床休息时减轻。一般在走路、劳动、下蹲等腹压增加时,有一肿物从阴道口脱落。由于膀胱、尿道的膨出,常出现排尿困难、尿潴留或压力性尿失禁等。

考点四 护理措施

(1)保持外阴的清洁干燥,勤换内衣,局部脱出组织可使用 1∶5 000 的高锰酸钾溶液坐浴。子宫脱垂患者术后取平卧位,可减轻阴道张力,促进切口愈合。

(2)指导患者正确使用子宫托,教会患者子宫托的放置方法,放托时让患者排尽大小便。

小贴士:告知患者子宫托应在早上放入,睡前取出。

第十四节　急性乳腺炎

考点一 概述

急性乳腺炎的病因有乳汁淤积(最常见)、细菌(金黄色葡萄球菌多见)入侵感染,多见于产后或哺乳期的女性,尤以初产妇多见,以产后 3~4 周多发。

考情分析:该考点属于常考点。记忆型内容。

● **经典考题**

急性乳腺炎的主要病因是( )

A. 乳头内陷　　B. 乳汁淤积　　C. 乳管畸形　　D. 首次哺乳　　E. 乳头破损

【答案】 B

考点二 临床表现

患者初期感到患侧乳房胀痛,局部有红肿,发热,触之有压痛性包块。脓肿破溃时有脓液从皮肤或乳头处流出。且患侧腋窝淋巴结可有肿大、疼痛。患者可有食欲不振、脉搏加快等感染中毒症状。

小贴士:急性乳腺炎患者出现的乳汁淤积有利于入侵细菌的生长。

考点三 辅助检查

项 目	内 容
血常规	白细胞计数升高,中性粒细胞比例升高
B超	脓肿形成时可以辅助诊断和定位
诊断性穿刺	在压痛最明显的炎症区穿刺,抽出脓液表示脓肿形成。脓液要作细菌培养及药物敏感试验

考点四 治疗要点

消除感染,排空乳汁。脓肿形成前主要是抗感染、促进炎症消退,脓肿形成后主要以手术治疗为主。

要 点	内 容
非手术治疗	①抗感染:原则为早期、足量使用抗生素,常用青霉素类药物 ②局部处理:患侧停止哺乳,排空乳汁,热敷、理疗或用金黄散外敷
手术治疗	脓肿形成后需立即切开引流

考点五 护理措施

要 点	内 容
减轻疼痛	局部热敷、药物外敷或理疗以促进血液循环,有利于炎症消退
控制感染	遵医嘱使用抗生素,高热者给予物理降温或药物降温
脓肿切开引流护理	维持引流管通畅,密切观察引流液的颜色、性状和量的变化,敷料浸湿时及时更换
健康教育	预防乳汁淤积,防止乳头破损,并保持清洁

小贴士:急性乳腺炎的手术切口:①表浅脓肿:放射状切口;②乳晕部脓肿:沿乳晕边缘作弧形切口;③深部脓肿:在乳房下缘作弓形切口。

本书配有智能学习助手可以帮助你提高学习效率

第十章　精神障碍

章 前 分 析

　　本章主要介绍了几种常见的精神症状及常见的精神疾病,重点内容少。学习时,可结合章节练习题,掌握本章的考点与出题形式。在历年考试中,本章内容涉及分值为5~9分。

本章核心考点解读

名师指导

第一节　精神障碍症状学

考点一 **概述**

　　精神症状学是客观描述患者感知觉、思维、注意、记忆、情感、意志和行为等方面异常现象的一门学科。

考点二 **常见精神症状**

💡考情分析:掌握几种常见症状的表现。

精神症状	表 现
感觉障碍	①感觉过敏:对外界低强度刺激的感受过强 ②感觉减退:对外界一般刺激的感受迟钝
知觉障碍	①错觉:指对客观事物不正确的知觉 ②幻觉:感知到的形象不是由客观事物引起的。表现有幻听、幻视、幻嗅等,其中幻听最为常见。言语性幻听最具有临床诊断意义,在临床上诊断精神分裂症的重要症状包括评论性幻听、议论性幻听和命令性幻听。幻视指患者看到了在当时不存在的事物,较幻听少见
思维障碍	①思维速度障碍:如思维过程加快或迟缓 ②思维形式障碍:如思维散漫、病理性象征思维等 ③思维内容障碍:如被害妄想(最常见)、关系妄想等
情感障碍	①情感高涨:异乎寻常的笑容满面、兴高采烈 ②情感低落:心情低沉,对生活感到没有信心和希望,甚至出现自杀观念和行为 ③欣快:经常面带笑意,似乎十分满意和高兴愉快,但却说不清开心的原因,表情单调,无法引起周围人的共鸣,给人以痴笑的感觉
意志障碍	①意志增强:指意志活动增多(患者终日乐此不疲地忙碌,但常"虎头蛇尾") ②意志减退:指意志活动减少。患者缺乏积极主动性,对周围事物不感兴趣,多见于抑郁症 ③意志缺乏:指意志活动缺乏。表现对任何活动都缺乏动机,生活缺乏主动性,行为被动,生活极端懒散 ④蜡样屈曲:患者不仅表现为木僵状态,而且其肢体任人随意摆弄,即使是不舒服的姿势,也似蜡塑一般较长时间维持不动

💡小贴士:意志缺乏多见于衰退期精神分裂症及痴呆。

续表

精神症状	表　现
自知力	是指患者对自己精神疾病的判断能力。自知力缺乏是精神类疾病特有的表现。自知力完整是精神类疾病病情治愈的重要表现之一

● 经 典 考 题

1.幻觉是精神分裂症患者最常见的知觉障碍,其中最常见的幻觉是(　　)
　　A.幻视　　　　B.幻听　　　　　C.幻嗅　　　　　D.幻味　　　　　E.内脏性幻觉
【答案】　B

2.男,36岁。来门诊进行体检时,用大头针稍微轻戳患者的皮肤,患者即大声喊叫,此感觉障碍的类型为(　　)
　　A.感觉减退　　B.感觉倒错　　　C.感觉缺失　　　D.感觉过敏　　　E.感觉异常
【答案】　D

3.患者,男,23岁。近5个月来对家人亲友冷淡,对工作没有兴趣,对个人生活也不关心,对家里及周围事物表现无所谓,这些表现是(　　)
　　A.情绪不稳　　B.情绪低落　　　C.情感淡漠　　　D.情感脆弱　　　E.情感倒错
【答案】　C

第二节　精神分裂症

考点一　概述

　　精神分裂症是一组病因未明的常见精神疾病,以精神活动的不协调和脱离现实为特征。研究表明,在本病中遗传因素起重要作用,且最可能为多基因遗传。

💡小贴士:精神分裂症多发生于青壮年,呈反复加重或恶化。

● 经 典 考 题

精神分裂症的遗传方式最可能的是(　　)
　　A.单基因遗传　　　　B.双基因遗传　　　　C.多基因遗传
　　D.常染色体显性遗传　E.常染色体隐性遗传
【答案】　C

考点二　临床表现

　　表现是差别很大的五维症状,即:阳性症状、阴性症状、攻击敌意、认知损害、情感症状。

1.阳性症状群

症　状	表　现
幻觉	幻觉是精神分裂症最显著的感知觉障碍。最常见的是幻听,主要是言语性幻听。有时患者听到的就是自己的想象内容
妄想	最常见的是关系幻想和被害幻想,是精神分裂症最常见的表现之一。精神分裂症的妄想具有突发性,内容离奇,逻辑荒谬的特点。患者一般不会主动袒露其妄想内容

💡小贴士:被害妄想可见于各个年龄层,妄想的内容与患者的生活经历、教育背景有一定程度联系。

续表

症　状	表　现
被动体验	患者的联想过程可在无外界因素影响下突然中断,或涌现大量的强制性思维,有时思维可突然转折(如患者感觉脑袋离开了自己的躯体,丧失了体重等)
思维形式障碍	患者在思维清楚的情况下,思维联想过程缺乏连贯性和逻辑性。如:患者奔向疾驰的汽车,称之为"投胎"

💡 小贴士:思维形式障碍是精神分裂症的特征性症状。

2. 阴性症状群

阴性症状表现为情感平淡、意志减退、言语匮乏、无法与人建立良好的人际关系等。

要　点	内　容
情感迟钝或平淡	情感淡漠,所做出的情感反应和思维内容与外界刺激不匹配,是精神分裂症的重要表现
思维贫乏	词语贫乏,明显缺乏自主语言,回答问题的语句异常简短

3. 情感症状群

患者表现有不恰当情感,主要包含情感的不协调、情感倒错及情感平淡或淡漠等。

4. 行为症状群

(1)冲动攻击行为:患者可出现反复谩骂、威胁或带有攻击的破坏性行为。

(2)紧张综合征:最突出的表现为紧张性木僵。

(3)行为障碍:可出现退缩、无故发笑、独处、发呆或出现冲动行为等。

5. 认知症状群

包括智力的损害、学习与记忆功能的损害、注意的损害、运动协调性的损害以及言语功能的损害。

考点三 治疗要点

(1)精神分裂症的早期干预:在药物治疗方面,应强调早期、低剂量起始、逐渐加量、尽量单一用药、足量、足疗程的原则。一般急性期6~8周,巩固治疗期3~6个月。若为第一次发作,维持治疗时间为1~2年,多次发作者维持治疗时间至少5年。

(2)对冲动伤人、木僵或亚木僵、拒食、严重抑郁、自杀倾向的患者可以适当选择电抽搐治疗。

💡 小贴士:精神分裂症的治疗是以降低复发率,最大限度的改善患者的社会功能和提高生活质量为目的。

考点四 护理措施

要　点	内　容
基础护理	维持正常的新陈代谢,保证患者每日摄入量为2 500~3 000ml。创造安静舒适的睡眠环境,保证每天8小时的有效睡眠时间。帮助患者建立自理模式,兴奋不合作、生活懒散、木僵、行为退缩的患者要制订生活计划,协助进餐休息等。对大小便失禁的患者做好排泄清洁的护理

续表

要 点	内 容
安全护理	对病情严重患者和新入院患者重点看护,尤其要注意那些受幻觉妄想支配,但思维内容不暴露的患者,要严密观察患者的反应,防止意外。确保患者安全,每30分钟巡视一次,对自杀、伤人伤己、兴奋冲动的患者应安置在重点病房。加强病房设施的管理,认真做好安全检查,及时清除危险物品
心理和社会康复	病愈后的患者,鼓励其参加不同的社会活动和能力范围内的工作

💡 小贴士:安全护理是精神科护理最重要的组成部分,是精神科护理开展的必要基础。

第三节 抑郁症

考点一 概述

抑郁症是一种常见的情绪性心理障碍,以情绪低落为主要特征。病因包括遗传、神经内分泌失调、心理和社会等因素。

考点二 临床表现

抑郁症主要表现为情绪低落、乐趣丧失、兴趣缺乏。患者的情绪有晨重暮轻的特点,即早晨比较严重,下午或晚上有部分缓解。

👍 考查年份:2015年,2017年,2019年。
考情分析:掌握抑郁症的主要临床表现。

症 状	表 现
抑郁心境	为抑郁症最主要的表现,轻者心情不佳、烦恼、忧伤、终日唉声叹气;重者心情低沉、悲观、绝望,甚至有自杀倾向
情感缺失	丧失对日常生活的兴趣,对各种娱乐活动或令人愉悦的事物体验不到乐趣
无明显原因的持续疲劳感	轻者感觉身心疲倦、力不从心,重者连吃、喝、个人卫生也无能力顾及
食欲改变	轻者进食减少、体重减轻,重者则终日不思饮食,但也有少数患者出现食欲增强的表现
躯体不适	抑郁症患者普遍有躯体不适的表现,主要表现为食欲下降和体重减轻,患者常检查和治疗不明原因的疼痛、疲劳、睡眠障碍、消化不良、心悸、气短等病症,但多数对症治疗无效

● 经典考题

抑郁症患者的核心表现是( )

A. 情绪低落　　　B. 思维迟缓　　　C. 情感淡漠　　　D. 睡眠障碍　　　E. 自责自罪

【答案】 A

考点三　治疗要点

（1）个体化治疗：综合考虑患者症状特点，个体化合理用药。

（2）剂量递增：尽量采用最小有效治疗量，使不良反应控制在最小，以此提高服药的依从性。

（3）单一用药：若疗效不佳可转为转换治疗、增效治疗或联合治疗，但需密切考虑药物相互作用。

小贴士：一般不主张联合用两种以上的抗抑郁药，只在足量、足疗程治疗和换药无效后才考虑联合使用。

考点四　护理措施

要　点	内　容
生活护理	抑郁症的患者往往伴随肠胃功能下降，不思饮食，对一切事物都不感兴趣；此时应多督促患者，耐心劝导，鼓励患者进食
加强巡视	抑郁症患者的自杀率很高，自杀方式很隐蔽，而且不容易被发现，所以对于严重抑郁的患者一定要严加防护，避免意外的发生
心理护理	针对新入院患者恐惧、孤独、无助无望的心理，要主动接触患者，了解他们的基本需求，鼓励患者多参加文娱活动
药物指导	向患者讲解药物的作用及副作用，注意观察患者是否有口干、便秘等不良反应。给患者发药时，需确保患者已经服下才可离去

考情分析：抑郁症患者容易有自杀的倾向，在护理时，着重注意患者的情绪。

第四节　焦虑症

考点一　概述

焦虑症是以焦虑为主要特征的神经症性障碍，病因有遗传、心理、社会等因素。

考点二　临床表现

要　点	内　容
心理症状	以担忧、过分紧张、烦躁、不祥预感及惊恐等焦虑情感为主，可伴有注意力不集中、警觉增高、记忆障碍等症状，是焦虑症的突出表现
躯体症状	表现为交感神经兴奋，如出汗、瞳孔扩大、血压升高、心悸、胸闷、气喘、排尿困难、腹泻、性功能障碍等
运动症状	肢体震颤、小动作增多、无法静坐、往返徘徊及激越等

考查年份：2012年，2013年，2017年，2020年。考情分析：掌握患者主要的临床表现。焦虑症表现主要以广泛性焦虑症和惊恐障碍为主。

考点三　治疗要点

要　点	内　容
药物治疗	目前是临床治疗中首要的治疗途径 ①苯二氮䓬类：使用广泛，对广泛焦虑障碍有效。缺点是长期大剂量使用容易产生药物依赖性以及突然停药时出现戒断症状 ②丁螺环酮：对广泛焦虑障碍有效，但起效慢、疗效弱、副作用小，如果长疗程、合并使用，效果会更好 ③抗抑郁药物：对躯体焦虑和精神焦虑都有效，起效快，能延迟复发

小贴士：苯二氮䓬类常用的药物有：地西泮、劳拉西泮、氯硝西泮。

续表

要 点	内 容
心理治疗	新派心理疗法包括心灵重塑疗法、自然疗法及运动疗法,传统心理疗法包括行为疗法、精神分析及认知疗法
物理治疗	运用较少,基本上是针对重度精神障碍的患者。一般包括微创、迷走神经刺激术及光疗等

考点四 护理措施

(1)护理评估

①躯体功能:生命体征、营养状况、睡眠状态,是否突然出现心悸、胸闷、头晕等症状。

②心理社会功能:1)病前性格:是否开朗,兴趣爱好、工作、学习、生活等能力维持状况。

2)寻求焦虑源:焦虑事件的内容,对患者的影响程度;焦虑发作的频率和持续时间等。3)患者应对挫折与压力的方式及效果,家属对患者的态度和对疾病的认知程度等。

(2)熟悉病情,掌握患者的发病原因、发病经过以及性格特征等。

(3)教会患者缓解和消除焦虑情绪的方法,如肌肉放松治疗、深呼吸运动、散步、跑步等。

(4)鼓励积极参加工娱治疗和各项文体活动,加强与患者沟通、耐心协助患者。

(5)与患者共同讨论与发病有关的刺激源及应对方式,帮助其学会放松。

● 经典考题

焦虑性神经症发作有两种形式,一种为广泛性焦虑障碍,另一种为( )

　　A.恐惧症　　　　B.惊恐发作　　　　C.强迫症　　　　　　D.疑病症　　　　　　E.癔症

【答案】 B

第五节 强迫症

考点一 概述

　　强迫症是一组以**强迫思维和强迫行为为主要表现**的神经精神疾病,其特点为**有意识的强迫和反强迫并存**,一些毫无意义、甚至违背自身意愿的想法或冲动反反复复侵入患者的日常生活。发病原因可能与遗传、心理等因素有关系。

💡 **小贴士**:强迫症的发生可能与选择性基底节功能失调有关。

● 经典考题

女,20岁。在日常生活中会反复检查是否锁门和洗手。这最有可能属于哪一类疾病的症状( )

　　A.强迫症　　　　　　B.焦虑症　　　　　　C.自闭症

　　D.恐惧症　　　　　　E.抑郁症

【答案】 A

考点二 临床表现

　　分为**强迫观念和强迫行为**。

1. 强迫观念

观 念	表 现
强迫性穷思竭虑	患者对日常生活与工作中的一些事情或自然现象反复思考,追根溯源,明知毫无意义,但却无法控制,其思维常纠结在一些缺乏实际意义的问题上而不能自拔
强迫怀疑	患者对自己言行的正确与否反复怀疑,继而产生强迫性检查行为。比如出门后怀疑有无锁好门窗等,并为此而反复查看
强迫联想	当患者脑子里听到或看到某一观念或某一句话时,便不由自主地联想到另一个观念或话语
强迫表象	头脑中反复呈现形象性的内容,常具有令人厌恶的性质,无法摆脱
强迫意向	患者反复感受到想要做某种违背自身意愿的动作或行为的强烈内心冲动。尽管患者明知其为荒谬的想法,并且也努力控制自己不去做,但却无法控制这种内心冲动

💡 小贴士:强迫性穷思竭虑患者表现为与自己在头脑里欲罢不能的进行无休止的辩论。

● 经典考题

患者,男,20岁。自述"在天桥上看到火车开过来,就出现想跳下去自杀的念头"。虽不伴有相应的行动,但却因此感到焦虑、紧张。护士评估时考虑为(　　)

A. 强迫怀疑　　　　B. 强迫性穷思竭虑　　　　C. 强迫情绪

D. 强迫意向　　　　E. 强迫行为

【答案】 D

2. 强迫行为

行 为	表 现
强迫检查	为减轻强迫怀疑所导致的焦虑而采取的行为
强迫清洗	是为了消除来自细菌或脏物污染的担心而反复多次的洗手、洗澡或洗衣服
强迫询问	患者常常不相信自己,然后对他人进行询问或要求他人反复的不厌其烦的予以解释或保证
强迫性仪式动作	指患者完成一套复杂动作或重复出现某种动作的行为,在他人看来是荒谬可笑的,但却可以消除或减轻由强迫观念产生的焦虑或不安的心态
强迫性迟缓	可因仪式动作而表现为行动迟缓,但患者往往并不焦虑

考点三 治疗要点

要　点	内　容
药物治疗	药物治疗可以**降低强迫症状频率**、减少来自忍受强迫症状引起的焦虑、抵抗实施强迫行为的冲动 ①氯米帕明:对强迫症状和伴随出现的抑郁症状均有治疗作用 ②选择性5-HT重摄取阻滞剂:包含氟西汀、帕罗西汀、舍曲林等
心理治疗	强调通过顿悟、改变情绪经验以及不断强化自我的方法去解释各种心理现象之间的矛盾冲突,以此达到治疗的目的,且引导患者将注意力转移至日常生活、学习和工作中去

考点四 护理措施

要　点	内　容
护理评估	①躯体功能:强迫症状出现的刺激因素、持续时间、是否会对躯体造成伤害等 ②生命体征、睡眠情况、皮肤情况、饮食习惯等 ③生活习惯有何改变、自理能力有何改变
心理方面	①病前性格如何,与现阶段的主要差异是什么 ②家庭环境及教育方式如何 ③患者对强迫症有无焦虑情绪、行为冲动等以及是否配合治疗 ④家属对患者强迫症状的看法,对患者的影响程度
病情监测	严密观察患者的病情变化,及时告知医生
环境与休息	创造舒适、安静的睡眠环境,帮助患者安稳入睡,以便更好地促进疾病恢复
饮食护理	饮食富有营养,讲究色香味,增加患者食欲
心理护理	帮助患者识别焦虑,学会放松;提高患者对健康与疾病知识的了解,协助患者了解身心健康与生活事件、应对方式及社会家庭环境的相互关系

第六节　癔症

考点一 概述

　　癔症(分离转换性障碍)是由精神因素,如**重大生活事件、内心冲突、暗示或自我暗示等作用**于易病个体引起的精神障碍。

考查年份:2013年,2014年。

小贴士:精神紧张、恐惧是引发癔症的重要因素。

考点二 病因

要 点	内 容
精神因素	以心理因素居多,多为受到惊吓、学习压力大、人际关系矛盾及对周围环境的不适应等
遗传因素	是一种多因素遗传模式,有家族聚集倾向,一般血缘越近,患病率越高
神经生理学因素	意识状态的突然改变是分离转换性障碍发病的神经生理学基础
身体因素	神经系统的器质性损害可能会促使癔症发作。例如多发性硬化、散发性脑炎、脑外伤等疾病

● 经典考题

影响癔症发病的最主要的因素是患者的(　　)
　A. 器质性病变　　　　B. 心理因素　　　　C. 血型
　D. 年龄　　　　　　　E. 经济状况
【答案】 B

考点三 临床表现

1. 分离症状

指对以往经历和当今环境及自我身份的认知完全或部分不相符合的表现。

要 点	内 容
分离性神游症	突然从家里或者工作的地方走出,伴有无法回忆自己的过往和对自己身份模糊不清或者重新设定一个新的身份
分离性遗忘症	对个人经历的某些创伤性或者应激性事件部分或者完全遗忘。但是可通过催眠或浅麻醉状态下谈话来恢复或者自然恢复
分离性木僵状态	符合癔症性精神病的诊断标准,以木僵状态为主
分离性恍惚状态和附体障碍	常见神怪或死者的亡灵等附体的自身身份识别障碍,取代了真实身份,可达妄想程度
分离性身份障碍	在同一个个体身上存在两种或两种以上的不一样的身份或人格状态(子人格)和其对应的行为

2. 转换障碍

要 点	内 容
运动障碍	可表现为局部肌肉震颤、抽动或阵挛;痉挛发作;肢体瘫痪或行走不能;缄默症或失音症
痉挛障碍	一般在情绪激动或受到暗示时突然发生。表现为缓慢倒地或者卧于床上,全身僵直,身体一阵阵抖动,或在床上不断翻滚,或呈角弓反张姿势

💡 小贴士:分离性神游症患者能保持基本的日常生活能力和简单的社交接触,清醒后对发病经过不能完全回忆。

236

续表

要 点	内 容
感觉障碍	感觉过敏和感觉缺失,一般伴有全身或局部感觉缺失,但病变范围与神经分布不一致;感觉异常;特殊感觉障碍,包括视、听觉障碍;自主神经功能障碍,例如顽固性呃逆
混合障碍	以上三类障碍可在同一患者身上出现

💡 小贴士:听觉异常多数表现为听觉突然消失,而电测听和听诱发电位无异常。

考点四 治疗要点

早期充分治疗对预防症状反复发作和疾病的慢性化发展十分重要。同时以心理治疗为主,药物治疗为辅,两者有机结合为原则。心理治疗包括暗示治疗、催眠疗法等。物理治疗包括针刺和电兴奋治疗。

考点五 护理措施

1. 护理评估

(1)躯体功能

①一般生命体征、营养状况、睡眠情况、治疗进展等。

②是否有器官、肢体功能障碍以及神经系统状况如何。

(2)心理社会功能

①人格特征。

②有无明显的精神因素。

③家庭关系、社会支持系统。

④患者受教育程度,人际交往能力。

⑤观察躯体功能障碍程度是否改变。

💡 小贴士:对于分离性神游症患者,应设专人看护,加强安全护理,佩戴身份识别卡,防止走失。

2. 健康教育

指导并教育患者及家属正确认识癔症的性质和表现,以消除患者和家属的紧张、恐怖情绪。提倡参加工娱治疗活动,以转移其对躯体的注意力。

第七节 睡眠障碍

考点一 失眠

1. 概述

失眠症为最多见的睡眠障碍,表现为长时间对睡眠的质和量不满意,并由此在心理上产生恶性循环,从而导致失眠症状持续存在,同时伴有明显的苦恼情绪或影响到日间的社会、职业功能。

2. 临床表现

类 型	表 现
适应性失眠(急性失眠)	适应性失眠症一般继发于某种紧张刺激后,持续时间短,通常数天到数周,病程短于3个月,在脱离或适应了某种刺激源后失眠得到缓解

续表

类 型	表 现
心理生理性失眠	心理生理性失眠症表现为生理觉醒程度高,患者多有情绪状态异常,心理学测试问卷或量表显示患者抑郁或者焦虑症状明显,日间的社会、职业功能下降
矛盾性失眠	也称作睡眠感缺失,患者一般主诉严重失眠

3. 治疗要点

(1)心理行为治疗:包括睡前卫生教育、刺激控制疗法、松弛疗法、认知行为治疗、睡眠限制治疗等。

(2)镇静催眠类药物治疗:包括苯二氮䓬类受体激动剂、褪黑素受体激动剂和具有催眠效果的抗抑郁药物。

4. 护理措施

(1)尽可能消除睡眠环境中的干扰刺激,并加强精神症状的治疗与护理,及时舒缓焦虑与恐怖等不良情绪。

(2)规律作息,维持良好的睡眠习惯。

(3)引导患者全面了解睡眠,以正确积极的态度对待失眠。

● 经 典 考 题

患者,男,40岁。因工作压力过大出现失眠、焦虑来诊。患者的哪项陈述表明护士需要进一步进行健康指导(　　)

A.“无论多忙,我都要争取在晚上11点之前睡觉”　　B.“每天吃完晚饭出去走走,散散心”

C.“在家尽可能不去想工作,放松自己”　　D.“睡觉前洗澡”

E.“睡觉前喝一杯啤酒有助于睡眠”

【答案】　E

考点二　过度嗜睡

1. 概述

过度嗜睡是指白天睡眠过多,并且影响到职业和社会功能,这种睡眠过多并非由于睡眠不足,或者酒精、药物、躯体疾病所致,也不是某种精神障碍所致。

● 经 典 考 题

可能造成睡眠障碍的因素不包括(　　)

A.急性应激性反应　　B.饮用浓咖啡　　C.过度担心失眠

D.睡前进食过多　　E.安静环境

【答案】　E

2. 临床表现

过度的白天或夜间睡眠。

3. 治疗要点

以对症治疗为主,消除诱发因素。发作期间可给予中枢兴奋剂对症治疗,小剂量用药,并及时停药。实施支持疗法以及疏导疗法等。

4. 护理措施

(1)密切观察患者的睡眠情况,每天记录入睡时间,及时追踪患者的心理反应。

(2)针对患者的心理反应,做好心理护理。

(3)嘱患者不要从事危险工作,以免发生意外。

(4)建立良好的生活习惯,睡前避免过度兴奋,消除环境中的不良刺激。

第八节　阿尔茨海默病

考点一　概述

阿尔茨海默病(简称 AD)俗称老年痴呆,是一种起病隐匿的进行性发展的神经系统退行性疾病;患者的脑细胞急速恶化,但不是正常的衰老过程;脑部功能逐渐减退导致智力减退、情感和性格变化,最终严重影响日常生活能力。

考点二　病因

要　点	内　容
遗传因素	可能与常染色体显性基因有关
躯体疾病因素	与甲状腺疾病、免疫系统疾病、癫痫等有关
头部外伤因素	伴有明显意识障碍的头部外伤,脑外伤是造成阿尔茨海默病的高危因素之一
其他	与免疫系统的进行性衰退、机体解毒功能减弱及慢性病毒感染等有关

考点三　临床表现

要　点	内　容
记忆障碍	是阿尔茨海默病的第一症状。特点是近事遗忘先出现,不能记住最近发生的事,表现为经常丢失物品,遗忘已允诺的事情。早期症状还有空间及定向能力障碍,表现为在熟悉的环境中迷失方向,找不到家门,无法临摹较简单的立体图形等
言语障碍	最先发生的言语障碍是自发言语空洞,用词不当,有时会出现阅读和书写困难,进而命名困难。逐渐发展为语法错误、语句颠倒、甚至失语等
失认和失用	不认识自己的亲朋好友,不能认识镜中自己像,如对着镜子问"你是谁",不能正确完成系列动作及自体部位觉缺失
智力障碍	全面的智力衰退,包括理解、推理、判断、抽象、概括和计算等能力减退。最早是计算困难,逐渐出现思维能力迟缓,最终完全丧失生活能力
人格改变	性格改变,或是既往人格特点的发展,或者向另一极端偏离,现有人格与病前反差极大
精神症状	部分患者早期以情感障碍为主,表现为躁狂或抑郁,有焦虑、易激惹症状。部分患者精神症状短期内急剧恶化,出现意识模糊或谵妄状态,并伴有错认和幻觉、妄想等
灾难反应	患者主观意识到自己智力缺损,但极力否认

💡 小贴士:记忆障碍是阿尔茨海默病早期的突出症状和核心症状,一般近事遗忘首先出现。

239

● 经典考题

阿尔茨海默病患者的首发症状是(　　)
　　A.妄想　　　　　　B.人格改变　　　　　　C.记忆障碍
　　D.语言功能障碍　　E.空间能力障碍
【答案】　C

考点四　治疗要点

因目前尚缺乏特殊的病因治疗措施,所以生活上的照顾和护理尤为重要。

1.药物治疗

改善认知功能和促进脑部代谢,延缓疾病的进展。常用的有乙酰胆碱酯酶抑制剂(多奈哌齐、艾斯能等)。

● 经典考题

患者,男,71岁。诊断为阿尔茨海默病,目前临床最常用的治疗药物是(　　)
　　A.抗焦虑药物　　　　B.抗抑郁药物　　　　　C.抗精神病药物
　　D.乙酰胆碱酯酶抑制剂　E.促脑代谢药物
【答案】　D

👍 **考查年份**:2012 年,2017 年。

考情分析:属于偶尔考点,了解本病的常用药物。

2.对症治疗

针对疾病伴发的各种精神症状给予治疗,抗焦虑药、抗抑郁药、抗精神病药等。

考点五　护理诊断

(1)有受伤的危险。
(2)自理能力缺陷。

考点六　护理措施

要　点	内　容
日常生活护理	尽量给予患者自我照顾的机会并进行基本生活技能训练,如反复练习洗漱、进食等,鼓励并称赞其自理的行为
用药护理	吞咽困难的患者不宜口服药片,可研碎后溶于水中服用。观察患者的不良反应,及时报告医生,调整给药方案
记忆训练	鼓励老人回忆过去的生活经历,帮助其认识目前生活中的人和事,鼓励参加一些力所能及的社交活动,通过动作、声音、语言等信息刺激,提高记忆力
安全护理	患者入院后应进行全面的评估。叮嘱患者勿做无力承担的活动,床边设护栏,上、下楼梯、外出散步时一定要有人照顾。患者不能单独离开病房,外出时需有人陪同,佩戴身份识别卡,以助于迷路时被人送回

经典考题

在护理阿尔茨海默病患者时,错误的做法是(　　)

    A. 促进患者多料理自己的生活,维持自理能力

    B. 反复强化训练患者用脑,维持大脑活力

    C. 多帮助患者回忆往事,锻炼记忆力

    D. 患者回忆出现错误并坚持己见时,要坚持说服其接受正确观点

    E. 保证夜间休息,保证充足的睡眠

【答案】 D

本书配有智能学习助手
可以帮助你提高学习效率

第十一章　损伤、中毒

• 章前分析

本章主要介绍了损伤与中毒方面的疾病,其中的创伤、烧伤、破伤风是本章的重点章节,尤其是烧伤,几乎每年必考,在学习本节时,应重点掌握烧伤的表现与补液方案。对于中毒、中暑与淹溺的患者,应重点掌握急救措施。在历年考试中,本章涉及分值为 11 ~ 16 分。

• 本章核心考点解读

名师指导

第一节　创伤

考点一　概念

人体受到**机械性因子作用后**发生的软组织破损、出血、脏器破裂、骨折、关节脱位等组织破坏和功能障碍称创伤。

考点二　分类

要点	内容
按致伤因素	刺伤、切割伤、烧伤、火器伤、挤压伤等
按受伤部位	颅脑伤、腹部伤、胸部伤、骨盆损伤等
按皮肤完整性	开放性损伤、闭合性损伤
按受伤程度	轻伤、重伤

💡 小贴士:挤压综合征:巨大重力持续作用于人体肌肉丰富部位(如四肢、躯干),使肌肉组织广泛缺血、坏死,临床表现以**肢体肿胀、肌红蛋白尿、高血钾**为特点的急性肾功能衰竭。

• 经典考题

患者,男,20 岁。因工程塌方被石板压迫 4 小时,伤肢严重缺血坏死。该损伤属于(　　　)

A. 扭伤　　　　　B. 挤压伤　　　　　C. 挫伤　　　　　D. 冲击伤　　　　　E. 撕裂伤

【答案】 B

考点三　病理生理

要点	内容
局部反应	局部表现为**红、肿、热、痛**等炎症反应,是非特异性炎症反应,有利于清除坏死组织、杀灭细菌及创伤修复
全身性反应	高热或体温过低、机体免疫防御能力下降、分解代谢增强等
组织修复	组织修复 3 个阶段:炎症反应阶段、细胞增生和肉芽形成阶段、组织塑形阶段 创伤愈合 2 种类型:**一期愈合(又称原发愈合)、二期愈合(又称瘢痕愈合)**

💡 小贴士:一期愈合与二期愈合的区别:一期愈合组织缺损少,创缘整齐,无感染,经缝合后创面对合严密;二期愈合组织缺损大,创缘不整齐,无法整齐对合,或伴有感染。

考点四 临床表现

1. 局部症状

要 点	内 容
疼痛	2~3天逐渐缓解,若持续加重,可能为感染;创伤并发休克时常无主诉,内脏损伤所致疼痛定位不准确
局部肿胀	局部出血及创伤性炎症反应所致,肿胀处会有触痛、红肿、瘀斑等
功能障碍	因疼痛、运动或神经系统损伤等所致
伤口或出血	是开放性损伤特有的征象

2. 全身表现

要 点	内 容
发热	创伤出血、组织坏死分解或手术后均可发生吸收热,体温一般不超过38.5℃,合并感染时可出现高热
全身炎症反应综合征(SIRS)	脉搏和心率增加,血压稍高或偏低,呼吸深快等
其他	口渴、尿少、纳差、失眠等

考点四 护理措施

1. 现场急救

保存生命第一,恢复功能第二,顾全解剖完整性第三。

要 点	内 容
抢救生命	优先抢救危及生命的患者,包括心跳和呼吸骤停、窒息、大失血、张力性气胸和休克等
维持呼吸和循环功能	保持呼吸道通畅、给氧,必要时行气管插管或气管切开。输液、输血,尽快恢复有效循环血容量
止血包扎	加压止血,用无菌敷料或干净布料包扎
有效固定	肢体骨折或脱位可使用夹板或就地取材进行固定,以减轻疼痛,防止再损伤,方便搬运

2. 一般护理

要 点	内 容
局部制动	抬高患肢15~30°,减轻局部肿胀和疼痛
防治感染	开放性创伤在伤后12小时内注射破伤风抗毒素,并合理使用抗菌药物
支持治疗	维持水电解质、酸碱平衡紊乱,并给予营养支持
维持有效循环血容量	密切监测生命体征、意识、尿量等,并做好记录。迅速建立2~3条静脉通道,给予输液、输血或应用血管活性药物等

小贴士:开放性伤口按伤口清洁度可分为3种:清洁伤口、污染伤口、感染伤口。

考查年份:2013年,2015年,2017年。
考情分析:属于常考点。着重掌握现场急救的原则。

小贴士:抢救生命的措施主要包括:心肺复苏、保持呼吸道通畅、止血、纠正呼吸紊乱、恢复循环血量、监测生命体征等。

小贴士:搬运脊柱损伤者应固定伤处,忌弯曲或扭动,以免加重损伤。

3.伤口护理

要 点	内 容
闭合性损伤	制动抬高患肢,早期冷敷以减轻肿胀和疼痛,24 小时后改为热敷以促进血肿和炎症的吸收
开放性损伤	争取在 6~8 小时内行清创术;伤后时间较长者视为感染伤口,需定期换药

💡 小贴士:伤口换药顺序:先清洁伤口,再污染伤口,最后感染伤口。

● 经典考题

患者,女,70 岁。今日下午活动时不慎跌倒,关节扭伤 1 小时来院就诊,护士正确的处理措施是(　　)

　　A.热敷　　　　　B.冷敷　　　　　C.冷、热敷交替　　　　　D.热水足浴　　　　　E.按摩推拿

【答案】 B

第二节 烧伤

考点一 烧伤的分度

要 点	内 容
按烧伤深度	按国际通用的三度四分法分为一度、浅二度、深二度、三度
按烧伤程度分类	①轻度烧伤:总面积小于 10% 的二度烧伤 ②中度烧伤:总面积在 10%~30% 的二度烧伤,或三度烧伤面积不足 10% ③重度烧伤:总面积达 31%~50%;或三度烧伤面积达 11%~20%;或面积不足上述比例,但有下列情况之一者:已并发休克、吸入性损伤或合并较重的复合伤 ④特重烧伤:总面积在 50% 以上;或三度烧伤面积在 20% 以上;或已有严重并发症

👍 考情分析:属于常考点。关系到后面补液的计算,需重点掌握。

考点二 病理生理

分 期	表 现
急性渗出期（休克期）	体液渗出,伤后 2~3 小时最快,8 小时达高峰,48 小时后逐渐稳定并开始重吸收。烧伤后 48 小时内导致患者死亡的主要原因是低血容量性休克
感染期	从重吸收期开始持续到创面愈合,烧伤后 3~5 日是急性感染期的高峰
修复期	烧伤早期出现炎症反应的同时创面已开始组织修复

💡 小贴士:感染期中早期结痂、皮肤移植可减少感染的发生。

● 经典考题

大面积烧伤后 2 天内,最主要的全身改变是(　　)

　　A.急性呼吸衰竭　　　　　B.脓毒血症　　　　　C.低血容量性休克

　　D.急性肾衰竭　　　　　E.应激性溃疡

【答案】 C

考点三 烧伤面积计算

1. 手掌法

患者本人五指并拢的手掌面积约为烧伤面积的**1%**,多用于计算小面积的烧伤估计和辅助九分法评估。

2. 中国新九分法

主要用于成人,将人体按面积分为11个9%另加1%,构成100%。12岁以下的小儿头部较大而下肢较短,应结合年龄进行计算。

部 位	成人各部位面积(%)	小儿各部位面积(%)
头颈	9×1=9(发部3 面部3 颈部3)	9+(12-年龄)
双上肢	9×2=18(双手5 双前臂6 双上臂7)	9×2
躯干	9×3=27(腹侧13 背侧13 会阴1)	9×3
双下肢	9×5+1=46(双臀5 双大腿21 双小腿13 双足7)	46-(12-年龄)

考查年份:2015 年,2017 年,2018 年,2019 年。

考情分析:属于常考点。重点掌握,多以共用题干题的形式出现,考查烧伤深度、面积及补液的计算。

💡 小贴士:该表以成年男性为标准,成年女性双足及双臀各为6%。

● 经典考题

患者,女,26岁。不慎烧伤双手和躯干,烧伤局部有大小不等的水疱,剧烈疼痛。其烧伤面积为( )

A.23%　　　　B.27%　　　　C.31%　　　　D.35%　　　　E.40%

【答案】 C

考点四 临床表现

烧伤后患者会出现剧烈疼痛,大面积烧伤患者可出现体温升高等反应,严重烧伤后不久即出现**面色苍白、皮肤湿冷、血压下降、呼吸急促、脉搏细速、尿量减少等低血容量性休克的症状**,不同程度烧伤表现也会所差别。

程度	损伤深度	临床表现	愈合过程
一度烧伤（红斑烧伤）	表皮浅层	红、肿、热、痛、烧灼感,无水疱	3~7天痊愈,不留瘢痕
浅二度烧伤	表皮生发层及真皮乳头层	大小不一的水疱,基底潮红湿润,疼痛剧烈	2周可痊愈,不留瘢痕,有色素沉着
深二度烧伤	伤及真皮层	可有水疱,基底苍白与潮红相间,感觉迟钝,有拔毛痛	3~4周痊愈,留有瘢痕和色素沉着
三度烧伤	皮肤全层,可深达皮下组织、肌肉和骨骼	无水疱,蜡白或焦黄,皮革状,甚至炭化,感觉消失,可见树枝状栓塞血管	3~4周后,焦痂脱落,形成肉芽组织,难愈合,多需植皮

患儿,女,3岁。不慎被蜡烛烧伤左手,烫伤部位局部红肿,有一个约2cm×2cm大水疱,其周边有3~5个小水疱。该患儿的烧伤程度为( )

　　A.一度烧伤　　　B.二度烧伤　　　C.三度烧伤　　　D.重度烧伤　　　E.特重度烧伤

【答案】 B

考点五　处理原则

1.现场急救

要　点	内　容
迅速脱离热源	应立即灭火,如就地翻滚压灭火焰,并用湿衣物扑打或覆盖灭火;如有水源,可用大量冷水冲淋或跳入附近水池中,切勿站立、呼喊或奔跑
抢救生命	迅速抢救危及患者生命的损伤,如大出血、窒息、开放性气胸等。如发生心跳呼吸骤停,应立即行心肺复苏术
保持呼吸道通畅	立即清除口、鼻腔分泌物,吸氧,必要时行气管插管或气管切开,合并CO中毒者应立即移至通风处,并给予高流量吸氧
保护创面	防止创面的再损伤和污染,避免创面受压。裸露的创面应立即用无菌敷料、干净布类行简易包扎送医院处理
转送	待病情稳定后尽快转送,转送途中应加强监护

💡 小贴士:发生烧伤时,严格保护创面,剪开烧伤处的衣裤,不可剥脱;避免用有颜色的药物涂抹,防止影响对烧伤程度的判断。

2.防治休克

　　(1)补液疗法是防治休克的主要措施,补液量需根据烧伤的面积和患者的体重进行计算,并根据患者的反应进行调整。补液公式:第一个24小时补胶体液和晶体液总量(ml)=烧伤总面积(%)×体重(kg)×1.5ml(小儿为1.8ml,婴儿为2ml),再加上每日生理需要量的水分2 000ml。上述总量的一半应在伤后8小时内输完,另一半在其后的16小时内输完。胶体和电解质溶液的比例一般是0.5:1,严重深度烧伤应是1:1。第二个24小时补胶体液和晶体液总量(ml)=第一个24小时量的一半,生理需要量不变。

　　(2)胶体液以血浆为首选,晶体溶液首选平衡盐溶液,生理需要量选用5%或10%的葡萄糖溶液。

💡 小贴士:补液原则:先晶后胶,先盐后糖,先快后慢,晶、胶交替,见尿补钾。尿量是判断血容量是否充足的可靠指标。成人每小时尿量应大于30ml。

患者,女。烧伤后休克期,护士调整补液速度最有效的观察指标为( )

　　A.意识　　　B.脉搏　　　C.血压　　　D.末梢循环　　　E.尿量

【答案】 E

3.创面处理

💡 小贴士:一度烧伤:无需特殊处理。浅二度烧伤:保留水疱,抽去水疱液,去除污染卷曲的疱皮。深度烧伤:去痂植皮。

要　点	内　容
浅度烧伤创面	一度烧伤无须特殊处理;面积小或肢体的浅二度烧伤,一般采用包扎疗法;特殊部位(如头、面、颈或会阴部)不方便包扎的创面或特殊感染(如铜绿假单胞菌等)可采用暴露疗法或半暴露疗法,注意防治感染

续表

要　点	内　容
深度烧伤创面	切除烧伤组织达深筋膜平面,削除坏死组织至健康组织平面,严重创面需植皮

考点六　护理措施

要　点	内　容
一般护理	暴露疗法的病房应维持适宜的<u>温度(30~32℃)和湿度(40%左右)</u>,适当约束肢体,定时翻身。给予高热量、高蛋白、易消化的饮食。遵医嘱给予抗菌药物
密切观察生命体征	迅速建立2~3条静脉输液通道,尽早恢复有效循环血容量。<u>观察患者每小时尿量</u>,若尿量减少,说明有效循环血容量不足,应加快补液速度
加强创面护理	<u>抬高患肢,保持各关节处于功能位,适当进行局部肌肉锻炼。</u>密切观察肢体末梢血液循环情况,如皮温和动脉搏动。采用吸水性强的敷料,包扎时压力均匀,若敷料被渗液浸湿或污染应及时更换
特殊烧伤部位的护理	①眼部烧伤:及时用无菌棉签清除眼部分泌物,<u>眼睑不能闭合者用油纱条覆盖;白天用氯霉素眼药水滴眼;晚上用红霉素眼膏封眼</u> ②口唇部烧伤:应涂烧伤软膏以保持局部湿润,患者进食时用吸管吸流质食物,进食后清洁口腔;常用盐水或复方硼酸液漱口 ③会阴部烧伤:多采用暴露疗法,用油纱布隔开阴唇,防止因粘连而影响愈合;每次大便后清洗会阴再涂药,预防泌尿系感染

💡 小贴士:给烧伤患者换药前,先给予止痛剂,减少换药所引起的疼痛。

● 经典考题

1.患者,女,35岁。双手深Ⅱ度烧伤康复期,护士指导其双手平时正确的放置位置是(　　)
　　A.握拳位　　　　B.半握拳位　　　　C.伸直位　　　　D.半伸直位　　　　E.双手互握
【答案】　B

2.患者,女,6岁。全身大面积开水烫伤送来急诊,四肢、后背大面积烫伤,创面红肿、大水疱,未受伤范围包括头、面部、颈部,以及前胸、腹部约8个手掌大的皮肤,估计其烧伤面积为(　　)
　　A.63%　　　　B.67%　　　　C.73%　　　　D.77%　　　　E.83%
【答案】　D

第三节　中暑

考点一　中暑的分类及临床表现

👍 考查年份:2017年,2020年。
考情分析:重点掌握中暑的临床表现,尤其是重度中暑的三种类型。

类　型	表　现
先兆中暑	出现口渴、头晕、眼花、恶心、呕吐、<u>胸闷、心悸、四肢无力、注意力不集中</u>等症状,体温一般正常,及时脱离高热环境症状可消除

续表

类 型	表 现
轻度中暑	出现面色潮红、烦躁不安、表情淡漠、大汗淋漓、皮肤湿冷、脉搏细速、血压下降、体温在38℃以上等症状
重度中暑	①热衰竭(最常见):大量出汗发生水及盐类丢失导致血容量不足,以面色苍白、出冷汗、血压偏低、脉搏细速等为主要表现,多见于老年人和有慢性病患者 ②热痉挛:大量出汗后只饮入大量的水,而未补充盐分,血钠及血氯浓度降低,患者口渴、尿少、肌肉痉挛伴收缩痛,体温正常。多见于健康的青壮年,好发部位为腓肠肌 ③热射病(中暑高热):体温调节中枢功能失调,散热困难,体内积热过多所致,典型表现为高热、无汗、意识障碍,体温在40℃以上

💡 小贴士:当环境温度超过35℃时,易发生中暑。

💡 小贴士:热衰竭期患者体温基本正常。

● **经典考题**

1. 患者,男,39岁。主诉在烈日下进行体力劳动6小时,大量出汗后口渴而饮水过多,盐分补充不足,体温正常。最可能的诊断是( )
　　A.热衰竭　　　　B.热痉挛　　　　C.日射病　　　　D.热射病　　　　E.中暑
【答案】 B

2. 患者,男,30岁。夏天在田地里劳作时,突然出现头痛、头晕、恶心,继而出现口渴、胸闷、面色苍白、冷汗淋漓、脉搏细速、血压下降,后晕倒在地。该患者最可能发生了( )
　　A.急性心肌梗死　　B.脑血管意外　　C.中暑　　　　D.低血糖休克　　　E.农药中毒
【答案】 C

考点二 急救原则

要 点	内 容
脱离高温环境	将患者搬离高温环境,安置于阴凉通风处。让患者平躺,头偏向一侧,并解开衣裤,以利呼吸和散热。同时抬高双脚,有利于增加脑部的血液供应
迅速降温	降温速度不宜过快,当患者肛温降至38℃以下时,需暂时停止冷敷、吹风等降温方法 ①物理降温:将冷毛巾或冰袋置于患者头部、腋窝、腹股沟等处,或用冰水、乙醇擦拭全身,还可以用扇子或电风扇吹风 ②药物降温:遵医嘱应用氯丙嗪、地塞米松等药物或人工冬眠的方法,并与物理降温同时使用
建立静脉通道	补充等渗生理盐水或葡萄糖液,纠正水电解质酸碱平衡紊乱。滴注速度不宜过快,以防增加心脏负荷发生脑水肿

💡 小贴士:热衰竭患者应迅速补充血容量,改善周围循环衰竭的表现。热痉挛患者及时给予盐水。热射病患者予以降温,患者出现休克时,可动脉快速推注适量4℃ 5%葡萄糖盐水。

💡 小贴士:氯丙嗪的作用:抑制体温调节中枢,扩张血管,降低机体代谢及耗氧量。

考点三 护理措施

要 点	内 容
一般护理	饮用含盐的冰水或饮料,氧气吸入,昏迷者保持呼吸道通畅,做好口腔、皮肤护理
密切监测生命体征	监测生命体征、神志变化、降温效果和皮肤出汗等情况,防止虚脱及衰竭的发生
对症处理	惊厥者使用开口器、压舌板防舌咬伤;有意识障碍或昏迷者要防止呕吐物误吸引起窒息;抽搐、躁动不安者控制痉挛,使用镇静剂时注意安全防护
控制脑水肿	可用脱水剂20%甘露醇250ml,30分钟滴完
维护心肾功能	输入平衡盐液,必要时给予血管活性药物,纠正酸中毒,积极防治循环衰竭或休克等

第四节 淹溺

考点一 分类

淹溺可分为干性淹溺和湿性淹溺。

考点二 临床表现

要 点	内 容
症状	淡水淹溺者可有头痛或视觉障碍、剧烈咳嗽、胸痛、呼吸困难、咳粉红色泡沫样痰等
体征	发绀、颜面肿胀、烦躁不安,肺部可闻及干湿性啰音
并发症	肺水肿、脑水肿、急性肾衰、肺部感染等

考点三 辅助检查

影像学检查:胸部X线检查常显示斑片状浸润,有时出现典型肺水肿征象。

考点四 现场急救

迅速将淹溺者救出水面,脱下湿衣裤,注意给患者保暖。清除口鼻分泌物,保持呼吸道通畅,对心脏停搏者进行心肺复苏,而后转送至医院继续救治。

💡 小贴士:对于淹溺患者的抢救,首要的措施是尽快恢复通气和供氧。

● **经典考题**

患者,女,18岁。因失足落入水中,15分钟后被救出,呼之不应,胸部无起伏。抢救该患者首要的步骤是(　　)

　　A. 倒水处理　　　　B. 通畅气道　　　　C. 人工呼吸

　　D. 心脏按压　　　　E. 紧急呼救

【答案】 B

考点五 护理措施

要 点	内 容
严密观察病情变化	监测患者生命体征、神志状况，观察痰液、尿液的颜色、性状和量，准确记录24小时出入量
一般护理	维持室内适宜的温度和湿度，注意保暖，对昏迷患者要做好安全防护，定时翻身，防止发生压疮，且每日两次口腔护理
输液护理	遵医嘱正确输入药液，淡水淹溺者需控制滴速，从小剂量、低速度开始，避免短时间内输入大量液体而加重血液稀释；海水淹溺者可输入葡萄糖和血浆，切忌输入生理盐水
防治脑水肿	可用20%甘露醇静脉滴注，也可用呋塞米、地塞米松等药物对患者进行脱水治疗
控制感染	首先选用广谱抗生素，以后根据细菌培养结果及药敏试验调整为有针对性的抗生素

小贴士：淹溺患者输液护理中需控制滴速来减轻肺水肿。

第五节 小儿气管异物

考点一 临床表现

要 点	内 容
视诊	异物停留在气管、支气管可刺激黏膜引起剧烈呛咳和反射性喉痉挛，出现气喘、声嘶、面色发绀和呼吸困难，甚至窒息
听诊	颈部可听到异物撞击声，患侧呼吸音减弱或消失
并发症	气胸、肺不张、肺气肿、肺脓肿、心力衰竭等

小贴士：左侧支气管结构细而长，比较倾斜；右侧支气管结构短而粗，较为陡直，因此异物易落入右支气管。气管异物多见于5岁以下的儿童。

考点二 辅助检查

项 目	内 容
X线检查	金属异物胸透可直接确定其位置
支气管镜检查	是确诊的可靠方法

考点三 急救原则

要 点	内 容
取出异物	应用推压腹部法、拍背法或直接支气管镜取出异物，清除口鼻呕吐物或分泌物，保持呼吸道通畅
控制感染	应用抗菌药物对其进行相应治疗，防止感染扩散

考点四 护理措施

要 点	内 容
一般护理	安慰患儿,避免哭闹加重呼吸困难,加强看护,保证安全,密切观察患儿情况
环境要求	保持病室安静整洁,温湿度适宜,避免着凉,以防加重呼吸道感染
饮食护理	术后6小时进食温凉流质饮食,1～2天后进食软质饮食,以后逐渐过渡到普通饮食,少量多餐
保持呼吸道通畅	常规吸氧、吸痰,必要时气管切开,如发生呼吸困难或窒息立即行心肺复苏术
健康教育	避免给婴幼儿吃花生米、瓜子、蚕豆等硬食物;培养小儿养成良好的饮食习惯,细嚼慢咽,进食时切勿说话嬉笑;孩子吃东西时家长切莫训斥、打骂;教育孩子不要将硬币、纽扣含在口中,不可躺在床上吃东西

第六节 肋骨骨折

考点一 概述

要 点	内 容
定义	直接或间接暴力使肋骨的连续性或完整性部分甚至全部中断,是最常见的胸部损伤
解剖	肋骨共12对,左右对称,第4～7肋骨长且固定,最易发生骨折
病因	直接暴力、间接暴力、混合暴力、肌肉收缩
病理	①单根(或多根)肋骨单处骨折,仍能正常呼吸,但骨折断端若刺破胸膜壁,可出现血胸、气胸、皮下气肿、咯血等 ②多根多处肋骨骨折,可引起反常呼吸运动(又称连枷胸)

● **经典考题**

多根多处肋骨骨折的特征性表现是(　　　)
A. 胸部疼痛　　　　　B. 妨碍正常呼吸　　　　　C. 痰不易咳出
D. 反常呼吸　　　　　E. 骨折易摩擦
【答案】 D

考点二 临床表现

要 点	内 容
症状	局部疼痛最明显,在深呼吸、咳嗽、打喷嚏或改变体位时疼痛加重,且有咯血、呼吸困难甚至休克等

👍 考查年份:2014年,2015年,2016年,2017年,2020年。
考情分析:属于常考点。重点掌握肋骨骨折的病理生理。

💡 小贴士:反常呼吸运动:外伤后多根多处肋骨骨折,使局部胸壁失去完整肋骨支撑而软化,并出现吸气时胸廓下陷、呼气时胸廓抬起,与正常呼吸活动相反的一种病理的呼吸运动。

👍 考查年份:2017年,2018年。
考情分析:属于常考点。理解记忆性题。

251

要 点	内 容
体征	胸壁肿胀及瘀斑,可有畸形、骨擦音、骨摩擦感及胸廓挤压试验阳性等
并发症	气胸、血胸、皮下气肿、肺不张、肺感染等

考点三 治疗要点

要 点	内 容
闭合性肋骨骨折	固定胸廓、止痛、保持呼吸道通畅、防治并发症等
开放性肋骨骨折	清创及固定、胸腔闭式引流、应用 TAT 及抗生素等

● **经典考题**

闭合性单处肋骨骨折的处理重点是(　　)
A. 骨折对线　　　　　B. 骨折对位　　　　　C. 应用抗生素
D. 功能锻炼　　　　　E. 胸廓固定
【答案】 E

考点四 护理措施

要 点	内 容
体位	卧床休息,不可随意活动,协助患者取半坐卧位以利于呼吸
饮食护理	以清淡富有营养的食物为主,多吃水果蔬菜防止便秘
病情监测	严密观察病情变化,记录生命体征、出入量,保持呼吸道通畅,如有异常及时报告医生
皮肤护理	保持患者皮肤清洁干燥,及时更换被服,经常翻身按摩防止压疮,但禁忌向患侧翻身
减轻疼痛	遵医嘱给予镇静止痛药物,胸部用胸带或宽胶布条固定,嘱患者咳嗽时用双手按压患侧胸壁
预防并发症	遵医嘱合理应用抗生素预防感染,并指导患者深呼吸及有效咳嗽

第七节　四肢骨折

考点一 骨折的分类

要 点	内 容
根据骨折处皮肤、黏膜的完整性分	闭合性骨折、开放性骨折
根据骨折的程度和形态分	①不完全骨折:裂缝骨折、青枝骨折 ②完全骨折:横形骨折、斜形骨折、粉碎性骨折、凹陷性骨折等

续表

要 点	内 容
根据骨折端稳定性分	稳定性骨折、不稳定性骨折
根据骨折发生时间分	新鲜骨折(2周之内)、陈旧性骨折
根据骨折性质分	外伤性骨折、劳累性骨折、病理性骨折(如骨肿瘤、骨结核等)
根据骨折部位分	骨干骨折、关节内骨折等

💡 小贴士:①稳定性骨折包括青枝骨折、裂缝骨折、横形骨折、压缩骨折等;
②不稳定性骨折包括斜形骨折、粉碎性骨折、螺旋形骨折等。

● 经 典 考 题

患者,男,65岁。原发性支气管肺癌骨转移,今晨起腿部肿胀,不能行走。经X线检查发现骨折。骨折类型是(　　)

A. 开放性骨折　　　　B. 陈旧性骨折　　　　C. 外伤性骨折
D. 疲劳性骨折　　　　E. 病理性骨折

【答案】 E

考点二 骨折临床表现

要 点	内 容
局部表现	①一般表现:局部压痛、肿胀、功能障碍 ②专有体征:畸形、异常活动、骨擦音或骨擦感
全身表现	失血性休克、发热等

● 经 典 考 题

患儿,男,5岁。摔倒后左肘疼痛送来急诊,分诊护士判断该患儿发生骨折的最重要依据是(　　)

A. 左上臂疼痛　　　　B. 局部肿胀　　　　C. 左上臂畸形
D. 局部压痛　　　　E. 肘关节活动度减小

【答案】 C

考点三 骨折并发症

分 期	并发症
早期并发症	休克;脂肪栓塞综合征;血管、神经损伤;脏器损伤(肝、脾破裂,肺、膀胱、尿道、直肠损伤);骨筋膜室综合征
晚期并发症	坠积性肺炎;压疮;感染;下肢深静脉血栓形成;骨化性肌炎;损伤性关节炎;关节僵硬;急性骨萎缩;缺血性骨坏死;缺血性肌痉挛

💡 小贴士:骨筋膜室综合征:由骨、骨间膜、肌间隔和深筋膜形成的骨筋膜室内的肌肉和神经急性缺血、缺氧而产生的一系列症状,多见于前壁掌侧和小腿,常由骨折的血肿、组织水肿或外部包扎过紧所致。

考点四 治疗要点

复位(解剖复位、功能复位)、固定和功能锻炼。

考点五 护理措施

要　点	内　容
体位与活动	患肢抬高或处于功能位,可促进静脉回流,但骨筋膜室综合征者忌抬高患肢。协助患肢多做床上活动和肢体末端关节活动,鼓励早期下床活动
固定的护理	妥善固定,骨折部位处于功能位,绷带加压包扎,但要注意每隔1~2小时放松肢体3~5分钟,定时观察患肢有无苍白、发绀、感觉麻木等情况
牵引的护理	每日测量两侧肢体长度,避免发生过度牵引,下肢牵引时应抬高床尾15~30cm,以对抗牵引力。保持牵引针孔处皮肤清洁,在针孔处滴75%乙醇防止感染
皮肤的护理	保持床单位清洁干燥,在骨突处加保护垫,经常翻身按摩,预防压疮
石膏的护理	保持石膏清洁干燥,如有污染,可用湿布轻微擦拭,避免石膏过紧,观察血运循环情况,注意患肢有无发绀、苍白、疼痛等情况,防止发生骨筋膜室综合征
功能锻炼	为增加血液循环、加速组织修复,应循序渐进,由轻到重,以患者舒适为主,逐渐增加活动范围,防止肌腱断裂、关节僵硬、肌肉萎缩

考情分析:记忆理解性题,学习时重点注意石膏和牵引的护理。

● 经典考题

患者因车祸撞伤左侧大腿,致股骨中段闭合性骨折,行骨牵引复位固定术后,可以防止骨牵引过度的措施是(　　)

A. 将床头抬高15~30cm
B. 每天用70%酒精滴牵引针孔
C. 定时测量肢体长度
D. 保持有效牵引
E. 鼓励功能锻炼

【答案】　C

考点六 常见四肢骨折

分　类	内　容
肱骨干骨折	由直接暴力或间接暴力引起,易并发桡神经(垂腕)和肱动脉损伤
肱骨髁上骨折	儿童较常发生,多为间接暴力引起,分为屈曲型和伸直型(常见),表现为肘关节肿胀压痛、有异常活动、骨擦音,但肘后三角关系正常
桡骨远端骨折	常见于中老年人,分为Colles骨折(伸直型骨折)和Smith骨折(屈曲型骨折),伸直型骨折表现为侧面银叉样畸形,正面枪刺样畸形。屈曲型骨折者腕部出现下垂畸形
股骨颈骨折	多见于骨质疏松的中老年人,表现为不能站立或行走,移动患肢时疼痛加剧,患肢缩短、外旋畸形
股骨干骨折	多见于青壮年,分为股骨上、中、下1/3骨折,表现为患肢畸形、压痛,有异常活动、骨擦音,出血多者可伴有休克
胫腓骨干骨折	最常见的骨折,以青壮年、儿童多见,易并发骨筋膜室综合征、腓总神经损伤

小贴士:①桡神经损伤:垂腕;②尺神经损伤:爪形手;③正中神经损伤:猿手。

小贴士:股骨颈骨折的患者在卧床期间需要保持外展中立位,不可侧卧,不可使患肢内收,坐起时不可交叉盘腿。

第八节 骨盆骨折

考点一 病因

主要是直接暴力,如交通事故、高处坠落等。

> **小贴士**:年轻人骨盆骨折的主要原因是交通事故与高处坠落,老年人的主要原因是跌倒。

考点二 临床表现

要 点	内 容
症状	局部疼痛(活动下肢或坐位时疼痛加重)、肿胀、畸形、骨盆活动异常
体征	双下肢肢体长度不对称、会阴部瘀斑、骨盆分离挤压试验阳性
并发症	失血性休克、腹膜后血肿、尿道或膀胱损伤、直肠肛门损伤、神经损伤

考点三 治疗要点

优先处理各种危及生命的并发症,如抗休克、治疗内脏出血等,其次才治疗骨折本身。骨盆两处及两处以上的骨折患者需手术治疗,其他轻微的骨折可采取卧床休息、复位固定及骨牵引等非手术治疗。

考点四 护理措施

要 点	内 容
严密监测	密切观察患者生命体征,建立静脉通路,输液、输血,观察双下肢末梢颜色、感觉、足背动脉搏动情况,注意有无并发症,出现异常及时通知医生
体位	术前绝对卧床休息,睡气垫床预防压疮;术后6小时去枕平卧,头偏向一侧,防止呕吐和误吸
饮食护理	进食高热量、高蛋白、高维生素、易消化食物;多吃富含纤维素的蔬菜和水果,多饮水防止便秘。术后6小时可进流质饮食,以后逐渐过渡到普通饮食
引流管护理	观察引流液的颜色、性状和量,保持引流管通畅,严格无菌操作,防止逆行感染

● 经典考题

患者,男,45岁。因车祸致伤急诊入院,初步诊断为骨盆骨折合并腹腔内脏损伤,有休克征象。护士应首先给予( )

A. 建立静脉通道
B. 准备骨盆兜,行悬吊牵引
C. 准备腹腔手术止血
D. 准备髋部石膏固定
E. 准备骨牵引器材

【答案】 A

第九节 颅骨骨折

考点一 颅骨骨折的分类

要 点	内 容
按骨折部位分类	颅盖骨折(以顶骨和额骨居多)、颅底骨折
按骨折是否与外界相通分类	开放性骨折、闭合性骨折
按骨折形态分类	线形骨折、凹陷骨折

考点二 临床表现

类 型	表 现
颅盖骨折	①线形骨折:局部压痛、肿胀,易发生硬膜外血肿 ②凹陷骨折:局部可扪及下陷区,损伤脑功能区可出现偏瘫、失语、癫痫等
颅底骨折	①颅前窝骨折:常累及眶顶及筛骨,伴有鼻出血、脑脊液鼻漏、眼眶周围淤血("熊猫眼"征)、球结膜下出血(兔眼征),损伤嗅神经和视神经 ②颅中窝骨折:常累及蝶骨及颞骨岩部,耳后乳突区皮下淤血肿胀,伴有脑脊液鼻漏、耳漏,损伤面神经和听神经 ③颅后窝骨折:常累及颞骨岩部后外侧和枕骨基底部,伴有乳突部和枕下部、咽后壁皮下淤血征,无脑脊液漏,损伤第Ⅸ～Ⅻ对脑神经等

小贴士:颅盖线形骨折的骨折线通过脑膜血管沟或静脉窦时,应注意患者有无发生硬脑膜外血肿。

● 经典考题

患者,男,20岁,建筑工人。自脚手架上跌下,臀部着地,乳突血肿,右耳流出血性液体,听力降低明显。应考虑
( )

A. 颅中窝骨折   B. 软组织挫伤   C. 鼓膜穿通伤

D. 脑震荡   E. 脑挫伤

【答案】 A

考点三 治疗要点

类 型	内 容
颅骨骨折	单纯线形骨折无须处理,凹陷性骨折的凹陷深度超过 1cm 或压迫重要功能区需手术治疗
颅底骨折	预防颅内感染,脑脊液漏一般在伤后 2 周内愈合,4 周未愈合可行硬脑膜修补术

• 经典考题

关于颅底骨折,下列错误的是( )

A. 脑脊液漏若2周不自行停止,即应行手术修补　　B. 颅中窝骨折可出现 Battle 征

C. 颅中窝骨折可出现耳漏　　D. 颅前窝骨折可出现"熊猫眼"

E. 颅前窝骨折可出现鼻漏

【答案】 A

考点四　护理措施

要　点	内　容
体位	抬高床头15~30cm,以利于静脉回流,减轻颅内压,避免漏出的脑脊液回流入颅引起逆行性颅内感染,维持半坐位(头偏向患侧)至脑脊液漏停止后3~5天
病情观察	明确判断是否有脑脊液外漏(将血性液滴在白色滤纸上,血迹外周有月晕样淡红色浸渍圈,可确定为脑脊液漏),准确估计脑脊液外漏的量,如出现颅压过低表现(头疼、呕吐、眩晕、血压下降、脉搏细弱,头痛在立位时加重,卧位时缓解)应遵医嘱大量补充葡萄糖溶液,以缓解症状
饮食护理	进食高热量、高蛋白、易消化的食物,少食多餐,多吃水果蔬菜预防便秘
用药护理	遵医嘱合理使用抗生素及TAT,积极预防并治疗呼吸道感染
预防颅内感染	①禁用力排便、咳嗽、打喷嚏、擤鼻涕,避免颅内压升高 ②禁挖耳抠鼻、耳鼻滴药、耳鼻冲洗和耳鼻堵塞,保持外耳道、鼻腔、口腔的清洁,但消毒棉球不可过湿,防止液体逆流入颅 ③禁经鼻腔进行插管,如鼻腔吸痰或放置鼻胃管 ④禁做腰椎穿刺

考情分析:属于常考点。重点掌握病情观察和颅内感染的护理。

小贴士:颅内压升高三主征:头痛、呕吐、视乳头水肿。

第十节　破伤风

考点一　概述

要　点	内　容
定义	破伤风杆菌通过皮肤或黏膜的伤口侵入人体,在缺氧环境下生长繁殖并产生外毒素的一种急性特异性感染
性质	革兰阳性厌氧芽孢杆菌,广泛存在于泥土和人畜粪便中
好发人群	常见于锈钉刺伤等开放性损伤者、不洁条件下分娩的产妇和新生儿

考点二　临床表现

分　期	表　现
潜伏期	通常为6~12天,有的可短至24小时或长达数月。潜伏期越短者,预后越差

续表

分 期	表 现
前驱期	一般为12～24小时,表现为乏力、头痛、头晕、烦躁不安、张口不便、咀嚼无力等
发作期	①诱发因素:光线、声响、流水或接触患者等一切轻微的刺激均可诱发患者抽搐痉挛 ②典型症状:肌肉紧张性收缩伴阵发性强直痉挛 ③影响肌群:咀嚼肌→面肌→颈项肌→背腹肌→四肢肌→膈肌→肋间肌 ④表现:咀嚼不便→张口困难→牙关紧闭→苦笑面容→颈项强直→角弓反张→四肢痉挛、肌断裂→呼吸困难、暂停 ⑤持续时间:短至数秒,长至数分钟,且发作时神志清醒,发作越频繁,病情越重

💡 小贴士:窒息、心力衰竭及肺部感染是破伤风患者死亡的主要原因。

考点三 急救原则

要 点	内 容
清除毒素来源	可用3%过氧化氢溶液及时、彻底的清洗伤口,清创术后敞开伤口、充分引流
中和游离毒素	①破伤风抗毒素(TAT):应尽早使用,皮下或肌内注射1 500～3 000IU。用药前必做作皮内过敏试验,如有过敏反应,可用脱敏法注射 ②破伤风人体免疫球蛋白(TIG):早期应用有效,一般只用一次,深部肌内注射3 000～6 000U
控制和解除痉挛	是治疗的关键,病情较轻者,根据病情交替使用镇静及解痉药物,如苯巴比妥钠或地西泮肌内注射等;病情较重者可用冬眠合剂人工冬眠。痉挛持续发作者可用硫喷妥钠静脉注射
防治并发症	并发症有窒息、肺部和泌尿系统感染、尿潴留、发热、酸中毒、呼吸循环衰竭等,应及时应用抗生素(首选青霉素)治疗,保持呼吸道通畅

💡 小贴士:应用硫喷妥钠时,应缓慢静脉注射,并注意患者有无喉头痉挛和呼吸抑制的表现。

考点四 护理措施

要 点	内 容
一般护理	患者应独居一室,专人护理,减少探视。病室温度15～20℃,相对湿度60%左右。病室内保持安静,室内光线均匀、柔和,避免强光、噪声等不良因素刺激患者。患者使用镇静剂30分钟内,护士可集中做各项护理操作,避免不必要的操作,且做到说话轻、走路轻、操作轻、关门轻,使用器具时无噪音
饮食护理	给予患者高热量、高蛋白、高维生素饮食,少量多餐,必要时提供肠内外营养

✏️ 考查年份:2017年、2018年。
考情分析:属于常考点。在护理破伤风患者时,着重注意环境的护理。

续表

要　点	内　容
保持呼吸道通畅	及时清除呼吸道分泌物,必要时进行气管插管或气管切开。给予氧气吸入,改善通气,协助患者翻身、叩背,必要时吸痰。床旁配备抢救车、气管切开包、吸痰器、氧气等急救物品
用药护理	遵医嘱合理补液及使用抗菌药物,保持输液通畅,密切观察患者生命体征、尿量、意识的变化,加强心肺功能的监护
消毒隔离制度	严格执行无菌操作,防止交叉感染。接触患者时穿隔离衣、戴口罩、帽子、手套,患者的用物及排泄物均应严格消毒,使用后的器械给予灭菌处理,伤口敷料应予焚烧
安全护理	使用床挡防止患者坠床,必要时使用约束带保护患者,应用合适的牙垫,防止舌咬伤
健康教育	易感人群定期注射破伤风类毒素,婴幼儿注射百白破三联疫苗。任何较深的开放性伤口,尤其是被锈钉刺伤时,应及时清创和注射破伤风抗毒素

💡 小贴士:患者使用过的碗、筷等可用0.1% ~ 0.2%过氧乙酸溶液浸泡,再煮沸消毒30分钟。

经典考题

1. 某破伤风患者,神智清楚,全身肌肉阵发性痉挛、抽搐。关于所住病室环境,下列哪项不符合病情要求(　　)
　A. 保持病室光线充足　　B. 相对湿度50% ~60%　　C. 门、椅脚钉橡皮垫
　D. 开门、关门动作轻　　E. 室温18 ~20℃
【答案】　A

2. 为破伤风患者换药后,污染敷料的正确处理是(　　)
　A. 焚烧　　　　B. 深埋　　　　C. 消毒液浸泡
　D. 煮沸　　　　E. 环氧乙烷熏蒸
【答案】　A

第十一节　咬伤

考点一　蛇咬伤

1. 毒蛇的分类

要　点	内　容
神经毒	有金环蛇、银环蛇、海蛇等,毒液主要作用于神经系统,引起肌肉麻痹和呼吸麻痹
血液毒	有蝰蛇、竹叶青蛇、五步蛇等,毒液主要影响血液及循环系统,引起休克、出血、溶血及心脏衰竭

右上角：续表

要　点	内　容
混合毒素	有蝮蛇、眼镜蛇等,毒液具有神经毒素和血液毒素两种特性

2. 临床表现

类　型	表　现
神经毒素症状	局部症状较轻,伤口红肿不明显,常被人忽视。约在咬伤半小时后感到恶心、头疼及乏力等,重者出现吞咽困难、声嘶、失语等。最后出现呼吸困难、血压下降甚至死亡
血液毒素症状	局部症状明显,伤口剧痛,流血不止,肿胀,起水疱,严重时全身广泛性出血。因症状出现较早,一般救治较及时,但由于发病急,治愈后常有后遗症
混合毒素症状	兼有神经毒和血液毒的症状

3. 护理措施

要　点	内　容
现场急救	被毒蛇咬伤后,患者应立即坐下或卧下,不要惊慌奔跑、走动,避免使毒液快速向全身扩散。毒蛇咬伤后立即用毛巾、布条等物在伤肢近侧5~10cm处予以绑扎,以减少静脉回流,阻止蛇毒吸收,并且每隔20分钟松绑一次,每次1~2分钟。伤肢制动后放于低位,以减少毒素的吸收。彻底清创,以牙痕为中心将伤口作"＋"形切开,使残存的蛇毒便于流出
病情观察	密切监测生命体征、意识、尿量等变化,随时注意有无发生中毒性休克、急性肾功能衰竭、心力衰竭、呼吸衰竭等严重并发症,发现问题及时通知医生并采取有效救治
减轻机体中毒症状	宜早期应用破伤风抗毒素和抗生素防治感染。应用抗蛇毒血清能中和毒素,缓解症状。可选用利尿药排毒,加快血内蛇毒排出
支持治疗	应及时给予输血及抗休克治疗,鼓励患者多饮水以利蛇毒排泄,进食清淡、易消化、营养丰富的流质或半流质饮食,避免辛辣刺激食物

考点二　犬咬伤

1. 临床表现

伤口周围疼痛麻木,患者常有发热、头疼、恶心、呕吐、烦躁不安、恐水、怕风、呼吸困难、四肢麻痹、昏迷等症状,最终因呼吸循环衰竭而死亡。

2. 紧急处理

立即彻底清创伤口,就地用大量肥皂水冲洗伤口,时间至少20分钟,伤口不必包扎,而后到医院接种狂犬疫苗和注射破伤风抗毒素。

3. 护理措施

狂犬病是由狂犬病毒导致的传染病,患者有恐风、怕水的症状,因此需严格隔离,避免声、光、风等刺激,防止患者痉挛发作。

💡 小贴士:毒蛇咬伤后伤口周围用胰蛋白酶局部封闭。彻底清创后,伤口可用1∶5 000高锰酸钾或高渗盐水溶液湿敷,有利于引流毒液和消肿。

💡 小贴士:狂犬病毒具有潜伏期,短者10日,数多1~2个月。

第十二节 腹部损伤

考点一 腹部损伤的分类

要 点	内 容
根据有无腹壁及腹膜的破损分类	分为开放性损伤与闭合性损伤
根据损伤的腹内脏器性质分类	分为实质性脏器损伤(脾、肝、胰、肾等)与空腔脏器损伤(胃、肠、胆囊、膀胱等)

考点二 临床表现

要 点	内 容
单纯腹壁损伤	全身症状轻,腹部疼痛局限,有压痛、肿胀和瘀斑
开放性腹部损伤	可见伤口,有出血、渗液,甚至内脏脱出
实质性脏器损伤	以腹腔内出血为主要表现,根据出血的量和速度,患者常表现为不同程度的失血性休克,如面色苍白、脉搏细速、脉压变小、尿量减少、神情淡漠等。若肝、胰损伤时,伴有胆汁或胰液渗入腹腔,则有明显的腹膜刺激征
空腔脏器损伤	以腹膜炎为主要表现,最突出的是腹膜刺激征,腹肌紧张、压痛、反跳痛,肝浊音界缩小或消失,肠鸣音减弱或消失,X线可见游离气体

考点三 辅助检查

项 目	内 容
影像学检查	X线立位腹部平片可见膈下游离气体;B超对实质性脏器损伤有确诊价值;不能明确诊断时可采用CT检查
腹腔穿刺和腹腔灌洗	诊断性腹腔穿刺是简单、快速及准确率高的辅助诊断措施

考点四 治疗要点

要 点	内 容
现场急救	①优先抢救危及生命的患者,如心搏骤停、窒息、大出血或张力性气胸等 ②保持呼吸道通畅,迅速建立静脉通道,抗休克,防止感染 ③开放性腹部损伤者应及时包扎腹壁伤口,对已经脱出的内脏切忌强行将其回纳入腹腔,以免加重腹腔污染,应用干净的大碗或纱布盖住脱出的内脏并防止受压,立即送往医院救治

💡 小贴士:实质性脏器损伤中最常见的是脾破裂,可分为中央破裂、被膜下破裂和真性破裂。

👍 考情分析:属于常考点。理解记忆,注意区分实质性脏器与空腔脏器损伤的不同。

💡 小贴士:例如胃破裂,右上腹剧烈痛,呕吐物为血性,X线检查可见膈下积气。

💡 小贴士:腹腔穿刺抽出不凝血提示实质性脏器损伤或血管损伤。因为腹膜的去纤维作用使血液不凝固,从而导致腹腔穿刺抽出不凝血。

💡 小贴士:优先处理对生命威胁最大的损伤。其次要迅速恢复循环血量,控制休克和进展迅速的颅脑损伤。

续表

要 点	内 容
非手术治疗	①密切监测生命体征,尽量减少搬动,以免加重病情 ②未明确诊断前禁用吗啡、哌替啶等镇痛药物,以免掩盖病情 ③对病情严重或疑有内脏损伤者需绝对禁食,以防胃肠穿孔加重腹腔污染 ④怀疑结肠破裂者严禁灌肠
手术治疗	①对确诊或高度怀疑内脏损伤者应立即做好急诊手术的准备 ②对实质性脏器破裂所致的腹腔内大出血者,应在抗休克处理下尽早手术

小贴士:对疑有内脏损伤者应做到"四禁",即禁食禁饮、禁用泻药、禁用镇痛药物、禁忌灌肠。

● 经典考题

患者,男,45岁。2小时前突发车祸,致腹部开放性损伤,部分肠管脱出。下列处理措施正确的是(　　)
　　A.立即转运患者　　　　B.消毒碗覆盖脱出肠管　　　　C.加压包扎
　　D.肠管清洁后回纳腹腔　　E.镇静、止痛
【答案】　B

考点五　护理措施

要 点	内 容
术前护理	①禁食、胃肠减压:禁食期间积极补充血容量,防止水、电解质、酸碱平衡紊乱,待肛门排气后停止胃肠减压 ②观察病情:密切监测患者生命体征,建立静脉输液通道,及时输液、输血,遵医嘱应用抗生素防治腹腔感染,注射破伤风抗毒素
术后护理	①体位:卧床休息,休克者采取中凹卧位,如无休克应采取半卧位,以减轻腹部切口疼痛 ②活动:术后早期活动关节四肢,勤翻身,鼓励早期下床活动以防肠粘连 ③切口护理:观察切口有无红肿,敷料湿透、渗出及分泌物情况 ④胃管、引流管的护理:观察胃液和引流液的颜色、性状及量,保持管道通畅,如有异常立即通知医生进行相应处理

小贴士:取半卧位以利于腹腔引流、减轻腹痛、改善呼吸循环功能。

小贴士:缝合切口拆线时间:由于各组织愈合能力不同,因此拆线时间也有差别,头面颈部一般是4~5天,下腹、会阴6~7天,胸、上腹、背、臀7~9天,四肢10~12天,减张缝合14天。

● 经典考题

消化道手术后,提示患者肠蠕动恢复的有效指征是(　　)
　　A.腹胀减轻　　　　B.肛门排气　　　　C.患者有饥饿感
　　D.患者有便意　　　E.胃管的引流量较前减少
【答案】　B

考点六 腹腔脓肿患者的护理

1.临床表现

分 类	表 现
盆腔脓肿	临床上最为常见,表现为膀胱刺激征、排便频繁、黏液粪便、里急后重
膈下脓肿	寒战、高热、乏力、厌食,上腹部持续性钝痛,在深呼吸或改变体位时加重。肾区叩痛,肝浊音界扩大,患侧呼吸运动减弱或消失
肠间脓肿	腹胀、腹痛、腹部压痛,并有包块

2.治疗要点

要 点	治 疗
膈下脓肿	引流的同时进行抗生素的治疗,并加强支持治疗
盆腔脓肿	经直肠前壁或阴道后穹隆切开引流,应用有效抗生素,辅以热水坐浴等物理疗法治疗
肠间脓肿	小脓肿经抗生素治疗可自行吸收,脓肿较大者须手术切开引流

第十三节 细菌性食物中毒

考点一 分类与致病菌

分 类	致病菌
胃肠型食物中毒	沙门菌属(最常见)、副溶血性弧菌、大肠埃希菌、金黄色葡萄球菌等
神经型食物中毒	肉毒杆菌等

💡 小贴士:沙门菌属不耐热,在 56℃ 煮沸 25 ~ 30 分钟,可将其灭活。

考点二 临床表现

要 点	内 容
胃肠型食物中毒	以急性胃肠炎症状为主,起病急、病程短。有恶心、呕吐、腹痛、腹泻、发热、头晕等症状,严重者可引起酸中毒,甚至休克
神经型食物中毒	起病突然,以神经系统症状为主。病初可有头疼、头晕、恶心、呕吐;然后有眼内外肌瘫痪,出现眼部症状,如视力模糊、眼睑下垂、瞳孔散大、对光反射消失,重者眼肌、咽肌瘫痪

考点三 护理措施

要 点	内 容
一般护理	感染性食物中毒患者应进行消化道隔离,卧床休息,给予清淡、易消化的流质或半流质饮食,多喝糖盐水,忌食高脂肪、高纤维的食物,呕吐频繁者暂禁食

续表

要 点	内 容
给药护理	遵医嘱给予抗生素治疗,可用喹诺酮类或沙星类药物。尽早应用多价抗毒血清,注射前做药敏试验,注射时观察输液反应,并备好肾上腺素等抢救药物
对症治疗	高热者给予物理降温或退烧药物,剧烈腹痛者暂禁食,给予止痛药物;腹泻者保持肛门周围皮肤清洁,热敷腹部或给予止泻药
健康教育	注意食品卫生,生鱼、生肉、蔬菜应分开存放,禁止食用病死禽畜,消灭苍蝇、鼠类、蚊类等害虫

第十四节　一氧化碳中毒

考点一　中毒机制

一氧化碳经呼吸道进入体内可迅速与血液中的血红蛋白结合,形成碳氧血红蛋白(CO-Hb),造成血红蛋白载氧量减少,表现为严重缺氧症状。

小贴士:由于脑、心对缺氧最敏感,所以一般最先受损。

考点二　临床表现

要 点	内 容
轻度中毒	头痛、头晕、恶心、乏力、心悸、四肢无力,此时脱离中毒环境吸入新鲜空气后症状很快消失
中度中毒	面色潮红,口唇呈樱桃红色,神志不清,脉搏加快,皮肤多汗,呼吸困难,浅昏迷对光反射和角膜反射迟钝,经积极治疗后可以恢复正常且无明显并发症
重度中毒	深昏迷,各种反射消失,四肢湿冷,呼吸浅而快,血压下降。死亡率高,存活者多有后遗症
迟发型脑病	神经精神障碍,锥体外系神经损害,大脑皮质功能障碍

考点三　辅助检查

项 目	内 容
血液COHb测定	轻度中毒血COHb浓度为10%～20%;中度中毒血COHb浓度为30%～40%;重度中毒血COHb浓度>50%
脑电图检查	可见不同程度的异常波
头部CT	可见脑部有病理性密度减低区

小贴士:迟发型脑病指一氧化碳中毒患者经抢救意识恢复正常后,经过一段时间的"假愈期"后再次出现以痴呆、神经精神和锥体外系症状为主的脑功能障碍。

考点四　急救原则

要 点	内 容
立即脱离现场	是首要原则,医护人员进入现场应该迅速开窗通风,断绝煤气来源,将患者移到空气新鲜的室外

考查年份:2013年,2017年。

考情分析:属于常考点。重点掌握患者吸氧的护理。

续表

要点	内容
保持呼吸道通畅	及时清除口鼻分泌物及呕吐物,将患者平卧,头偏向一侧,松解衣裤,注意保暖,呼吸、心跳停搏者立即给予心肺复苏
迅速纠正缺氧	轻、中度中毒者给鼻导管或面罩高流量、高浓度吸氧(8～10L/min),严重中毒患者可以使用高压氧治疗
防治脑水肿	应用脱水剂,20%的甘露醇250ml快速静滴,30分钟内滴完
对症处理	高热者给予降温治疗,抽搐者给予镇静剂治疗,休克者给予抗休克治疗

💡小贴士:对一氧化碳中毒危重患者可考虑换血疗法或血浆置换。

● 经典考题

患者,女,50岁。一氧化碳中毒2小时入院治疗,为促进一氧化碳的排出,最佳的措施是(　　)

A. 湿化瓶加酒精　　　B. 高压氧舱治疗　　　C. 低流量吸氧

D. 脱离环境　　　E. 心肺复苏

【答案】　B

考点五　护理措施

要点	内容
一般护理	患者应处于通风的环境,给予高浓度、高流量吸氧,有条件者首选高压氧舱治疗。对躁动、抽搐者,应加床档防止坠伤,定时翻身,做好皮肤护理,防止发生褥疮。对昏迷者做好口腔护理,头偏向一侧,防止窒息
密切观察病情变化	观察生命体征、意识、瞳孔、尿量等变化,定期监测血生化、肾功能,准确记录出入量,保持水、电解质平衡,如有异常及时通知医生
健康教育	冬春季在室内使用火炉、煤炉要开排风扇,门窗不得完全关闭,保持室内空气流通

第十五节　有机磷中毒

考点一　中毒机制

有机磷农药在体内与胆碱酯酶形成磷酰化胆碱酯酶,胆碱酯酶活性受抑制,使酶不能起到分解乙酰胆碱的作用,致使组织中乙酰胆碱过量蓄积,胆碱能神经过度兴奋,引起一系列症状,严重者可因昏迷或呼吸衰竭而死亡。经皮肤吸收者2～6小时出现中毒症状,口服吸收者一般10分钟～2小时内出现中毒症状。

● 经典考题

有机磷农药的中毒机制主要是(　　)
　　A. 激活体内胆碱酶活性　　B. 抑制体内转氨酶活动　　C. 抑制体内碱性磷酸酶活性
　　D. 抑制体内胆碱酯酶活性　　E. 激活体内转氨酶活性
【答案】 D

考点二　中毒分度

分　度	内　容
轻度中毒	头痛、头晕、恶心、呕吐、视力模糊、瞳孔缩小等。血胆碱酯酶活力为50%~70%
中度中毒	肌束震颤、腹痛、腹泻、大汗、流涎、瞳孔明显缩小、意识清楚或模糊等。血胆碱酯酶活力为30%~50%
重度中毒	昏迷、肺水肿、脑水肿、瞳孔针尖样大小、呼吸麻痹、大小便失禁。血胆碱酯酶活力为30%以下

💡 小贴士：诊断有机磷农药中毒程度的重要辅助检查是血胆碱酯酶活力测定，正常人血胆碱酯酶活力为100%，小于80%则为异常。

考点三　临床表现

要　点	内　容
毒蕈碱(M)样症状	出现最早，主要表现为平滑肌痉挛和腺体分泌增加。如瞳孔缩小(严重者呈针尖样)、恶心、呕吐、多汗、流涎、流泪、流涕、腹泻、大小便失禁等。这种症状可用阿托品对抗
烟碱(N)样症状	表现为面、眼睑、舌、四肢和全身横纹肌发生肌纤维颤动,甚至全身肌肉强直性痉挛。患者有肌束颤动、牙关紧闭、全身紧束压迫感、呼吸肌麻痹进而呼吸衰竭。这种症状不可以用阿托品对抗
中枢神经系统症状	头昏、头痛、共济失调、谵妄、昏迷等,严重者呼吸、循环受抑制而死亡
中间型综合征	主要表现为肌无力,累及颈肌、四肢肌、呼吸肌,出现声音嘶哑、吞咽困难、呼吸麻痹。发生在中毒症状缓解后和迟发性脑病前,约在中毒后24~96小时突然死亡
迟发型多发性神经病	累及肢体末端,可发生下肢瘫痪、四肢肌肉萎缩。在中毒症状后2~3周出现
中毒后"反跳"	经急救症状好转后数日至一周突然恶化,重新出现中毒症状,甚至发生肺水肿或突然死亡

💡 小贴士：毒蕈碱(M)样症状严重者可出现肺水肿。

💡 小贴士：大蒜味常见于有机磷农药中毒的患者;烂苹果味常见于糖尿病酮症酸中毒的患者;肝臭味常见于肝炎患者。

● 经典考题

有机磷农药中毒患者的尿液气味呈(　　)
　　A. 蒜臭味　　　　B. 烂苹果味　　　　C. 粪臭味　　　　D. 氨臭味　　　　E. 腥臭味
【答案】 A

考点四 急救原则

要　点	内　容
迅速清除毒物，减少毒素吸收	立即将中毒者抬到空气新鲜的地方，脱去被污染的衣物，用清水或肥皂水反复冲洗被污染皮肤、毛发和指甲。眼部污染可用 0.9% 氯化钠连续冲洗。口服中毒者应尽早催吐及洗胃
清理气道异物，保持气道通畅	清除口鼻分泌物，头偏向一侧，给予氧气吸入，必要时行气管插管或气管切开，人工呼吸机辅助通气
迅速建立静脉通道	为输入解毒药物做好准备，详细记录出入量，控制输液速度，防止发生脑水肿和肺水肿
尽早彻底洗胃	一般服毒后 6 小时内洗胃最有效，如果 6 小时内未洗，即使超过 24 小时仍要洗胃。用清水、1∶5 000 高锰酸钾溶液或者 2% 碳酸氢钠溶液洗胃，直至洗出澄清透明的胃内容物。如农药种类不明，最好用 0.9% 盐水或清水洗胃，一般采取左侧卧位，头部略低

考点五 护理措施

要　点	内　容
询问病史	主动与家属或患者交流，了解患者情绪和有机磷农药的种类、服毒时间及剂量，以便有针对性地进行抢救
解毒剂的使用	①胆碱酯酶复活剂：常用药物有碘解磷定、氯解磷定。能使失活的胆碱酯酶恢复活性，从而使胆碱酯酶水解，但难以通过血脑屏障进入中枢神经系统。不良反应有眩晕、视力模糊、心动过速、血压升高，用量过大可有癫痫样发作，静注速度过快可引起呼吸衰竭 ②抗胆碱药物：常用药物是阿托品。阿托品能阻断乙酰胆碱对副交感神经和中枢神经系统 M 受体的作用，缓解毒蕈碱样症状，解除平滑肌痉挛，抑制腺体分泌，但不能对抗烟碱样症状。阿托品使用原则是早期、足量、反复给药，直至出现"阿托品化"。密切观察阿托品的效果，如出现"阿托品化"的指征，应报告医生改为维持量或停药，否则持续大剂量使用阿托品会引起阿托品中毒，中毒可用毛果芸香碱解毒
观察病情	密切观察并记录体温、脉搏、呼吸、血压、瞳孔及意识等的变化，如发现异常及时通知医生进行相应处理

第十六节　镇静催眠药中毒

考点一 镇静催眠药的分类

镇静催眠药分为苯二氮䓬类、巴比妥类、吩噻嗪类等。

👆 考查年份：2020 年。
考情分析：重点掌握中毒后的洗胃溶液。

💡 小贴士：有机磷农药中毒患者洗胃至无大蒜味，然后再给予硫酸钠导泻。

💡 小贴士：阿托品化的指征：颜面潮红、口干、皮肤干燥、肺部湿啰音减少或消失、心率加快。

考点二 中毒的临床表现

要　　点	内　　容
神经系统症状	表现为头昏、嗜睡、瞳孔缩小、眼球震颤、语言含糊不清、共济失调、步态不稳、意识模糊甚至昏迷等
呼吸与循环系统	表现为呼吸减慢或不规则,严重时呼吸浅慢甚至抑制,血压下降、皮肤湿冷、脉搏细速,甚至休克等
其他	恶心、呕吐、肝肾功能异常、体温调节紊乱、全血细胞减少等

考点三 急救原则

要　　点	内　　容
迅速清除毒物	立即用高锰酸钾溶液或清水洗胃,洗胃后由胃管向胃内灌入药用活性炭或硫酸钠导泻,以吸附残存药物,促进毒物排出。禁用硫酸镁导泻,避免镁离子吸收后加重中枢神经系统抑制
保持气道通畅	仰卧位、头偏向一侧,持续氧气吸入,氧流量为 2~4L/min,必要时应用呼吸机辅助呼吸或遵医嘱使用呼吸兴奋剂

👍 **考查年份:** 2016 年,2020 年。

考情分析: 重点掌握镇静催眠药中毒后的洗胃溶液。

考点四 护理措施

要　　点	内　　容
病情观察	定时测量生命体征及尿量,观察意识变化、瞳孔大小、对光反射、角膜反射等
饮食护理	一般给予高热量、高蛋白、易消化的流质饮食
用药护理	遵医嘱静脉输液,密切观察输液反应,如有异常及时通知医生。氟马西尼是苯二氮䓬类拮抗剂;昏迷患者可用纳洛酮、贝美格促进意识恢复
皮肤护理	昏迷患者防止发生压疮,定时翻身并按摩受压处,避免拖拉硬拽,保持床单清洁、平整
心理护理	耐心倾听患者诉说,鼓励患者勇于面对困难。对服药自杀者不宜让患者独处,防止再度自杀
健康教育	长期服用大量催眠药的人不能突然停药,应逐渐减量后停药。严格按照医生处方及说明书使用药物,防止产生药物依赖性

第十七节　酒精中毒

考点一 分期与临床表现

分　　期	表　　现
兴奋期(轻度)	结膜充血、脸色潮红,表现为兴奋、逞强好胜、夸夸其谈、行为粗鲁、举止轻浮或喜怒无常等

👍 **考查年份:** 2013 年,2014 年,2018 年,2019 年。

考情分析: 属于常考点。重点掌握酒精中毒的临床表现。

续表

分 期	表 现
共济失调期(中度)	眼球震颤、视力模糊,表现为动作不协调、步态蹒跚、发音含糊或语无伦次等
昏睡昏迷期(重度)	脸色苍白、皮肤湿冷、瞳孔散大、血压下降、呼吸缓慢,严重者昏迷、休克、大小便失禁,甚至死亡

💡 小贴士:酒精中毒的临床表现与酒精浓度、饮酒量和个人耐受程度有关。

● 经典考题

男,26岁。于夜间饮用高度白酒500ml后神志不清,呼吸困难,口唇发绀,急诊入院。查体:体温36.9℃,脉搏141次/分,呼吸28次/分,血压95/72mmHg。嗜睡,半卧位,呼吸急促,腹部轻压痛,无肌紧张。分诊护士判断该患者最可能的是( )

A.急性胰腺炎　　B.癔症　　　　C.呼吸衰竭　　　　D.脑疝　　　　E.酒精中毒

【答案】 E

考点二 急救原则

要 点	内 容
促进酒精排出	催吐及洗胃,促进乙醇排出
保持呼吸道通畅	使患者平卧、头偏向一侧,及时清除口鼻腔呕吐物及分泌物,必要时进行气管插管或呼吸机辅助呼吸
尽快建立静脉通道	患者多数表现为躁动不安或昏迷,静脉穿刺侧肢体应相对制动,首选纳洛酮为解毒药物

💡 小贴士:纳洛酮为纯阿片受体拮抗剂,使用后注意患者的清醒时间。

考点三 护理措施

要 点	内 容
病情观察	密切观察并记录患者的生命体征、神志、瞳孔、呕吐物及大便的颜色和量,发现异常及时通知医生进行相应处理
约束及保暖	应有专人看守,上床挡,适当限制患者活动,防止外伤。患者寒冷时,应采取提高室内温度、增加衣被等保暖措施
药物护理	遵医嘱给予药物治疗,对躁动不安或过度兴奋者,可给予小剂量地西泮,禁用吗啡、氯丙嗪及巴比妥类镇静药。密切观察用药疗效及不良反应,如有异常立即通知医生

💡 小贴士:对躁动不安或过度兴奋者使用吗啡、氯丙嗪及巴比妥类镇静药,可导致中枢神经系统过度抑制。

● 经典考题

对酒精中毒患者的护理措施,错误的是( )

A.躁动时可用苯巴比妥　　B.卧床、保暖　　　　C.维持体液平衡
D.呼吸和循环支持　　　　E.必要时透析护理

【答案】 A

第十二章　肌肉骨骼系统和结缔组织疾病

章前分析

本章重点内容较少,在学习时,应重点学习颈肩痛和腰腿痛、关节脱位、系统性红斑狼疮等章节。本章考核的基本都是基础知识,难度不大,多为记忆性知识点。在历年考试中,本章涉及分值为 4~6 分。

本章核心考点解读

第一节　颈肩痛和腰腿痛

名师指导

考点一　颈椎病

1. 概述

颈椎病是因颈椎间盘退行性改变及其继发关节、韧带的变性、增生、钙化造成颈段脊柱不稳定,刺激压迫脊髓、神经根、椎动脉和交感神经,出现相应的临床表现。其起病是多种因素共同作用的结果。

💡小贴士:颈椎病好发部位:颈 5~6、颈 6~7 节段。

2. 临床表现

要　点	内　容
神经根型颈椎病（最常见）	因为椎间盘向侧后方向突出,钩椎关节或关节突关节增生、肥大,对神经根产生刺激或压迫所致,表现为颈痛及颈部僵硬,疼痛加重并向肩部及上肢放射
脊髓型颈椎病（症状最重）	由于各种病变压迫或刺激脊髓引起发病,下肢乏力,行走有踩棉花感,持物不稳,但颈痛不明显。病情日渐加重,病变发展累及上肢,出现手部发麻、握力衰减、精细活动失调,还可能存在躯体感觉障碍,躯干有束带感,部分有排便、排尿困难,病理反射阳性等
椎动脉型颈椎病	椎节不稳、颈椎横突孔狭窄、钩椎关节增生等致使椎动脉受压迫或刺激,使椎动脉狭窄、折曲或痉挛造成椎－基底动脉供血不全。主要表现为头晕、头痛、猝倒、视觉障碍等
交感神经型颈椎病	多表现为交感神经兴奋症状,如头痛、头晕、恶心、呕吐、畏光、心悸、血压增高、面部麻木或耳鸣等;只有部分表现为交感神经抑制症状,如头昏、眼花目眩、心动过缓、血压下降等

3. 辅助检查

X 线摄片、CT 及 MRI 等检查。

4. 治疗要点

大部分患者经非手术治疗即可取得较好的治疗效果,适用于脊髓型及部分神经根型以外的各型颈椎病;而脊髓型颈椎病症状进行性加重以及神经根型症状剧烈者适于手术治疗,如

💡小贴士:脊髓型颈椎病禁用推拿按摩。

前路手术、前外侧手术和后路手术。

5. 护理措施

要 点	内 容
术前护理	介绍手术的目的和必要性,教会患者做推移气管的练习,以适应术中牵拉气管的操作;做好术前常规准备及备皮
一般护理	急性期卧硬板床休息,遵医嘱给予局部制动、牵引或理疗等,必要时给予药物缓解疼痛。选择和佩戴围颈,保持颈椎的稳定性,避免危险运动
病情观察	密切观察患者生命体征、四肢感觉、反射和运动功能,引流管有无脱出、是否通畅,引流液的颜色、性质和量;前路手术后 1~3 天内患者容易出现呼吸困难,注意观察患者呼吸情况
并发症的护理	如切口内出血、痰液阻塞、喉头水肿、术中损伤脊髓、植骨块松动、脱落压迫气管等,应对因、对症处理,当出现憋气、面色发绀时,及时报告医生,床旁需常规准备气管切开包以备急救
健康宣教	保持颈部平直,避免长时间低头。避免颈部过长时间处于同一种姿势

💡 **小贴士:** 气管、食管推移练习主要适用于颈椎前路手术的患者,以适应在术中反复牵拉气管、食管的操作,防止出现呼吸困难、吞咽困难、咳嗽等并发症。

● 经典考题

患者,女,68 岁。诊断为脊髓型颈椎病,下列陈述中不适当的是(　　　)

A. 可引起截瘫　　　　B. 可导致大小便失禁　　　C. 早期可以按摩,牵引治疗
D. 早期积极手术治疗　　E. MRI 可见脊髓受压

【答案】 C

考点二　肩关节周围炎

1. 概述

肩关节炎包括肩关节周围软组织(关节囊、滑液囊、肌腱、肌肉、腱鞘、韧带等)的无菌性炎症。

2. 临床表现

逐渐出现的肩部疼痛感,与动作、姿势有较大关系。随着病程增长,疼痛范围扩大,并放射到上臂中段,同时出现肩关节活动受限。若增大活动范围,则有剧烈锐痛产生。严重时患肢无法梳头、洗脸和扣腰带,熟睡时因翻身移动肩部而被痛醒。

3. 治疗要点

主动的肩关节功能锻炼是本病的主要治疗方法,可以配合理疗、针灸、适度的推拿按摩等。

4. 护理措施

要 点	内 容
疼痛护理	遵医嘱给予牵引术、理疗等,必要时辅以止痛药物缓解疼痛
健康教育	指导患者功能锻炼,预防和缓解粘连,加快局部血流量

💡 **小贴士:** 多发于 50 岁左右人群,女性多于男性。

💡 **小贴士:** 肩关节周围炎应指导患者做被动肩关节牵拉训练,以恢复关节活动度。

👍 **考查年份:** 2012 年,2015 年,2016 年,2017 年。
考情分析: 属于常考点。重点掌握腰椎间盘突出症的病因、最易发生的部位。

考点三　腰椎间盘突出症

1. 概述

腰椎间盘突出症是因为腰骶部活动度大,位于活动的脊柱与固定的骨盆交界处,承受的

压力最大,导致椎间盘容易产生退行性变和损伤。腰 4 ~ 5、腰 5 ~ 骶 1 椎间盘突出症发生率最大。中年人多发,男性多于女性。患者多有弯腰或长期坐位工作史,首次发作多在弯腰负重或突然扭转腰部后出现。

> 💡 **小贴士:** 腰椎间盘突出的根本病因是椎间盘退行性变。

● 经典考题

腰椎间盘突出最易发生的部位是(　　　)
　　A. 胸 12 ~ 腰 1　　B. 腰 1 ~ 2　　　　C. 腰 2 ~ 3　　　　D. 腰 3 ~ 4　　　　E. 腰 4 ~ 5
【答案】 E

2. 临床表现

要 点	内 容
腰痛	最常见,且多在发病早期即出现,可无明显诱因,咳嗽、弯腰时加剧
坐骨神经痛	多为刺痛,主要特征为疼痛自下腰部至臀部、大腿后方和小腿外侧放射,延至足背或足外侧,同时伴麻木感;当腹压增高时疼痛感加剧
马尾神经受压	向正后方突出、脱落、游离的椎间盘组织使马尾神经受压,导致二便障碍、鞍区感觉异常
其他	由于神经根受压,部分患者可有下肢麻木、发凉、肌肉萎缩或肌力减退等表现

> 💡 **小贴士:** 腰椎间盘突出症患者腰痛是因髓核膨出和突出,压迫了纤维环外层及神经根所致。

● 经典考题

腰椎间盘突出症的典型表现是(　　　)
　　A. 腰部活动受限　　　　B. 腰背痛　　　　　　C. 腰痛伴坐骨神经痛
　　D. 坐骨神经痛　　　　　E. 脊柱侧凸
【答案】 C

3. 辅助检查

项 目	内 容
X 线	可了解脊柱侧凸、脊椎滑脱及退行性改变
CT、MRI	能明确腰椎间盘突出的病变间隙、突出方向、突出大小、神经受压情况
神经牵拉试验	直腿抬高试验、屈髋屈膝试验均为阳性

4. 治疗要点

多数腰椎间盘突出症可经非手术治疗缓解或治愈,对于已确诊患者,经严格的非手术治疗无效或症状严重者,应考虑行髓核切摘术。

5. 护理措施

要 点	内 容
一般护理	①卧硬板床时,应定时转换不同姿势,以减轻脊柱前凸,放松腰背部肌肉;卧床期间应尽量减少起床洗漱和吃饭等活动 ②急性期过后,帮助患者做肢体被动活动,预防关节僵硬,锻炼腹肌、背肌和臀肌,循序练习直腿抬高动作,预防神经根粘连,提高脊柱稳定性

续表

要 点	内 容
牵引护理	在牵引带压迫的部位加衬垫避免压疮,定时观察牵引效果,加强牵引期间的生活护理
术后护理	①平卧硬板床,保持其身体轴线平直 ②维持引流管固定和通畅,观察并记录引流液的颜色、性状和量;若引流液清亮,考虑是否为脑脊液漏出;若引流液中含较多新鲜血液,考虑是否为活动性出血。术后常规24小时拔出引流管 ③并发症的护理:术后积极观察有无伤口血肿的情况;为预防术后神经根粘连,指导患者做主动或被动直腿抬高练习
健康教育	注意保护腰部不受损伤,保持良好姿势,佩戴腰围,经常变换卧位,增强腰背肌力量,指导患者坚持腰背肌锻炼

• 经典考题

护士指导椎间盘突出症患者术后早期进行直腿抬高练习,是为了预防(　　)

A.神经根粘连　　B.血肿形成　　　　C.骨质疏松　　　　D.伤口感染　　　　E.肌肉萎缩

【答案】 A

考点四 腰椎管狭窄症

1.概述

腰椎管由于骨性或纤维性增生、移位引发一个或多个平面腰椎管、神经根管及椎间孔变形或者狭窄,对马尾神经或神经根产生压迫而引起临床症状称为腰椎管狭窄症。

2.临床表现

一般症状为一侧或两侧根性放射性神经痛。重者表现为双下肢无力,括约肌松弛,大、小便障碍。大部分患者在站立或行走时,腰腿痛症状加重。行走较短距离,即感到双下肢疼痛明显、麻木无力,越走越重,略蹲或稍坐片刻后腰腿痛症状及跛行缓解。

3.辅助检查

腰椎X线结果显示椎间隙狭窄、骨质增生及椎小关节骨性关节炎改变等。

4.治疗要点

大部分患者可以通过卧床休息、牵引术、按摩、理疗和药物治疗等舒缓症状。经以上方法无效时,应考虑手术治疗。

5.护理措施

要 点	内 容
术前护理	绝对卧硬板床休息,保证充足睡眠;维持有效的骨盆牵引,注意牵引带压迫部位皮肤护理,做好清洁卫生工作;做好术前准备
术后护理	术后患者取平卧位,以压迫伤口,利于止血。观察患者下肢皮肤的颜色、温度、感觉和运动状况

续表

要 点	内 容
健康教育	教会患者及家属有关防治腰腿痛的知识,指导患者及家属采取正确的坐、卧、立、行和劳动姿势,以减少急慢性损伤的机会;积极参加适当的体育锻炼

第二节 骨和关节化脓性感染

考点一 化脓性骨髓炎

1. 概述

化脓性骨髓炎指化脓菌感染导致骨组织的炎症。病原菌主要为金黄色葡萄球菌,感染途径分为血源性、蔓延性及外伤性 3 种。按病程可分为急性和慢性骨髓炎 2 类。急性骨髓炎多见于儿童,好发于长骨的干骺端,以骨质吸收、破坏为主要临床表现。慢性骨髓炎以死骨形成和新生骨形成为主要症状。

2. 临床表现

急性骨髓炎起病急,全身中毒表现明显,早期可有寒战、高热,局部红、肿、热、痛,重者表现为烦躁不安、意识改变、血压下降等感染性休克症状。当转为慢性骨髓炎时会有破溃、流脓、有死骨或空洞形成等表现。

3. 辅助检查

项 目	内 容
局部分层穿刺	在肿胀和压痛最明显的部位穿刺,抽出脓液、混浊液即可早期确诊
MRI	可早期显示病变部位的骨髓破坏、骨膜反应等

4. 治疗要点

治疗的关键是早期诊断、尽早应用有效抗生素和恰当的局部消炎处理,预防炎症扩散和发展为慢性骨髓炎。

5. 护理措施

要 点	内 容
术前护理	①保持体温正常:严密观察患者生命体征及神志变化,定时监测体温,高热者给予降温处理;卧床休息,减少消耗 ②用药护理:合理安排用药顺序及药物输入速度;注意观察药物不良反应 ③患肢护理:患肢固定抬高并维持功能位,观察患肢有无肿胀、疼痛、感觉减退等情况
术后护理	①引流管护理:维持引流管通畅,妥善固定,避免引流管脱落;严格执行无菌操作,观察并记录引流管的量、颜色和性状 ②观察伤口敷料渗液情况:若冲洗液外渗导致敷料潮湿,应及时处理 ③功能锻炼:固定期间,教会患者做患肢肌肉舒缩活动和未固定的关节活动;炎症消散后可做关节功能锻炼

小贴士:化脓性骨髓炎临床上多见于儿童,以急性血源性骨髓炎多见。

小贴士:化脓性骨髓炎早期以骨质破坏为主,晚期以修复性骨增生为主。

续表

要　点	内　容
健康教育	注意休息,合理功能锻炼,加强营养,增强机体抵抗力;向患者解释维持引流管通畅的重要性

考点二　化脓性关节炎

1. 概述

化脓性关节炎是指化脓细菌引起的关节内感染。

2. 临床表现

要　点	内　容
全身症状	起病急,寒战、高热,体温达 39℃以上,甚至出现谵妄、昏迷,小儿因高热可引起抽搐,全身中毒症状明显
局部症状	病变关节剧痛,局部红、肿、热、痛明显,浮髌试验阳性

3. 辅助检查

X 线检查:在早期因关节液增加导致关节囊肿胀,间隙增宽,骨端渐渐有脱钙现象;有时可伴骨骺滑脱或者病理性脱位。中期可见周围骨质疏松。最终关节软骨全部溶解,关节间隙消失,呈骨性或者纤维性强直,或伴病理性脱位。

💡 小贴士:实验室检查红细胞沉降率增快。

💡 小贴士:化脓性关节炎早期诊断并治疗,可预防严重并发症。

4. 治疗要点

要　点	内　容
一般治疗	①及时补液以保证水、电解质平衡 ②积极采用皮肤牵引或石膏托板,使患肢固定于功能位 ③关节穿刺引流,用生理盐水冲洗
药物治疗	①使用有效抗生素:急性期需静脉给药,感染控制后改为口服 ②关节穿刺:不断抽液、冲洗、注入有效抗生素,直至关节无渗液为止
手术治疗	①做好常规外科处理:预防关节感染 ②局部治疗:包括关节穿刺、患肢固定及必要时手术切开引流等

5. 护理措施

要　点	内　容
一般护理	患者恢复期时多休息,适量劳动,注意劳逸结合;保持皮肤清洁卫生,防止感染。遵医嘱按时服药
关节功能锻炼	为防止关节内粘连,在局部治疗后可将肢体置于肢体功能锻炼器上做持续性被动运动;炎症消退后可鼓励主动锻炼,如关节屈伸、内收和外旋运动等

第三节　脊柱及脊髓损伤

考点一　脊柱骨折

1. 概述

脊柱骨折又称脊椎骨折,往往伤情较重且复杂,最常见的合并症是脊髓损伤。

2. 临床表现

常有外伤史,受伤局部有疼痛和活动受限的表现;受损部位的棘突压痛明显,胸、腰段损伤时,可并发局部肿胀和后凸畸形。

> 小贴士:脊柱骨折以胸、腰椎骨折多见。

3. 辅助检查

项　目	内　容
X 线	可确定损伤的位置、类型和是否有移位
CT 扫描	可判断骨折情况及椎管内是否有出血及碎骨片
MRI	能显示脊髓损伤的程度及范围

4. 治疗要点

要　点	内　容
及时抢救	当脊柱骨折并发颅脑损伤、胸部或腹部脏器损伤及休克时,应立即抢救
颈椎骨折	轻者一般采取颌枕带卧位牵引复位,有明显压缩脱位者,常采取持续颅骨牵引复位
胸、腰椎损伤	单纯压缩性骨折,椎体压缩不到 1/3 者,应平卧硬板床,骨折部位垫厚枕使脊柱过伸。椎体压缩超过 1/3 和后突畸形严重的青少年和中年人受伤者,一般采取两桌复位法或双踝悬吊复位法

> 小贴士:复位后石膏背心固定 3 个月,固定期间坚持每日背肌锻炼。

5. 护理措施

要　点	内　容
心理护理	应主动关心和安慰患者,满足其心理需求,指导患者积极配合治疗和护理,争取早日康复
病情观察	密切观察患者伤口有无出血、渗液、血肿等情况,及时发现脊髓损伤表现
生活护理	安置患者卧硬板床,取脊柱过伸位或俯卧位;满足患者基本生活需求;指导患者进行腰背肌训练和日常生活能力训练,防止失用性萎缩和关节僵硬的发生

考点二　脊髓损伤

1. 概述

脊髓损伤是脊柱损伤最严重的并发症,极易导致损伤节段以下肢体存在严重的功能障碍。

> 考情分析:注意脊髓损伤患者的临床表现与治疗要点。

2.临床表现

要 点	内 容
脊髓损伤	因损伤位置、原因和程度不同,可导致不同部位的体征。主要为受伤平面以下,单侧或双侧的感觉、运动、反射的完全或部分丧失,常并发膀胱平滑肌麻痹和排尿反射消失,引发尿潴留、溢出性尿失禁
脊髓半切征损伤	表现为损伤平面以下同侧肢体运动瘫痪和深感觉障碍,且对侧肢体痛觉及温度觉丧失
颈髓损伤	患者表现为四肢瘫痪,可因肋间肌瘫痪而导致腹式呼吸,呼吸道分泌物不易排出,易引发肺部感染
瘫痪	早期症状为弛缓性瘫痪,胸髓及颈髓损伤一般在伤后3~6周渐渐改为痉挛性瘫痪

小贴士:脊髓圆锥损伤:患者表现为会阴区皮肤感觉缺失,括约肌功能丧失,导致大小便无法控制及性功能障碍,双下肢的感觉和运动功能仍保留正常。

3.治疗要点

尽快去除脊髓压迫是保证脊髓功能最大程度恢复的首要措施。稳定脊柱,尤其对椎体不稳定型骨折,复位和减压治疗后,及时固定,预防再移位。加强功能锻炼,预防各种并发症。

4.护理措施

要 点	内 容
一般护理	提供全面周到的生活照顾,鼓励患者多食富含膳食纤维的新鲜水果和蔬菜等,多饮水
用药护理	遵医嘱静脉滴注地塞米松或20%甘露醇,以减轻脊髓水肿和继发损伤
病情观察	注意患者生命体征、感觉、肌力、肢体活动等变化,观察有无压疮、肺部感染、尿路感染、便秘等并发症
健康教育	病情稳定后,可离院在家中康复,做好家庭护理,预防并发症。指导患者及家属定时进行肌肉和关节的功能锻炼,提高生活自理能力。若发现有压疮、呼吸困难、尿液混浊或排尿困难等情况,应及时诊治

第四节 关节脱位

考点一 概述

组成关节的关节面因外力或病理的破坏而失去正常的互相连接关系,彼此移位不能自行复位时,即称为脱位。

考点二 分类

常见的关节脱位有肩关节、肘关节及髋关节脱位。按照关节面对合关系丧失程度,分为全脱位和半脱位;按照脱位发生的时间,分为新鲜脱位和陈旧脱位;按照脱位后关节腔是否与外界相通,分为开放性脱位和闭合性脱位。

考点三 临床表现

要点	内容
疼痛和压痛	活动时加剧,且压痛一般较广泛,不如骨折的压痛点明显
肿胀	在短时间出现肿胀,单纯型脱位肿胀多不严重,合并骨折时,肿胀严重伴有皮下瘀斑
功能障碍	关节结构失常、关节周围肌肉损伤,反射性肌肉痉挛,兼之疼痛、精神紧张,造成脱位的关节活动功能部分障碍或完全丧失
特有体征	①关节畸形:脱位后,构成关节的骨髓脱离正常解剖位置,关节周围的骨性标志发生改变,破坏了肢体原有轴线,与健侧对比不对称,产生畸形 ②关节盂空虚:组成关节的一侧骨端部分或完全脱离了关节盂,导致原关节外空虚、凹陷 ③弹性固定:为特征性表现。脱位后的骨端维持在特殊位置上,当做被动运动时,虽然存在一定活动范围,但有弹性阻力,除去外力后,脱位的关节可回到原有的特殊位置

考点四 辅助检查

X 线检查:是关节脱位的常用检查,确定有无脱位、脱位的方向和程度,以及有无合并骨折等。

考点五 治疗要点

复位,关节复位后需将关节固定于适当的位置 2～3 周,指导患者在固定早期进行关节的主动活动。

考点六 护理措施

要点	内容
妥善的复位和固定	保持固定的有效性,告知患者不能随意拆除外固定,观察患肢位置是否正确;复位一定要达到解剖复位,复位后及时有效的固定是保证软组织损伤修复和预防再脱位的重要措施
疼痛的护理	早期有效的复位固定,可使疼痛缓解或消失;受伤早期局部冷敷处理,24 小时后再热敷;必要时遵医嘱服用止痛药
功能锻炼	指导正确的功能锻炼,防止过早锻炼或锻炼不当引起惯性脱位,早期进行关节周围肌肉的舒缩活动和邻近关节的主动活动,固定解除后,逐步且循序进行肢体的全范围功能锻炼,严禁用被动手法强制拉伸关节,以防加重关节损伤程度
健康教育	向患者及其家属介绍关节脱位的相关知识。介绍复位固定的方法、意义和注意事项。讲解功能锻炼的重要性,指导患者正确地进行功能锻炼,并告知其应定期复诊

💡 小贴士:髋关节脱位以后脱位最常见。多由间接外力所致。复位后置患肢于外展中立位,3 个月内患肢不能负重。

💡 小贴士:关节脱位在固定时注意观察伤肢远端皮肤的色泽、温度、感觉活动等情况。

考点七 常见的关节脱位

常见脱位	表现
肩关节脱位	伤侧肩部疼痛,主动和被动活动受限制,可有典型的"方肩"畸形,上臂有明显的外展内旋畸形,并弹性固定于畸形位置,关节盂空虚。杜加(Dugas test)试验阳性
肘关节脱位	肘关节局部肿胀,疼痛,伸屈活动受限,肘后三角关系改变
髋关节脱位	主要症状为髋关节疼痛、肿胀及活动受阻。后脱位时,患肢呈屈曲、内收、内旋及短缩畸形,臀部可触及向后上方突出的股骨头

● 经典考题

肘关节后脱位的特征表现是(　　)
    A.活动障碍　　　　　　B.疼痛　　　　　　C.肘后三角关系失常
    D.肿胀及淤血　　　　　E.尺神经麻痹
【答案】　C

第五节　风湿热

考点一 概述

风湿热为A组乙型溶血性链球菌感染后引发的急性或慢性的风湿性疾病。常侵犯关节、心脏、皮肤,也可侵犯神经及其他脏器。

考查年份:2017年。
考情分析:记忆考点。掌握风湿热的致病菌。

考点二 临床表现

半数以上在发病前有咽炎、扁桃体炎或猩红热等上呼吸道感染史。
以心脏炎症、关节炎为主,可有发热、舞蹈病、环形红斑及皮下结节。急性期以关节炎较明显,典型表现为多发性、游走性大关节炎。急性发作后常遗留心脏损害,形成慢性风湿性心脏病或风湿性瓣膜病。

考查年份:2015年,2017年。
考情分析:属于常考点。重点掌握风湿热的特征性表现。

考点三 治疗要点

绝对卧床休息,无心脏炎症者,卧床休息2周;有心脏炎症无心力衰竭者,卧床休息4周;有心脏炎症并发心力衰竭者,心功能恢复后继续卧床休息3~4周。链球菌感染多使用青霉素,青霉素过敏者改用其他有效抗生素。抗风湿常用非甾体类抗炎药,适用于无心脏炎症者,常用药有阿司匹林。心脏炎症一般采用糖皮质激素治疗。

考情分析:属于常考点。着重注意患者休息的时间及治疗药物。

考点四 护理措施

要点	内容
一般护理	急性期应卧床休息,直至临床症状消失、血沉正常才可逐渐起床活动
控制感染	主要治疗链球菌的感染,常使用青霉素
给药护理	密切观察药物的副作用,阿司匹林对胃肠道有刺激,应饭后服用。激素类药物可引起外形改变,应提前与患者沟通

第六节　类风湿关节炎

考点一　概述

类风湿关节炎(RA)是一种以侵蚀性、对称性多关节炎为主要症状的慢性、全身性自身免疫性疾病。其基本病理生理改变为滑膜炎、血管炎，逐渐导致关节软骨及骨质破坏，久之引起关节畸形和功能丧失。

考点二　临床表现

要点	内容
晨僵	为早晨起床时关节活动不灵活的主观感受，是关节炎症的一种非特异症状，其持续时间与关节炎症的严重程度成正相关
关节疼痛、肿胀	关节痛是首发症状，最常见的部位是腕、掌指、近端指间关节，其次是足趾、膝等部位，常呈对称性、持续性。因于关节腔积液、周围软组织炎症或关节滑膜肥厚，可引发关节肿胀
关节畸形	手部畸形包括梭形肿胀、尺侧偏斜、天鹅颈样畸形、纽扣花样畸形等。足部畸形包括跖骨头向下半脱位导致的仰趾畸形、外翻畸形、跖趾关节半脱位、弯曲呈锤状趾以及足外翻畸形
关节外表现	①常规症状：发热、类风湿血管、类风湿结节炎及淋巴结肿大 ②累及心脏：可伴心包炎、心肌炎、心包积液及心瓣膜纤维化等表现 ③累及呼吸系统：可伴胸膜炎、肺动脉炎、胸腔积液、间质性肺疾病等 ④眼：幼年患者可有葡萄膜炎，成年患者可有巩膜炎，可能由血管炎引发

● 经典考题

类风湿关节炎活动期最常见的临床表现是(　　　)

　　A. 晨僵　　　　　　　　B. 指关节畸形　　　　　C. 肘侧皮肤出现浅表结节

　　D. 下肢皮肤有大片出血点　　E. 贫血

【答案】　A

考点三　辅助检查

项目	内容
实验室检查	活动期血小板增高，红细胞沉降率增快，C反应蛋白增高。血沉增快是滑膜炎活动性指标
影像学检查	胸部CT可进一步提示肺部发生病变，高分辨CT对肺间质病变更敏感

考点四　治疗要点

减轻或消除关节症状；延缓疾病进展，预防和减少关节破坏，维持受累关节功能；促进受累关节修复，提升功能，最大限度地保证患者的生活质量。

小贴士：关节滑膜炎是类风湿关节炎的基本病理改变。

考查年份：2012年，2013年。

考情分析：属于常考点。绝大多数类风湿关节炎的患者都可出现晨僵。

小贴士：晨僵的程度和持续时间可作为判断类风湿关节炎活动的指标，持续时间超过1小时者意义重大。

考点五 护理措施

要 点	内 容
一般护理	处于急性活动期时应卧床休息,减少受累关节活动,防止肢体受压及潮湿寒冷刺激;当关节强直时,保持关节的功能位置,预防垂足、垂腕等关节畸形,必要时用夹板固定。以高蛋白、高钙、多种维生素、易消化的饮食为主
病情观察	观察并记录关节肿痛的部位、性质、程度、活动受限的情况,是否畸形,晨僵及关节外症状等
晨僵的护理	指导患者起床时用热水或温水浸泡僵硬的关节,再活动关节,避免长时间不活动或在关节僵直时安排治疗或检查等
健康教育	①帮助患者及家属了解本病的相关知识,强调休息和治疗性锻炼的重要性,在病情许可下应鼓励患者尽早活动,活动前采用温热疗法,加快关节局部血液循环,以达到消炎、消肿和镇痛的目的。根据患者对疼痛的耐受程度决定关节活动量,鼓励患者自理,养成良好的生活习惯 ②指导患者遵医嘱服药,切忌自行停药、换药或增减剂量。注意观察药物疗效及不良反应

考查年份:2015 年,2017 年,2019 年。
考情分析:属于常考点。重点掌握晨僵的护理措施。

小贴士:类风湿关节炎恢复期应进行适当的关节功能锻炼,或作理疗,避免关节畸形。

● 经典考题

1.为预防类风湿关节炎患者发生晨僵而采取的护理措施中,不正确的是(　　)
　　A.鼓励多卧床休息　　　　　　　　　　B.睡眠时使用弹力手套保暖
　　C.晨起后用温水泡僵硬的关节15分钟　　D.遵医嘱服用抗炎药
　　E.避免关节长时间不活动
【答案】　A

2.患者,女,45 岁。患类风湿关节炎,自诉最近晨僵较严重,下列缓解晨僵的护理措施正确的是(　　)
　　A.早晨起床后先用冷水浸泡僵硬关节,然后按摩
　　B.夜间睡眠时戴弹力手套保暖
　　C.尽量不要活动僵硬的关节
　　D.关节内可注射透明质酸
　　E.给予止痛药
【答案】　B

第七节　系统性红斑狼疮

考查年份:2020 年。
考情分析:重点掌握系统性红斑狼疮的发病机制。

考点一 概述

系统性红斑狼疮(SLE)是一种多系统受累的慢性自身免疫性疾病,其血清含有以抗核抗体为代表的多种自身抗体。本病病程呈急性发作和缓解相互交替。病因未明,可能与环境(阳光照射)、遗传、性激素等有关。

● 经典考题

与系统性红斑狼疮发病关系最密切的因素是(　　)

A. 寒冷　　　　　　　B. 食物　　　　　　　C. 过度疲劳
D. 阳光照射　　　　　E. 营养缺乏

【答案】　D

考点二　临床表现

考情分析:重点掌握该疾病的特征性表现及重要脏器受损的情况。

要　点	内　容
全身症状	活动期患者大多有全身症状,常见低、中度热,继发感染时可有高热,其他可有疲乏无力、体重下降等
皮肤黏膜表现	常出现皮疹,最具特征的是颊部蝶形红斑,表现为鼻梁和双颧颊部呈蝶形分布的红斑,消退后留有棕黑色色素沉着。特殊的皮肤类型有亚急性皮肤红斑狼疮,在暴露部位出现广泛皮疹,呈对称性,有时形成疱疹,愈合无瘢痕
多发性浆膜炎	如心包积液,双侧中小量胸腔积液
肌肉关节受损	常见首发症状为关节疼痛,以指腕、膝关节为主,呈对称性,但明显关节炎少见;部分患者可出现肌炎、肌痛、肌无力
重要脏器受损	①肾:最常见的受累器官,几乎所有患者都有肾组织病理改变,早期多无症状,随着病程发展,渐渐可出现血尿、蛋白尿、管型尿等,晚期会发展为尿毒症,是SLE的常见死因 ②心血管:常出现渗出性心包炎或纤维蛋白性心包炎,但心脏压塞少见 ③肺:少量患者发生狼疮性肺炎时会有发热、气促、干咳 ④消化系统:食欲不振、腹痛、呕吐、腹水、腹泻等

● 经典考题

系统性红斑狼疮会累及多个器官,最常累及的是(　　)

A. 肾脏　　　　B. 心脏　　　　C. 大脑　　　　D. 脾脏　　　　E. 肺脏

【答案】　A

考点四　辅助检查

项　目	内　容
一般检查	血常规、尿常规、肝功能检测可了解血液、肾、肝受损情况。红细胞沉降率加快提示疾病活动期
自体抗体测定	①抗核抗体(ANA):几乎全部SLE患者都呈阳性,为目前最佳的筛选方法,但特异性低 ②抗Sm抗体:是诊断SLE标记抗体之一,敏感性较低,但特异性高

小贴士:ANA的阳性不能作为SLE与其他结缔组织病的鉴别依据。

续表

项 目	内 容
影像学检查	X 线、MRI、CT 等均能为早期发现 SLE 患者器官损害提供诊断依据和观察治疗效果

考点五 治疗要点

尚无根治方法,合理治疗后可达到临床缓解。治疗要点为活动期病重者,予以强有力的抗感染治疗和免疫调节药物控制,病情缓解后,采用维持性治疗。糖皮质激素是现今医治重症自身免疫性疾病的首选药物,一般选用泼尼松。

👍 考情分析:重点掌握该疾病的治疗药物。

考点六 护理措施

要 点	内 容
一般护理	急性活动期卧床休息,病室用窗帘遮挡,避免阳光直射,限制探视,降低感染危险。给予高蛋白、高维生素、低盐、低脂、清淡易消化的食物,忌食含有补骨脂素的食物,如芹菜、蘑菇、香菜、无花果及烟熏食品
皮肤护理	①保持皮肤的清洁干燥,每天用温水清洗皮肤,不要用碱性肥皂 ②有皮疹、红斑或光过敏者,可遵医嘱使用抗生素治疗或涂擦外用药膏,避免在皮疹或红斑处涂用各种化妆品或护肤品,同时做好局部清创换药处理。患者床位避免阳光直射,嘱其勿晒太阳,外出采取遮阳措施,避免阳光直接照射裸露皮肤 ③避免皮肤直接接触染发烫发剂、定型发胶、农药、劣质化妆品等刺激性物品
用药护理	①糖皮质激素:严格按照医嘱服药,不得擅自停药或减量过快,避免反跳作用 ②免疫抑制剂:主要副作用是白细胞减少,也可导致胃肠道反应、头晕、皮疹、肝肾功能损害、骨髓抑制、出血性膀胱炎等,嘱患者服药期间多饮水,注意观察尿液颜色,以便及时发现出血性膀胱炎,定期查血象。育龄女性在服药时期应避孕
口腔护理	保证口腔清洁卫生,睡前、晨起和进餐前后漱口,存在口腔溃疡者给予锡类散或中药冰硼散涂敷溃疡部。疑真菌感染者可给予碳酸氢钠漱口和制霉菌素涂口腔;疑有细菌感染者可给予呋喃西林液漱口

👍 考查年份:2012 年,2013 年,2016 年,2017 年。
考情分析:属于常考点。重点掌握皮肤与用药护理。

💡 小贴士:芹菜、无花果等含有补骨脂素,可增强 SLE 患者对紫外线的敏感性。

● 经典考题

患者,女,24 岁。患系统性红斑狼疮入院,面部蝶形红斑明显。对该患者进行健康指导时,错误的是(　　)

A. 用清水洗脸　　B. 不用碱性肥皂　　C. 禁忌日光浴

D. 可适当使用化妆品　　E. 坚持用消毒液漱口

【答案】 D

第八节 骨质疏松症

考点一 临床表现

要点	内容
症状	①疼痛:早期无症状,往往患者等到骨折才知道;较重患者多有乏力、腰背疼痛或全身骨痛,大多为弥漫性,没有固定位置。仰卧或坐位时表现减轻,直立时后伸或久坐、久立时疼痛加重,疼痛通常在下半夜或凌晨时加重,与活动程度及负重有关 ②并发症:最常见和最严重的并发症是骨折,多见于脊柱、髋部和前臂骨折;驼背或胸廓畸形者多伴有呼吸困难、胸闷、气短,甚至有发绀等症状;极易发生上呼吸道感染、心血管病和肺部感染
体征	髋部骨折或四肢骨折时肢体活动明显受限,局部疼痛加重,存在骨折阳性体征或畸形。椎体骨折可造成身材变矮和驼背,腰椎压缩性骨折致胸廓畸形

● 经典考题

骨质疏松最常见的症状是(　　)
  A.疼痛　　　　B.身长缩短　　　　C.驼背　　　　D.骨折　　　　E.呼吸困难
【答案】 A

考点二 辅助检查

项目	内容
骨量的测定	骨矿密度和骨矿含量测量是确定骨质疏松、判断骨量的重要方法,也是评定骨丢失率和疗效的重要客观依据
X线检查	一种比较普及、简单的检查骨质疏松的手段

考点三 治疗要点

强调早期治疗、综合治疗和个体化治疗;正确的治疗可减轻病情,改善预后,降低骨折发生率。

考点四 护理措施

要点	内容
疼痛和骨折的护理	尽量卧床休息,睡硬板床,患者取平卧或侧卧位;必要时使用紧身衣、背架等,以限制脊椎的活动度,减少疼痛。骨畸形者应局部固定或采取其他矫形方法预防畸形加重。有骨折时要进行牵引、复位、固定或手术治疗,同时辅以物理康复治疗

续表

要　点	内　容
活动指导	引导患者进行适当的运动以保持和增加骨量,使老年人的身躯和四肢运动的应变力和协调性增强,减少意外的发生;运动时注意评估周围环境,避免摔倒以及骨折的发生
预防跌倒	保证住院环境安全,光线明暗适宜,家具位置固定,及时清除过道中的障碍物。日常所需的物品放在患者容易取到的位置。使用利尿药或镇静药时要严密观察,以防因频繁如厕及精神恍惚产生意外
健康教育	向患者及家属强调早期防治骨质疏松症的重要性,饮食中增加含钙质和维生素 D 的食物,保持健康的生活方式

💡 **小贴士**:服用钙剂时,应空腹服用,服后多饮水,以增加尿量,降低发生泌尿系统结石的概率。

👤 本书配有智能学习助手
可以帮助你提高学习效率

第十三章　肿瘤

• 章 前 分 析

本章主要介绍了常见肿瘤及其护理,章节较多,需重点掌握的章节有食管癌、胃癌、肝癌、宫颈癌、白血病、乳腺癌,在学习时,重点记忆几种癌症的临床表现与护理。在历年考试中,本章涉及分值为 14～19 分。

• 本章核心考点解读

🎓 名师指导

第一节　原发性支气管肺癌

考点一　概述

📱 微信扫描

📖 **考查年份:**2014 年。
考情分析:属于偶尔考点。掌握肺癌最重要的危险因素。

原发性支气管肺癌(肺癌)是起源于支气管黏膜或腺体的恶性肿瘤。病因与发病机制至今未明,一般认为与吸烟、大气污染、电离辐射等有关,其中吸烟是肺癌重要的危险因素。淋巴转移是常见的转移途径。

考点二　临床表现

💡 **小贴士:**肺癌按细胞类型可分为鳞癌、腺癌、大细胞癌、小细胞癌。

要　点	表　现
早期	癌肿逐渐增大后,常出现刺激性咳嗽,痰中带血点、血丝或断续地少量咯血;少数患者可有胸闷、气促、发热和胸痛等表现
晚期	可发生与受累组织相关的征象:压迫或侵犯喉返神经可出现声带麻痹或嘶哑。压迫上腔静脉时可导致面部、颈部、上肢和上胸部静脉怒张、皮下组织水肿、上肢静脉压升高。癌肿侵犯胸膜及胸壁时可引起持续性剧烈胸痛。侵入纵隔压迫食管时,常可引起吞咽困难
非转移性的全身症状	如骨关节综合征(杵状指、骨关节痛、骨膜增生等)、Cushing 综合征、重症肌无力、多发性肌肉神经痛等

💡 **小贴士:**肿瘤侵犯颈交感神经可引起同侧上睑下垂、眼球内陷、瞳孔缩小、面部无汗等,称为颈交感神经综合征,又称 Horner 征。

考点三　辅助检查

项　目	内　容
影像学检查	是诊断肺癌最重要的方法之一,包括透视或 X 线胸片、CT 等
纤维支气管镜检查	可以直接观察支气管内病变并取组织作病理学检查,对明确手术指征和方式有帮助
其他	痰脱落细胞检查、淋巴结活检等

考点四　治疗要点

主要根据肿瘤的组织病理学分类决定治疗方案。通常小细胞癌发现时已转移,主要依靠放疗和化疗综合治疗;非小细胞癌可为局限性,多采用外科手术或放疗。化疗是小细胞肺癌的主要治疗方法。

💡 **小贴士:**原发性支气管肺癌难以通过手术根治,主要依赖化疗或放疗同步综合治疗。

考点五 护理措施

要　点	内　容
一般护理	根据病情合理安排休息和活动,给予高蛋白、高热量、高维生素、易消化的食物,同时避免产气和刺激性食物,劝告患者戒烟
病情观察	评估患者有无紧张、烦躁等心理反应;可使用疼痛评估表评估疼痛部位、性质、程度及止痛效果;观察各种治疗措施的疗效及副作用
术后护理	采取全肺切除术者,可置患者于1/4侧卧位,防止压迫健侧肺影响呼吸循环功能;肺段切除术者,可采取健侧卧位,以促进患肺扩张;有血痰或支气管瘘管者,应取患侧卧位
维持气道通畅	多饮水,采取有利于呼吸的体位,指导患者深呼吸、咳嗽,遵医嘱给予止喘、祛痰剂,配合医生处理胸腔积液等
引流管护理	保持引流管通畅,注意观察引流液的量、颜色、性状及有无活动性出血等。每次放液量不宜超过100ml,速度宜慢,因快速多量放液容易导致患者发生纵隔移位或心脏骤停

💧 小贴士:肺癌术后患者应早期下床活动,防止肺不张,改善呼吸循环功能。

● 经典考题

患者,女,62岁。支气管肺癌术后3天,一般情况尚可,但有痰不易咳出,宜采取的排痰措施是(　　　　)
　　A.指导深呼吸咳痰　　　B.翻身叩背　　　　　C.给予机械震荡
　　D.给予体位引流　　　　E.给予吸痰
【答案】　B

第二节　食管癌

考点一 概述

👍 考情分析:记忆型考点,重点掌握好发部位与主要转移途径。

要　点	内　容
好发部位	胸中段最多见,其次为胸下段
病理分型	髓质型(最常见)、蕈伞型、溃疡型、缩窄型(硬化型)
组织分型	鳞状细胞癌(最常见)、腺癌、未分化癌
转移途径	淋巴转移(主要转移途径)、直接扩散、血行转移

💧 小贴士:食管癌发病的相关因素:亚硝酸盐及真菌、吸烟、酗酒、遗传、过快过热进食粗糙食物等。

● 经典考题

食管癌最主要的转移途径是(　　　)
　　A.血行转移　　　　　B.淋巴转移　　　　　C.直接扩散
　　D.种植转移　　　　　E.消化道转移
【答案】　B

考点二 临床表现

分　期	内　容
早期表现	胸骨后和剑突下烧灼样、针刺样疼痛,咽下食物时有异物感、哽噎感、滞留感、紧缩感等
进展期表现	最常见、最典型的临床表现是进行性吞咽困难,先是难咽干硬食物,而后半流质食物,最后水和唾液也下咽困难
晚期表现	侵犯胸壁的肋间神经—持续性胸背部疼痛;侵犯喉返神经—声音嘶哑;压迫颈交感神经—霍纳综合征;侵犯气管或支气管—咽下食物呛咳或并发肺部感染,或有营养不良、体重下降及恶病质等

考查年份:2012 年,2018 年。
考情分析:属于常考点。重点掌握患者典型的临床表现。

● 经典考题

食管癌患者最典型的临床表现是(　　)
　　A. 疼痛　　　　　　　　B. 异物感　　　　　　　　C. 呕血
　　D. 进行性吞咽困难　　　E. 声嘶
【答案】 D

考点三 辅助检查

项　目	内　容
食管钡餐 X 线检查	可见黏膜皱襞紊乱、粗糙、充盈缺损
食管拉网脱落细胞学检查	简便易行,可用于普查
纤维食管镜检查	诊断率高

考点四 治疗要点

以手术为主,辅以化疗、放疗等。

考点五 护理措施

1. 术前护理

要　点	内　容
呼吸道准备	术前 2 周戒烟,保持口腔卫生,保持呼吸道通畅,指导患者学会有效咳嗽和腹式深呼吸,遵医嘱应用抗生素
消化道准备	术前 3 天改为流质饮食,术前晚禁食、灌肠,术日晨常规留置胃管,通过不畅时不能强行插入,可在手术中由医生插入。行结肠代食管手术的患者在术前 3~5 天口服肠道抗生素,术前 2 天进无渣流质饮食,术前晚禁食、禁水,遵医嘱清洁灌肠
营养支持	给予高热量、高蛋白、高维生素的流质或半流质饮食,不能进食者,可给予肠内、外补充营养

考查年份:2013 年,2017 年,2018 年。
考情分析:属于常考点。尤其注意并发症的护理。

小贴士:食管癌术前 3 天每晚插胃管用抗生素生理盐水冲洗食管,以减轻组织水肿,降低术后感染及吻合口瘘的发生概率。

2. 术后护理

要 点	内 容
病情观察	定时测量生命体征,密切观察切口渗出情况,保持局部清洁干燥,注意有无切口感染、裂开等不良表现,发现异常及时通知医生
保持呼吸道通畅	术后1~2天持续给氧,指导患者深呼吸和有效咳嗽,痰液黏稠不易咳出者遵医嘱给予雾化吸入及胸部叩击
体位	术后麻醉清醒且生命体征平稳后取半卧位,鼓励患者尽早床上活动,勤翻身,防止压疮、肠粘连、下肢深静脉血栓形成
饮食护理	停止胃肠减压24小时后,若无呼吸困难等其他不适可试饮少量水,然后由稀到干、少食多餐、细嚼慢咽,避免进食生、凉、硬等食物,进食后取半坐位防止反流
胃肠减压的护理	禁食、禁饮,持续胃肠减压,妥善固定胃管,保持管腔通畅,若胃管脱出不可再盲目插入,观察并记录引流物的颜色、性状和量,术后5~7天待肛门排气、胃肠功能恢复后方可拔胃管
胸腔闭式引流的护理	严格无菌操作,定时挤压胸腔引流管,防止逆行感染,妥善固定胸腔闭式引流管并保持其通畅,观察并记录引流物的颜色、性状、量的变化和引流管液面的波动幅度

💡 小贴士:胸腔闭式引流的护理中如果引流量变多,引流液的颜色由清亮变为浑浊,考虑乳糜胸。

3. 并发症

并发症	内 容
吻合口瘘	最严重,患者表现为呼吸困难、胸部剧痛、寒战、高热,甚至休克,多发生在术后5~10天。一旦发生应立即禁食、胃肠减压,行胸腔闭式引流,加强抗感染治疗和抗休克治疗
乳糜胸	多发生在术后2~10天,大量胸腔积液积聚在胸腔内,患者表现为胸闷、心悸、血压下降,甚至休克。一旦发生立即行胸腔闭式引流排出乳糜液,给予肠外营养支持
肺部感染	做好预防工作,给予抗生素治疗和应用支气管扩张剂,勤翻身拍背,鼓励患者早期下床活动

💡 小贴士:乳糜胸和吻合口瘘都表现为呼吸困难、胸痛,但是吻合口瘘患者多由于食物漏入胸腔引起感染,所以患者会出现高热。

第三节 胃癌

微信扫描

考点一 概述

要 点	内 容
病因	尚不明确,目前认为与环境、饮食、遗传、免疫、幽门螺杆菌感染、癌前病变等有关

续表

要 点	内 容
好发部位	胃窦部(最多见)、贲门、胃小弯、胃体部
组织分型	腺癌(最多见)、腺鳞癌、黏液细胞癌、低分化癌、未分化癌等
转移途径	淋巴转移(主要转移途径)、直接浸润、腹腔种植、血行转移(最常转移到肝)

考点二 临床表现

分 期	表 现
早期胃癌	多无明显症状,部分患者可有上腹隐痛、进食后饱胀不适、恶心、呕吐、反酸、嗳气等消化道症状,无特异性
进展期胃癌	上腹疼痛、食欲不振、体重减轻、消瘦、乏力、贫血、呕血和黑便、左锁骨上淋巴结肿大、腹部包块、黄疸、腹水等

考查年份:2020 年。

考情分析:属于偶尔考点。需掌握胃癌的早期表现。

考点三 辅助检查

项 目	内 容
实验室检查	粪便隐血试验阳性,血液检查常有不同程度的贫血、血沉增快等
纤维胃镜检查	可直接观察病变部位,是早期确诊最可靠的方法
X 线钡餐检查	气钡双重造影可显示较小的病变,准确率可达80%
B 超和 CT	有助于诊断和分期

考点四 治疗要点

以手术治疗为主,辅以化疗、放疗等综合治疗。

考点五 护理措施

1. 术前护理

要 点	内 容
一般护理	病室温、湿度适宜,空气清新。指导患者自我放松的方法
饮食护理	进食高热量、高蛋白、高维生素、易消化的食物,必要时输液、输血,增加患者营养以提高手术耐受力
肠道准备	术前 3 天口服肠道抗生素,术前 1 日进流质饮食,术前 12 小时禁食、禁饮,术日晨留置胃管、导尿管

小贴士:有幽门梗阻的患者,除了禁食外,还需从术前 3 日起,每晚用温生理盐水洗胃,减轻胃黏膜的水肿。

2. 术后护理

要 点	内 容
体位	术后去枕平卧 6 小时,头偏向一侧,待麻醉清醒且生命体征平稳后取半坐卧位,有利于呼吸和引流,减轻伤口疼痛。鼓励患者早期下床活动,勤翻身,防止压疮、便秘、肠粘连和血栓性静脉炎的发生

续表

要 点	内 容
病情观察	严密监测生命体征和循环功能,遵医嘱补液扩容,纠正水、电解质及酸碱平衡紊乱
皮肤护理	每日以温水擦浴,保持床单清洁、干燥、平整,协助其更换卧位,并定时按摩以促进血液循环
饮食护理	肛门排气、肠蠕动功能恢复后停止胃肠减压,饮食由少量水、流质、半流质,逐渐过渡到普食,少量多餐,进食后应取半卧位,防止食物反流
管道护理	妥善固定引流管、尿管、胃管,保持管道通畅,定时观察并记录引流液的颜色、性状和量,如有异常立即报告医生
切口护理	观察切口有无出血、渗血、渗液,敷料是否完整,敷料如有潮湿应及时更换

● 经典考题

某患者因胃癌行胃大部切除术,术后第1天除生命体征外,护士最需要重点观察的是( )

A. 神志　　　　　B. 伤口敷料　　　　　C. 肠鸣音　　　　　D. 腹胀　　　　　E. 胃管引流液

【答案】 E

3. 并发症的护理

并发症	表现与护理
出血	术后24小时从胃管引流出100～300ml暗红色或咖啡色液体属正常,但如果短时间内引流出鲜红色血液及呕血、黑便,严重者出现失血性休克则为吻合口出血。一旦发生立即应用止血药,输液、输血补充血容量,出血不止者手术止血
梗阻	①吻合口梗阻:表现为进食后饱胀、呕吐,呕吐物中含或不含胆汁;输入段梗阻:急性完全性输入段梗阻呕吐物多不含胆汁,慢性不完全性输入段梗阻呕吐物为不含食物的胆汁,呈喷射性;输出段梗阻:呕吐物主要为胆汁 ②禁食、胃肠减压及肠外营养支持等疗法
吻合口瘘	一般发生在术后5～7天,患者表现为右上腹剧烈疼痛和腹膜刺激征。一旦发生吻合口瘘应立即手术处理
倾倒综合征	①早期倾倒综合征:一般在进食后30分钟内,出现上腹不适、恶心、呕吐、心悸、乏力、头晕、出汗等,预防措施是少量多餐,避免过甜、过咸、过浓的流质食物,饭后平卧10～20分钟 ②晚期倾倒综合征:又称低血糖反应,进食后2～4小时出现心悸、头晕、出冷汗、虚脱等症状,稍进食或喝糖水即可缓解

● 经典考题

患者,男,48 岁。胃癌根治术后 1 个月,今日复诊时自诉进食半小时内出现心悸、出汗、面色苍白、头痛和上腹部饱胀不适等。护士对其进行健康教育,不恰当的内容是(　　)

　A. 饮食方面宜少量多餐　　　　　　B. 用餐时间限制饮水喝汤

　C. 进餐后宜活动 20 分钟后休息　　　D. 宜进低碳水化合物,高蛋白饮食

　E. 避免过甜、过咸、过浓的流质饮食

【答案】　C

第四节　原发性肝癌

考点一　概述

要　点	内　容
定义	原发于肝细胞或肝内胆管细胞的恶性肿瘤
病因	病毒性肝炎、肝硬化、长期酗酒、黄曲霉毒素、遗传等
分型	①病理分型:结节型(最多见)、块状型、弥漫型 ②组织分型:肝细胞型(最常见)、胆管细胞型、混合型
转移途径	血行转移(肝外血行转移最多见于肺)、淋巴转移、种植转移

考查年份:2012 年,2016 年,2017 年,2019 年。
考情分析:属于常考点。重点掌握病因及转移途径。

小贴士:原发性肝癌的主要病因是乙型肝炎后的肝硬化。

● 经典考题

在我国诱发原发性肝癌最主要的疾病是(　　)

　A. 肝脓肿　　　B. 甲型肝炎　　　C. 乙型肝炎　　　D. 病毒性肝炎　　　E. 肝棘球蚴病

【答案】　C

考点二　临床表现

要　点	内　容
肝区疼痛	最常见的首发症状,多呈持续性或间歇性的钝痛、胀痛,在夜间或劳累后加重
肝脏肿大	肝脏呈进行性肿大,质地坚硬,表面凹凸不平,有大小不等的结节或肿块,是中、晚期最主要的体征
消化道症状	食欲减退、恶心、呕吐、腹胀等
全身症状	消瘦、乏力、发热,晚期出现贫血、黄疸、腹水及恶病质,合并肝硬化者常有肝掌、蜘蛛痣、男性乳腺增大、下肢水肿等
转移灶症状	转移至肺可出现咳嗽、胸痛、咯血及呼吸困难;转移至骨骼可引起压痛
伴癌综合征	自发性低血糖、红细胞增多、高血钙、高胆固醇血症等
并发症	肝性脑病(主要死因,终末期最严重并发症)、上消化道出血等

考查年份:2020 年。
考情分析:掌握患者常见的临床症状及肝区疼痛的性质。

经典考题

原发性肝癌患者最常见和最主要的症状是（　　　）

    A. 肝区疼痛　　　B. 低热　　　　C. 腹胀、乏力　　　D. 食欲不振　　　E. 消瘦

【答案】 A

考点三　辅助检查

项　目	内　容
甲胎蛋白(AFP)	是目前诊断原发性肝癌最常用的方法和最有价值的肿瘤标记物
肝穿刺活检	确诊的最可靠方法，B超下行细针穿刺，但有创伤性
影像学检查	B超、CT等

💡 小贴士：AFP 的正常值 < 20μg/L，持续性升高且排除妊娠、活动性肝病等情况，可考虑为肝癌。

考点四　处理原则

    早发现、早治疗，手术切除治疗是最有效的方法，辅以化疗、放疗等综合治疗。

考点五　护理措施

1. 术前护理

要　点	内　容
一般护理	注意保暖，预防感冒咳嗽，指导患者学会床上大小便、有效咳嗽和训练腹式呼吸，做好肠道准备
饮食护理	给予高热量、高维生素、易消化饮食，保证蛋白质的摄入，肝昏迷者禁蛋白质
疼痛护理	避免咳嗽、深呼吸、改变体位等加重疼痛的因素，分散患者注意力，遵医嘱给予适量止痛药物

💡 小贴士：为预防术中、术后出血，术前 3 天给予维生素 K_1 肌内注射，改善凝血功能。

2. 术后护理

要　点	内　容
体位	术后 24 小时内应平卧休息，避免剧烈咳嗽，术后第 2 天改为低半坐卧位，但不主张患者早期活动，以防肝断面出血。协助患者翻身、拍背
病情监测	严密监测生命体征，密切观察患者的伤口情况、神志及意识状态，了解有无肝性脑病、腹膜刺激征的症状，并给予心电监护、氧气吸入等必要治疗
饮食护理	患者禁食、胃肠减压期间可给予静脉补液，待肛门排气、肠蠕动功能恢复后停止胃肠减压，饮食由流质、半流质逐渐过渡到普食，少量多餐，避免生冷及刺激性食物
管道护理	严格无菌操作，妥善固定各引流管，勿牵拉、扭曲、受压，保持引流管通畅，定时挤压，观察并记录引流液的颜色、性状和量，引流袋应低于引流口位置，以防逆行感染

💡 小贴士：若肝癌患者实施介入性治疗，术后应取平卧位，穿刺处拔管后应压迫 15 分钟，局部加压包扎，穿刺侧的肢体伸直制动 6 小时，嘱患者绝对卧床 24 小时，防止穿刺部位出血。

3.并发症的护理

并发症	内 容
切口感染	密切观察伤口敷料情况,如渗液过多、敷料脱落应及时更换。加强营养,控制血糖,必要时遵医嘱应用抗生素
腹腔出血	嘱患者术后24小时卧床休息,活动时动作轻柔,避免牵拉引流管,若患者出现面色苍白、四肢湿冷、腹腔引流出鲜红色血液,应及时通知医生,配合做好输血、输液准备
上消化道出血	多发生在术后5~14天,指导患者进清淡、易消化饮食,出现呕血、黑便情况时立即通知医生处理
肝性脑病	避免便秘、感染等诱因,禁用肥皂水灌肠,限制蛋白质摄入,口服新霉素、乳果糖,应用降血氨药物,给予富含支链氨基酸制剂

> 💡 小贴士:便秘者可口服果乳糖,促使肠道内氨的排出。

第五节　胰腺癌

考点一　概述

　　胰腺癌的病因与吸烟(主要危险因素)、高脂和高蛋白饮食、环境、遗传等因素有关,好发于胰腺头部。转移途径有直接蔓延、淋巴转移、血行转移(最常见的是肝转移)、腹腔种植转移。

● 经 典 考 题

胰腺癌好发部位是(　　)

　　A.胰头　　　　　B.胰尾　　　　　C.胰体　　　　　D.全胰腺　　　　　E.胰体尾部

【答案】　A

考点二　临床表现

> 👍 考情分析:属于常考点。注意该疾病晚期的主要症状及突出表现。

要 点	内 容
腹痛	最常出现的首发症状,上腹饱胀不适或上腹痛,向腰背部放射,晚期疼痛剧烈,夜间尤甚,取弯腰屈膝卧位可减轻疼痛
黄疸	晚期最主要症状,梗阻性黄疸是胰头癌的突出表现,呈进行性加重,伴有皮肤瘙痒、浓茶样尿、陶土色便
消化道症状	食欲减退、腹胀、恶心、呕吐、黑便等
其他症状	发热、消瘦乏力、腹水、腹部包块及恶病质

考点三　辅助检查

项 目	内 容
血生化检查	血、尿淀粉酶增高,空腹血糖增高,血清胆红素增高、碱性磷酸酶升高提示有黄疸

续表

项 目	内 容
癌胚抗原(CEA)	肿瘤标记物,有特异性和敏感性
影像学检查	B 超、CT、MRI、ERCP

考点四 处理原则

早期无远处转移者行根治性手术;不能切除者行姑息性手术,并辅以放疗、化疗等综合治疗。

考点五 护理措施

1. 术前护理

要 点	内 容
疼痛护理	指导患者学会转移注意力,关心、体贴患者,剧烈疼痛者可遵医嘱给予镇静止痛药物
营养支持	给予患者高热量、高蛋白、高维生素的低脂饮食,补充维生素 K,必要时可遵医嘱行肠外营养或输注白蛋白提高手术耐受力
皮肤护理	保持床单清洁、干燥、平整,勤剪指甲避免抓伤皮肤,皮肤瘙痒者可涂抹止痒药物
血糖控制	将血糖控制在稳定水平,对有糖尿病的患者应使用胰岛素控制血糖

👍 考查年份:2013 年,2015 年,2016 年,2017 年。
考情分析:属于常考点。重点掌握皮肤与并发症的护理。

● 经典考题

患者,男,45 岁。以胰腺癌收入院,查体:皮肤巩膜黄染。患者诉全身瘙痒,给予的护理措施不包括( )
　A. 协助患者抓挠减轻瘙痒　　B. 涂抹止痒药物　　　　C. 用温水毛巾擦拭
　D. 剪除患者指甲　　　　　　E. 注意观察患者皮肤情况
【答案】 A

2. 术后护理

要 点	内 容
一般护理	术后协助患者去枕平卧 6 小时,头偏向一侧,待麻醉清醒且生命体征平稳后取半卧位,有利于呼吸和引流。鼓励患者早期床上活动,协助翻身,勤更换体位防止发生压疮
病情观察	密切监测生命体征、面色及神志,经常观察引流管处敷料,如有渗液及出血需及时更换
饮食护理	给予高热量、高蛋白、高维生素、易消化的清淡饮食,不能经口进食者可肠内外补充营养,维持水、电解质和酸碱平衡
管道护理	严格无菌操作,妥善固定各引流管,勿牵拉、扭曲、受压,保持引流管通畅,定时挤压,观察并记录引流液的颜色、性状和量,引流袋应低于引流口位置,以防逆行感染

3.并发症的护理

并发症	表 现	护 理
胰瘘	术后一周左右出现发热、腹痛、腹胀、黄疸加重、腹腔引流液中血清淀粉酶含量升高	充分引流,保持腹腔引流通畅,瘘口周围皮肤涂氧化锌软膏予以保护,加强营养支持
胆瘘	术后5~10天出现发热、腹痛、腹胀、腹腔引流液中可含胆汁,有腹膜刺激症状	保持T型引流管通畅,以便充分引流胆汁
出血	包括消化道出血和腹腔内出血,表现为呕血或黑便、引流管内引流出血性液体,甚至发生休克	建立两条静脉通道,遵医嘱给予止血药,输液、输血

💡 小贴士:胰瘘是胰腺癌患者手术后最常见的并发症和死亡原因。

第六节 大肠癌

考点一 概述

直肠癌指发生在直肠齿状线以上至乙状结肠起始部之间的癌。结肠癌指发生在升结肠与乙状结肠之间的癌。临床中直肠癌较多见,病因与饮食、癌前病变、遗传等因素有关。转移途径以淋巴转移最常见。

考点二 临床表现

👍 考查年份:2013 年,2017 年,2019 年,2020 年。
考情分析:属于常考点。记忆时注意区分结肠癌与直肠癌。

类 型	表 现
结肠癌	首发症状是排便习惯和大便性质改变,表现为排便次数增多,腹泻与便秘交替出现,粪便稀薄、便中带血。腹痛也属于早期症状,腹部肿块好发于右半结肠癌。晚期贫血、消瘦、乏力、低热、黄疸、腹水及恶病质等症状
直肠癌	早期可出现大便次数增多、肛门坠胀感、排便不尽、里急后重等直肠刺激症状。当癌肿破溃时可出现黏液血便或脓血便。随着肿瘤增大致肠腔变窄,使粪便变细、变扁,出现腹胀、腹痛、排便困难、肠鸣音亢进等肠梗阻表现。肿瘤侵犯膀胱可引起膀胱刺激征、血尿等;侵犯盆腔、骶尾部神经可出现骶尾部持续性剧痛;癌肿转移至肝可出现黄疸、腹水、肝大、贫血及恶病质等

💡 小贴士:左半结肠癌以肠梗阻、腹泻、便秘、便血为主;右半结肠癌以全身症状、贫血、腹部肿块为主。

● 经典考题

1.右半结肠癌的临床特点是( )
　A.以便秘、便血等症状为主　　　　　B.早期可有腹胀、腹痛等肠梗阻症状
　C.晚期有排便习惯改变　　　　　　　D.腹泻,以进食后加重,排便后减轻
　E.以低热、消瘦、右腹肿块及乏力等全身症状为主
【答案】　E

2.直肠癌的早期症状是(　　)

　　A.黏液血便 　　　　　　　　　　B.排便困难,便条变细

　　C.里急后重 　　　　　　　　　　D.排便习惯改变

　　E.腹胀,腹痛

【答案】 D

考点三 辅助检查

项　目	内　容
直肠指诊(首选)	最直接、最主要的方法,女性患者还可结合阴道检查和双合诊检查
大便隐血试验	初筛方法及普查手段
影像学检查	B超、CT、X线钡剂灌肠
内镜检查	最有效、最可靠的方法,直肠镜、乙状结肠镜或纤维结肠镜可直视病灶并活检

考点四 治疗要点

以手术切除为主,术前术后辅以化疗、放疗、中医等综合治疗。

考点五 护理措施

1.术前护理

要　点	内　容
营养支持	给予高热量、高蛋白、高维生素、易消化的少渣饮食,必要时输血以提高手术耐受性
肠道准备	嘱患者在术前3天进少渣半流质饮食,术前2天进流质饮食,术前12小时禁食,4小时禁饮,可起到清洁肠道的作用,减少术中污染。术前第2天晚上用肥皂水灌肠,术前1日晚及术日晨行清洁灌肠。术前3天口服肠道不吸收抗生素,并补充维生素K
阴道冲洗	女性患者术前3天每晚冲洗阴道
放置胃管和导尿管	有梗阻症状的患者早期放置胃管,减轻腹胀。术日晨遵医嘱留置导尿管,可避免术中损伤膀胱和预防术后尿潴留

2.术后护理

要　点	内　容
一般护理	患者病情稳定后可取半卧位,有利于腹腔引流
饮食护理	禁食、胃肠减压期间静脉补充营养,术后2~3日肛门排气、肠蠕动恢复后停止胃肠减压,可喝少量温开水,如无不适进流质饮食,逐步改为半流质饮食、少渣饮食,2周后可改为普通饮食,给予高热量、高蛋白、高维生素食物,忌生冷、辛辣等刺激性食物

考情分析:属于常考点。重点掌握造口的护理。

小贴士:手术前3日口服肠道抗菌药物,如甲硝唑,可抑制肠道细菌。

小贴士:大肠癌手术前禁用高压灌肠,以防刺激肿瘤导致癌细胞扩散。

续表

要 点	内 容
腹腔引流管的护理	保持引流管通畅,避免折叠、扭曲、受压、脱落,观察并记录引流液的颜色、性质和量,如有异常及时通知医生。引流管周围皮肤敷料应定期更换,一般引流5~7天,且引流液明显减少、颜色清亮后可考虑拔管
造口护理	用凡士林或生理盐水纱布外敷结肠造口,敷料浸湿后及时更换,防止发生感染。术后2~3天开放结肠造口后取造口侧的侧卧位,可用塑胶薄膜将腹部的切口和造口隔开,避免粪便污染切口造成感染。使用造口袋前清洁造口及周围皮肤并用软纸擦干,造口的张贴面紧贴皮肤,当袋内容物超过三分之一时应及时更换,更换前先用中性皂液或0.5%氯己定溶液清洁造口周围皮肤,再涂上氧化锌软膏保护皮肤,防止皮炎和皮肤溃烂。患者应避免食用产气性食物及刺激性食物,如豆制品、洋葱等

● **经典考题**

1.结肠造口患者出院后可以进食的蔬菜是( )
　　A.芹菜　　　　　B.韭菜　　　　　C.洋葱　　　　　D.辣椒　　　　　E.菜花
【答案】 E

2.患者,男,65岁。因直肠癌入院治疗,择期行结肠造口。错误的宣教内容是( )
　　A.术后5天开放造口　　B.避免粪便污染切口　　C.造口周围涂氧化锌软膏
　　D.取左侧卧位　　　　E.避免使用产气性、刺激性食物
【答案】 A

3.并发症的护理

并发症	护理
切口感染	造口患者术后取造口侧卧位,腹部切口与造口之间用塑胶薄膜隔开,敷料浸湿后及时更换,防止造口排泄物污染切口。会阴部切口可在术后4~7天,每日用1:5 000高锰酸钾温水坐浴,保持会阴部清洁。如有感染应彻底清创引流,开放伤口,并遵医嘱合理使用抗生素
吻合口瘘	术前做好充分的肠道准备,增加患者营养,术后7~10天禁忌灌肠,如有腹痛、腹膜炎、腹腔脓肿等症状,应立即禁食、胃肠减压,行腹腔灌洗和引流,给予肠外支持营养,严重者紧急手术

💡 小贴士:合理安排换药顺序,先换腹部切口,再换会阴部切口。

4.健康教育
　　告知患者术后1~3个月避免重体力劳动;每周扩张造口一次,持续2~3个月,以预防造口狭窄;定期随访,每3~6个月门诊复查一次。

第七节 肾癌

考点一 概述

要点	内容
病因	吸烟(目前研究显示吸烟是唯一的危险因素)、肥胖、饮食、职业暴露、遗传等
病理分型	透明细胞癌、乳头状腺癌、嫌色性肾细胞癌
转移途径	直接转移、淋巴转移、血运转移

考点二 临床表现

要点	内容
血尿	最早出现,表现为无痛性间歇肉眼血尿
疼痛	腰部钝痛或隐痛
肿块	腰部或腹部可摸到坚硬、凹凸不平的肿物
全身症状	发热、贫血、乏力、体重减轻、食欲减退、恶心、呕吐等
转移症状	发生骨转移,引起骨折;发生脊柱转移,引起腰疼、下肢麻痹;发生肺转移时,引起咳嗽、咯血等症状

💡 小贴士:肾癌三联征:血尿、疼痛、肿块。

💡 小贴士:肾癌出血堵塞输尿管可产生肾绞痛。

考点三 辅助检查

项目	内容
实验室检查	尿液常规检查可发现红细胞,血液中肾素、红细胞生成素升高
B超	首选,简便无创伤
CT	能显示肿瘤部位、大小及邻近器官有无受累等
X线	尿路平片、肾盂造影等

考点四 治疗要点

以手术切除为主的综合治疗。

考点五 护理措施

1. 术前护理

要点	内容
饮食护理	给予高热量、高蛋白、高维生素及易消化饮食,必要时输血以提高手术耐受力
一般护理	指导患者学会深呼吸和有效咳嗽,练习床上大小便、床上翻身
心理护理	安慰鼓励患者,使患者了解手术情况及预后,消除患者恐惧心理,积极配合治疗

2. 术后护理

要　点	内　容
体位	麻醉清醒后取半卧位,有利于呼吸和引流。肾部分切除患者应卧床休息1~2周,防止出血
饮食护理	术后暂禁食,待肠蠕动恢复后给予高热量、高蛋白饮食,加强营养支持,少食多餐
病情观察	密切监测患者生命体征、尿量,观察伤口敷料情况
导管护理	无菌操作,妥善固定,每日更换引流袋,保持引流管通畅,观察并记录引流液的颜色、性状和量,有异常时及时通知医生

● 经典考题

患者,男,52岁。肾癌行肾部分切除术后2天,护士告知患者要绝对卧床休息,其主要目的是( )

A. 防止出血　　　　B. 防止感染　　　　C. 防止肿瘤扩散

D. 防止静脉血栓形成　　E. 有利于肾功能恢复

【答案】　A

第八节　膀胱癌

考点一　概述

　　膀胱癌的病因与吸烟、长期接触致癌物质、长期刺激膀胱黏膜、遗传等有关,转移途径以淋巴转移常见。

考点二　临床表现

要　点	内　容
症状	①血尿:最常见的首发症状,为间歇性、无痛性肉眼血尿,偶见终末或全程血尿,能自行停止或减轻 ②膀胱刺激症状:尿频、尿急、尿痛、排尿困难、尿潴留 ③其他:发热、贫血、腰疼等
体征	大部分患者无明显体征,随着肿瘤增大,在下腹部耻骨上区可触及腹部肿块,发生肝或淋巴结转移时,可扪及肿大的肝或锁骨上淋巴结

💡 小贴士:膀胱癌出血可自行停止,容易造成"治愈"或"好转"的错觉。

● 经典考题

膀胱癌最主要的症状是( )

A. 排尿困难　　　　B. 膀胱刺激征　　　　C. 无痛性肉眼血尿

D. 下腹部肿块　　　E. 尿潴留

【答案】　C

考点三 辅助检查

项 目	内 容
尿脱落细胞检查	初筛检查,简便易行,可反复多次以提高阳性率
B超	可了解肿瘤部位、大小、数目等
X线	可见膀胱壁充盈缺损
膀胱镜检查	最主要的检查方法,可取活组织检查以明确诊断

考点四 治疗要点

以手术治疗为主,辅以化疗、放疗的综合治疗。

考点五 护理措施

1. 术前护理

要 点	内 容
病情观察	观察有无膀胱刺激症状,注意尿液的颜色、性状及量的变化,如有异常及时通知医生
饮食护理	给予高热量、高蛋白、高维生素及易消化的饮食,多饮水以稀释尿液,纠正水、电解质及酸碱平衡紊乱

2. 术后护理

要 点	内 容
体位	术后去枕平卧6小时,头偏向一侧,患者病情稳定后可取半坐卧位
饮食护理	禁食、胃肠减压,待胃肠功能恢复后开始喝少量水,如无不适可进流质饮食,逐步过渡到半流质、软食,直至普食。膳食均衡,营养丰富,多吃高纤维食物,忌辛辣刺激食物
导管护理	无菌操作,妥善固定,每日更换引流袋,保持引流管通畅,观察并记录引流液的颜色、性状和量,患者下床活动时引流袋应低于引流口以防逆行感染,有异常时及时通知医生
膀胱灌注	膀胱灌注药物前避免大量饮水,灌注时排空膀胱,插入导尿管,用蒸馏水或等渗盐水稀释化疗药物

小贴士:膀胱灌注前避免大量饮水,排空膀胱,以便使膀胱内的药液达到有效浓度,灌注后嘱患者大量饮水,稀释尿液,降低药物浓度,减少对尿道黏膜的刺激。

第九节　乳腺癌

考点一 概述

乳腺癌是女性最常见的恶性肿瘤之一,发病原因尚不清楚,可能与性激素紊乱、环境因素和生活方式等有关。

考点二 临床表现

要　点	表　现
乳房肿块	为无痛单发的小肿块,是最重要的早期表现,肿块多见于外上象限,质硬,表面不光滑,与周围组织分界不清,不易被推动,多数患者无自觉症状,多在洗澡、更衣时无意中发现肿块
乳房外形改变	随着肿瘤增大可引起乳房局部隆起,癌肿若侵入乳管,可将乳头向癌肿侧牵拉,或引起乳头扁平、回缩、凹陷;癌肿若侵犯乳房悬韧带(Cooper韧带),并使之缩短,可引起乳房表面皮肤凹陷,形成"酒窝征";当癌细胞堵塞皮内或皮下淋巴管时,可导致局部淋巴水肿,由于皮肤在毛囊处与皮下组织连接紧密,毛囊处凹陷可导致皮肤出现"橘皮样"改变
晚期征象及转移症状	乳腺癌发展至晚期,癌肿可因侵入胸筋膜、胸肌而固定于胸壁,不易推动。患者可出现消瘦、乏力、贫血等恶病质表现。乳腺癌淋巴结转移多见于同侧腋窝,最常见的血行转移部位为肺、肝、骨

考查年份:2012年,2013年,2015年,2017年,2019年。

考情分析:属于高频考点。记忆时注意区分癌肿侵犯不同部位所导致的乳房外形改变。

● 经典考题

乳腺癌患者乳房皮肤出现"酒窝征"是由于(　　　)

A. 癌肿侵犯乳房 Cooper 韧带　　　B. 癌细胞堵塞皮下淋巴管

C. 癌肿与胸肌粘连　　　D. 癌肿与皮肤粘连

E. 癌肿侵犯乳管

【答案】 A

考点三 辅助检查

(1)X线钼靶摄片:可发现较小肿块和钙化灶,并能较为清晰地观察乳房的形态和结构。

(2)B超:主要用于区别囊性和实性病灶。

小贴士:X线钼靶摄片可作为乳腺癌的普查。

考点四 治疗要点

手术是治疗乳腺癌最主要的方法,辅以化疗、放疗等。

考点五 护理措施

1. 术前护理

妊娠期或哺乳期发生乳腺癌的患者应立即停止妊娠或哺乳,以减轻激素的作用。按手术范围做好备皮。

2. 术后护理

要　点	内　容
体位	乳腺癌患者一般是在全麻下进行手术,术后应去枕平卧,头偏向一侧,待患者清醒、血压平稳后改为半卧位,以利于呼吸和引流
饮食	术后6小时无恶心、呕吐等麻醉反应可给予流食,逐渐改为普食,保证足够的热量、蛋白质、维生素的补充

考查年份:2012年,2013年、2015年、2017年、2018年、2021年。

考情分析:属于高频考点。尤其注意患者手术后功能锻炼及伤口的护理。

续表

要 点	内 容
伤口护理	术后手术部位用胸带或绷带加压包扎,使皮瓣能够紧贴创面,促进皮瓣愈合。术后应定时检查绷带的松紧度,以能容纳一个手指、不影响呼吸为宜。应注意观察患侧肢体远端有无皮肤青紫、能否扪及脉搏等情况,如有则表示包扎过紧,应重新调整绷带
引流管护理	术后常规放置引流管,可以引流皮下的积液、积血,使皮肤紧贴创面,避免皮瓣坏死、感染,促进创腔闭合,注意引流量的颜色、性状和量
患侧上肢护理	由于患侧腋窝淋巴结清除、头静脉被结扎等原因,可导致上肢淋巴和静脉回流障碍,从而引起患肢淋巴水肿。为促进血液和淋巴液的回流,术后平卧时应用软枕垫高患侧上肢,肘关节轻度屈曲,下床活动时用吊带将患肢抬高于胸前。禁止在患肢测血压、静脉穿刺
功能锻炼	由于手术切除了胸部肌肉、筋膜和皮肤,使患侧肩关节活动明显受限,术后进行功能锻炼可减少和避免患肢功能障碍。 ①术后24小时内,主要锻炼手指和腕部,如伸指、握拳、屈腕 ②术后1~3日,增加上肢肌肉舒缩练习,以及肘部被动屈伸活动 ③术后4~7日,患者可坐起,鼓励患者用患侧手刷牙、洗脸、进食等,并以患侧手触摸对侧肩部及同侧耳朵 ④术后7日,可以肩部为中心进行前后摆臂运动,直至患侧手能高举过头摸对侧耳朵,并能自行梳头,根据实际情况循序渐进锻炼,术后7~10日内不外展肩关节

💡 小贴士:乳腺癌术后患者穿脱衣物应先脱健侧,再脱患侧;穿患侧,再穿健侧。

💡 小贴士:乳腺癌术后5年内避免妊娠,防止复发。定期进行乳房自我检查。检查时间最好选在月经周期的第7~10日,或月经结束后2~3日。

● 经典考题

1.患者,女,39岁。行右侧乳腺癌切除术后生命体征平稳。家属发现伤口处包扎过紧,问护士,"怎么这么紧啊?"护士的正确解释是(　　)

A.防止感染　　　　　B.保护伤口　　　　　C.防止皮瓣坏死

D.有利于引流　　　　E.利于肢体功能恢复

【答案】 C

2.患者,女,30岁。右侧乳腺癌根治术后。下列选项中,提示患者掌握了正确的健康教育内容是(　　)

A.不用做乳房自检　　　B.无需定期复查　　　C.穿紧身衣保持身材

D.坚持上肢功能锻炼　　E.2年后可以怀孕

【答案】 D

第十节　子宫肌瘤

考点一 概述

子宫肌瘤是由女性子宫平滑肌细胞(主要)和纤维结缔组织增生形成的最常见良性肿瘤,按肌瘤与子宫肌层关系可分为肌壁间肌瘤、黏膜下肌瘤、浆膜下肌瘤。

考点二 临床表现

要 点	内 容
月经改变	子宫出血最常见,月经周期缩短,经期延长,经量增多,不规则阴道出血。浆膜下肌瘤及肌壁间小肌瘤无月经改变
腹部包块	下腹部可扪及肿块,伴有下坠感,腰背酸痛
压迫症状	肌瘤较大可压迫邻近器官引起相应症状。压迫膀胱或尿道可引起尿频、尿潴留或排尿困难;压迫输尿管引起肾盂积水;压迫直肠引起便秘
其他症状	白带增多、贫血、不孕、疼痛

💡 **小贴士**:大的肌壁间肌瘤可出现月经周期缩短,经期延长,月经量增大,不规则阴道出血等。

● 经典考题

患者,女,40岁。患有子宫肌瘤,引起经量增多。与经期延长最密切的因素是(　　)

A.肌瘤的大小
B.肌瘤的数目
C.肌瘤的生长部位
D.患者的年龄
E.肌瘤的变性

【答案】 A

考点三 辅助检查

项 目	内 容
诊断性刮宫	了解宫腔内有无肿块及肿瘤所在部位
宫腔镜检查	显示宫腔形态、有无赘生物
腹腔镜检查	可直接观察到子宫的大小、形态及肿瘤生长部位、大小

考点四 处理原则

轻者药物保守治疗,重者手术切除。

考点五 护理措施

1. 术前护理

要 点	内 容
病情观察	观察阴道出血情况,了解阴道有无排液及排液的性状,有异常时,应及时通知医生
饮食护理	给予患者高热量、高蛋白、高维生素、含铁丰富及易消化饮食,有贫血症状者注意纠正贫血
会阴护理	保持会阴部清洁,每天两次会阴冲洗,术日晨留置导尿
皮肤准备	备皮范围上自剑突,下到大腿内侧上1/3及会阴,两侧至腋中线,特别注意清洁脐窝

2. 术后护理

护 理	内 容
体位与活动	术后去枕平卧,头偏向一侧,24 小时后取半坐卧位,以减轻伤口张力,利于引流。术后早期床上翻身及下床活动,防止肠粘连
饮食护理	肠蠕动恢复后进流质、半流质饮食,少食多餐,避免产气食物
导管护理	妥善固定,每日更换引流袋,保持引流管通畅,避免折叠、扭曲、受压、脱落,观察并记录引流液的颜色、性状和量,严格无菌操作

第十一节 宫颈癌

考查年份:2014 年,2017 年。
考情分析:属于常考点。重点掌握宫颈癌的好发部位及转移途径。

考点一 概述

要 点	内 容
病因	性生活紊乱、早婚早育、多产多育、慢性宫颈炎、人乳头瘤病毒(HPV)感染(主要危险因素)、吸烟、遗传等
好发部位	子宫颈外口鳞–柱状上皮交界处,即子宫颈的移行带
病理类型	鳞状细胞癌(最多见)、腺癌、鳞腺癌
转移途径	直接蔓延(最常见)、淋巴转移、血行转移

● 经典考题

关于宫颈癌的叙述正确的是( )

A. 多为鳞癌和腺癌,以腺癌为主

B. 转移途径以直接蔓延和淋巴转移为主,血行转移极少见

C. 病变多发生在子宫颈外口处

D. 宫颈原位癌属于宫颈上皮内癌样变

E. 可表现为菜花型、浸润型、溃疡型 3 种类型

【答案】 B

考点二 临床表现

要 点	内 容
阴道流血	不规则阴道出血,典型表现为接触性(性生活或妇科检查)出血或绝经后阴道出血
阴道分泌物增多	排液为水样、米泔样或血性,有腥臭味。癌组织破溃感染时,分泌物可为脓性,伴恶臭
晚期症状	持续性腰骶部或坐骨神经痛、肾盂积水、肾功能衰竭及恶病质

小贴士:宫颈癌晚期出血量增多,甚至癌肿破坏大血管造成大出血。

考点三 辅助检查

项 目	内 容
宫颈刮片细胞学检查	筛查手段,是发现宫颈前期病变和早期宫颈癌的主要方法
宫颈和宫颈管活组织检查	最可靠的确诊方法
阴道镜检查	可观察子宫颈上皮及血管的变化

考点四 治疗要点

以手术治疗为主,辅以放疗和化疗。

考点五 护理措施

1. 术前护理

要 点	内 容
病情观察	观察阴道出血的颜色、性状和量,了解阴道有无排液及排液性状,如有异常及时通知医生
饮食护理	给予高热量、高蛋白、高维生素及易消化饮食
术前准备	练习床上翻身、床上大小便、肛门和阴道肌肉的收缩与舒张,做好肠道准备并备皮,女患者术前每天阴道冲洗,术日晨留置导尿管

2. 术后护理

要 点	内 容
体位与活动	术后第 1 日采取半卧位有利于引流,减轻疼痛。鼓励患者早期下床活动,防止肠粘连
饮食护理	肛门排气后进流质、半流质饮食,忌辛辣刺激性食物,少食多餐,多饮水
引流管护理	严格无菌操作,妥善固定,每日更换引流袋,保持引流管通畅,观察并记录引流液的颜色、性质和量,如有异常及时通知医生
预防感染	每天擦洗会阴及尿道口 2 次,留置导尿时尿袋低于尿道口水平,遵医嘱应用抗生素治疗,伤口敷料浸湿时应及时更换
出院指导	注意卫生,勤换内裤,定期复查,3 个月内禁性生活、盆浴,6 个月内不能提举重物,避免咳嗽、用力排便等腹内压增高的因素

💡 **小贴士:**宫颈癌术后应保留尿管 1～2 周,拔除尿管前 3 天开始夹管,每 2 小时开放一次,定时间段放尿来训练膀胱功能。

第十二节 子宫内膜癌

考点一 临床表现

绝经后不规则阴道流血为最典型症状,量一般不多,呈持续性或间歇性。少数患者有阴道排液增多,早期为浆液性或浆液血性白带,晚期合并感染时,可见脓性。晚期癌浸润周围组织或压迫神经时,患者可出现下腹部和腰骶部疼痛,并向下肢及足部放射。晚期可有子宫增大,质软。

● 经典考题

患者,女,60岁。绝经10年后出现阴道出血,妇科检查:宫颈表面光滑,子宫质软。最先考虑的是(   )

A.宫颈癌　　　　B.卵巢癌　　　　C.绒毛膜癌　　　　D.葡萄胎　　　　E.子宫内膜癌

【答案】 E

考点二 辅助检查

分段诊断性刮宫是诊断子宫内膜癌最可靠的方法。

考点三 治疗要点

早期以手术治疗为主,晚期则采用手术、放疗、化疗等综合治疗方法。

考点四 护理措施

要 点	内 容
一般护理	保持外阴清洁,尤其是对大量阴道排液的患者,给予高蛋白、高热量、高维生素的食物
病情观察	出现恶病质时应加强观察,记录出入量,遵医嘱补液
用药护理	教会患者口服药物的方法,孕激素治疗一般用药剂量大,至少12周才能评价疗效,鼓励患者耐心配合治疗

💡 小贴士:子宫内膜癌应根据子宫的大小,基层是否被癌肿浸润,癌细胞的分化及转移等情况,单选或综合应用治疗方案。

第十三节　卵巢癌

考点一 病因

目前尚不明确,发病的高危因素有遗传和家族史、饮食与环境因素、内分泌因素等。

考点二 临床表现

表现为腹胀、腹水、腹部包块和内分泌功能异常,晚期呈明显消瘦、贫血等恶病质的表现。

考点三 治疗要点

以手术治疗为主,化疗和放疗为辅。

考点四 护理措施

要 点	内 容
一般护理	加强营养,给予高蛋白、高维生素的易消化饮食,肿瘤过大或腹部过度膨隆的患者,可给予半卧位
病情观察	主要观察患者腹痛特点,是否有气急、心悸、尿频等压迫症状出现
手术护理	按腹部手术护理内容做好术前准备及术后护理,术前备血800~1 000ml,巨大肿瘤患者应备沙袋,术后腹部放沙袋压迫,防止腹压骤然下降而引起休克

第十四节　绒毛膜癌

考点一　概述

　　绒毛膜癌多继发于葡萄胎,也可发生在足月产、流产及异位妊娠后。镜下可见滋养细胞极度不规则增生,并广泛侵入子宫肌层及血管,无绒毛结构。

考情分析:记忆时注意与葡萄胎区分,绒毛膜癌无绒毛结构,葡萄胎绒毛结构完整。

考点二　临床表现

　　在葡萄胎清宫后、流产或足月产后,患者出现不规则阴道流血,量可多可少,或在月经恢复正常数月后又出现不规则阴道流血,当肿瘤组织穿破子宫或脏器,可引起急性腹痛。

● 经典考题

绒毛膜癌最常见的死亡原因是(　　)
A. 阴道转移　　B. 肺转移　　　　C. 脑转移　　　　D. 肾转移　　　　E. 骨转移
【答案】　C

考点三　护理措施

要　点	内　容
一般护理	保持室内空气清新,注意休息,适当运动,多摄入高蛋白、高维生素、易消化饮食。保持会阴部清洁
对症护理	①肺转移:嘱患者卧床休息,有呼吸困难者给予半卧位并吸氧,大量咯血时立即让患者取头低患侧卧位并保持呼吸道通畅 ②阴道转移:尽量卧床休息,禁止不必要的阴道检查,禁止性生活;密切观察患者有无阴道破溃性出血;保持外阴部清洁 ③脑转移:卧床休息,起床时有人陪伴,防止猝然跌倒而造成意外损伤,严格控制补液总量和补液速度,记录出入液量,防止颅内压升高
病情观察	严密观察腹痛、阴道流血等情况,出血量大时应观察患者的生命体征,配合医生做好抢救工作

小贴士:绒毛膜癌常见的转移部位是肺,致死的主要原因是脑转移。治疗以化疗为主,手术和放疗为辅。

第十五节　葡萄胎及侵蚀性葡萄胎

考点一　葡萄胎

1. 概述

　　葡萄胎为妊娠后胎盘绒毛滋养细胞增生,间质水肿,形成大小不等的水泡,水泡间借细蒂相连成串,形如葡萄,称为葡萄胎,是一种良性滋养细胞疾病。

2. 临床表现

　　阴道流血是葡萄胎最常见的表现,多数患者在停经12周左右发生不规则阴道出血,反复发作。患者出现妊娠呕吐比正常妊娠早,持续时间长,且症状严重。

考查年份:2013年,2018年。
考情分析:属于偶尔考点。记忆时注意患者的常见表现与检查方法。

小贴士:良性葡萄胎病变局限于子宫内,不侵入肌层。

3. 辅助检查

（1）超声检查：为葡萄胎重要的辅助检查。

（2）HCG测定：葡萄胎因滋养细胞高度增生，产生大量HCG，患者血、尿中的HCG浓度远高于正常妊娠相应月份的HCG值。

4. 治疗要点

确诊为葡萄胎后应立即清除宫腔内容物。如无生育要求、年龄在40岁以上的患者可行子宫切除。

5. 护理措施

要 点	内 容
一般护理	加强营养，注意休息，嘱患者保持外阴部清洁，防止感染
对症护理	①清宫术前准备：一般在手术室进行，采用吸刮术，刮宫前应配血备用 ②清宫术中配合：术前遵医嘱使用缩宫素滴注，以加强宫缩减少出血，刮出物需送病理检查 ③清宫术后护理：为预防感染，术后遵医嘱使用抗生素，保持会阴部清洁，
健康教育	葡萄胎排出后，需定期随访。告知患者应避孕一年，避孕方法首选避孕套

● **经典考题**

葡萄胎患者清宫术后，护士对其健康教育，错误的是（ 　 ）

　A. 定期复查HCG 　　　　B. 注意月经是否规则 　　　　C. 观察有无阴道流血

　D. 注意有无咳嗽、咯血等转移症状 　　E. 行安全期避孕

【答案】　E

考点二 侵蚀性葡萄胎

1. 概念

侵蚀性葡萄胎来自良性葡萄胎，恶性程度不高。镜下可见侵入子宫肌层的水泡状组织形态和葡萄胎相似，有绒毛结构、滋养细胞增生和分化不良。

2. 临床表现

阴道出血是最常见的症状，最常见的转移部位是肺，阴道转移时呈蓝紫色结节突起，破溃后可引起大出血，甚至危及生命。

👍 考查年份：2016年，2017年，2019年，2020年。
考情分析： 属于偶尔考点。重点掌握该疾病最主要的症状及转移后的表现。

● **经典考题**

患者，女，27岁。停经3个月，阴道淋漓流血2个月。妇科检查：阴道前壁有胡桃大紫蓝色结节，子宫软，如孕四个半月大小。尿妊娠试验（＋），应考虑为（ 　 ）

　A. 葡萄胎 　　　　　B. 侵蚀性葡萄胎 　　　　　C. 双胎妊娠

　D. 妊娠合并子宫肌瘤 　　E. 先兆流产

【答案】　B

3. 护理措施

嘱患者多休息，有阴道转移时禁止做阴道检查，严密注意有无阴道破溃出血。

第十六节 白血病

考点一 概述

白血病是一类造血干细胞的恶性克隆性疾病,因白细胞自我更新增强、增殖失控、分化障碍、凋亡受阻,而停滞在细胞发育的不同阶段。病因目前尚未完全清楚,可能与发病有关的因素包括病毒、电离辐射、化学因素、遗传因素等。白血病可分为急性白血病和慢性白血病。

● 经典考题

与白血病发病无关的是( )

    A. 药物化学因素   B. 病毒因素   C. 物理因素

    D. 免疫功能亢进   E. 遗传因素

【答案】 D

考点二 急性白血病

1. 临床表现

👍 考查年份:2012 年,2013 年,2014 年,2015 年,2017 年。

考情分析:属于常考点。记忆时注意使用化疗药物的护理措施。

要点	内容
贫血	多为首发症状,部分患者因病程短,可无贫血
出血	部分患者以出血为早期表现,主要原因是血小板减少,此外,凝血因子减少、血小板功能异常也和出血有关。出血可发生于全身各部位,以皮肤瘀点、瘀斑、鼻出血、牙龈出血、女性月经过多、子宫出血常见,严重时可发生颅内出血
发热	早期常见表现,伴有畏寒、出汗等,大多数发热由继发感染所致,但白血病本身也可引起发热
白血病细胞增殖浸润表现	肝、脾、淋巴结肿大,胸骨下端局部可有压痛,由于白血病细胞浸润可使牙龈增生、肿胀,皮肤可出现蓝灰色斑丘疹

● 经典考题

急性白血病患者出血的主要原因是( )

    A. 反复感染   B. 弥散性血管内凝血   C. 血小板质和量的异常

    D. 白血病细胞浸润   E. 感染毒素对血管的损失

【答案】 C

2. 辅助检查

(1)实验室检查:多数患者白细胞增多,也有白细胞计数正常或减少。晚期血小板往往极度减少。

(2)骨髓象:诊断白血病的重要依据和必做检查,骨髓一般增生明显活跃或极度活跃,主要细胞为白血病原始细胞和幼稚细胞,正常粒系、红系细胞及巨核细胞系统均显著减少。

💡 小贴士:FAB 分型将原始细胞占全部骨髓有核细胞的30%以上作为急性白血病的诊断标准。

3.治疗要点

紧急处理高白细胞血症,<u>严重感染</u>是白血病患者主要死亡原因,应注意防治感染,严重贫血者给予输血支持。

4.护理措施

要 点	内 容
一般护理	保证患者充足的休息与睡眠,长期卧床者应常更换体位,预防压疮
病情观察	监测生命体征、神志,观察有无感染的早期表现,皮肤有无破损、红肿,黏膜有无出血,浅表淋巴结肿大及气管是否有浸润的表现
预防感染	告知患者保持口腔清洁,进食前后漱口,<u>刷牙时用软毛牙刷,以免损伤口腔黏膜引起出血和继发感染</u>。女性患者在月经期应加强局部卫生
化疗药物使用的护理	①合理使用静脉血管,首选中心静脉置管。药物刺激性强、剂量大时,应选择大血管穿刺。<u>输注时如发生药物外渗,应立即停止输入,不要拔针,尽量抽取渗入皮下的药液,用利多卡因作环形封闭</u>,封闭范围要大于渗漏区 ②<u>许多化疗药物有严重的骨髓抑制,一旦出现骨髓抑制,需加强贫血、感染和出血的预防、观察和护理,协助医生正确用药</u> ③大部分化疗药物有恶心、呕吐等不良反应,应选择合适的用餐时间,避免在化疗前后2小时进食,出现恶心、呕吐反应时应停止进食,饮食宜清淡、可口,<u>以半流质饮食为主</u>,必要时遵医嘱给予止呕药

💡 小贴士:成熟粒细胞 ≤0.5×10⁹/L 时,应给予保护性隔离。

💡 小贴士:常用化疗药的副作用:
①环磷酰胺:脱发、出血性膀胱炎;
②甲氨蝶呤:口腔黏膜溃疡;
③长春新碱:末梢神经炎、手足麻木感。

● 经典考题

患儿,男,10岁。患急性淋巴细胞白血病入院,治疗方案中有环磷酰胺。在化疗期间要特别加强监测的项目是( )

A.体温　　　　B.血压　　　　C.脱发　　　　D.血常规　　　　E.食欲

【答案】 C

考点三 慢性髓细胞白血病(慢粒)

1.临床表现

分 期	表 现
慢性期	患者早期常无自觉症状。随着病情进展可有<u>低热、乏力、消瘦、多汗等代谢率增高的表现</u>。<u>脾大常为最突出特征</u>,由于脾大,患者可出现左上腹不适,多数患者可有胸骨中下段压痛
加速期	一般持续数个月至数年,原因不明的发热、骨痛、关节痛,逐渐出现贫血和出血,<u>脾持续或进行性肿大</u>
急变期	临床表现与急性白血病相似,常有严重贫血、出血、感染、发热等症状,预后极差,患者多在数月内死亡

2.辅助检查

(1)血象:白细胞早期即明显增高,常超过 $20×10^9$/L,晚期可达 $100×10^9$/L以上,中性粒细胞显著增高;晚期血小板和血红蛋白逐渐减少。

（2）骨髓象:骨髓增生极度活跃,以粒细胞为主,粒红比例明显增高,其中以中幼、晚幼及杆状核粒细胞明显增多。

3.治疗要点

要　点	内　容
α－干扰素	每周 3～7 次,持续数月至数年不等,起效慢
药物治疗	首选化疗药物为羟基脲,起效快,但持续时间短,耐受性好

小贴士:遵医嘱口服别嘌醇,可预防高尿酸性肾病。

4.护理措施

要　点	内　容
一般护理	保持室内空气清新,定期空气消毒。嘱患者注意休息,病情严重者绝对卧床休息。给予患者高蛋白、高维生素饮食,化疗期间每日饮水 3 000ml 以上,记录 24 小时出入量
病情观察	观察患者脾的大小、质地并做好记录,注意有无脾区压痛,有无脾栓塞或脾破裂的表现
脾胀痛、脾梗死的护理	置患者于安静、舒适环境中,嘱其尽量卧床休息,并取左侧卧位,鼓励患者少量多次进食,尽量避免弯腰和碰撞腹部,防止脾破裂
用药护理	密切观察用药效果及不良反应,用药期间定期查血象、肝、肾功能

小贴士:长期使用 α－干扰素的患者,可出现发热、恶心、头痛、肝肾功能异常、骨髓抑制等,应定期检查肝肾功能及血象。

第十七节　骨肉瘤

考点一　概述

发病者多在 10～20 岁,多见于长骨干骺端。

考点二　临床表现

主要症状为疼痛,初起呈间歇隐痛,随病情发展可转为持续性剧痛。病变局部肿胀,迅速发展成肿块,表现皮肤温度高。X 线检查显示长骨干骺端骨质呈浸润性破坏,边界不清,可见排列不整齐、结构紊乱的肿瘤骨。骨膜下的三角状新骨称 Codman 三角,沿新血管沉积的反应骨和肿瘤骨,呈"日光射线"现象。周围有软组织肿块阴影。肺转移发生率较高。

● **经典考题**

最容易发生骨肉瘤转移的脏器是(　　)

A.脑　　　　　B.肺　　　　　C.肝　　　　　D.脾　　　　　E.肾

【答案】　B

考点三　治疗要点

骨肉瘤采用综合治疗,一般术前大剂量化疗,术后仍需作大剂量化疗。

考点四 护理措施

要 点	内 容
控制疼痛	提供增进患者舒适的方法,指导患者作肌肉松弛活动,必要时遵医嘱给予止疼药物
饮食护理	由于手术和化疗,患者的营养状况往往处于低水平,应给予高蛋白、高热量、高维生素饮食,必要时可采取静脉补充营养
化疗患者的护理	定期检查患者的血常规,出现血小板减少者,应注意观察有无皮肤瘀点、牙龈出血、鼻出血等;白细胞减少时,要防止感染,必要时采取保护性隔离,鼓励患者多饮水,每日尿量保持在 3 000ml 以上
术后护理	密切观察患者的生命体征、疼痛变化、伤口内引流管是否通畅等。抬高患肢,预防肿胀。遵医嘱采取止痛措施控制疼痛

第十八节 颅内肿瘤

考点一 临床表现

大部分患者可出现颅内压增高的症状和体征,呈慢性、进行性加重,严重时可引起脑疝。不同部位的肿瘤对脑组织的刺激、压迫不同,导致表现不同,如癫痫发作、意识障碍、进行性运动障碍、小脑症状、各种脑神经的功能障碍等。

● 经典考题

颅内肿瘤患者最常见的临床表现为( )
    A. 意识障碍　　　　　B. 颅内压增高　　　　　C. 感觉障碍
    D. 癫痫　　　　　　　E. 运动障碍
【答案】 B

考点二 辅助检查

CT、MRI 及血清内分泌激素的检测是目前最常用的辅助检查手段。影像学检查显示病灶周围严重脑水肿。

考点三 治疗要点

手术治疗是最直接、有效的方法,辅以化疗和放疗。降低颅内压治疗可缓解症状,争取治疗时间。

考点四 护理措施

要 点	内 容
体位	抬高床头 15°～30°斜坡卧位,以利于头部静脉回流,降低颅内压;昏迷患者头偏向一侧,避免误吸

💡 小贴士:CT 对确定肿瘤部位和大小、脑室受压和脑组织移位、瘤周脑水肿范围有重要意义。

👍 考查年份:2012 年,2013 年。
考情分析:属于常考点。重点掌握颅内压增高时的护理措施。

续表

要　点	内　容
保持 呼吸道通畅	及时清理口、鼻腔分泌物及呕吐物,定时翻身拍背,防止肺部感染,对意识不清且排痰困难者,可行气管切开术
病情观察	严密观察病情变化,当患者出现意识障碍、瞳孔不等大等症状时,提示有发生脑疝的可能,应立即报告医生
颅内压增高 的护理	避免剧烈咳嗽和用力排便,以免腹内压力增高导致颅内压升高。及时治疗呼吸道感染,避免剧烈咳嗽。便秘的患者可使用开塞露,禁忌灌肠
术后护理	①体位:全麻未清醒者,取侧卧位或平卧位,头偏向一侧,无休克和昏迷者,血压平稳后取头高足低斜坡卧位 ②疼痛:切口疼痛在术后24小时内最为剧烈,可遵医嘱使用止痛剂,若疼痛呈持续性或减轻后又加剧,要警惕伤口感染的可能性 ③引流管护理:保持引流通畅,妥善固定引流管,观察引流液的量、颜色及性状 ④并发症:颅内出血是颅脑手术后最危险的并发症,密切观察病情,若发现患者出现意识障碍和颅内压增高或脑疝征象,及时报告医生并做好再次手术的准备

💡 **小贴士:**颅内出血多发生在术后24~48小时内。患者表现为意识清楚后又逐渐嗜睡,甚至昏迷或意识障碍进行性加重。

● 经典考题

患者,男,48岁。诊断为颅内肿瘤入院,患者有颅内压增高症状。护士给予患者床头抬高15°~30°,其主要目的是(　　)

A. 有利于改善心脏功能　　B. 有利于改善呼吸功能　　C. 有利于颅内静脉回流

D. 有利于鼻饲　　E. 防止呕吐物误入呼吸道

【答案】　C

第十四章　血液、造血器官和免疫疾病

• 章 前 分 析 •

血液系统由造血组织和血液组成,血液系统疾病主要表现为周围血细胞成分质和量的改变以及出、凝血机制的障碍。在历年考试中,本章分值在1~3分。

• 本章核心考点解读 •

🎓 **名师指导**

第一节　缺铁性贫血

考点一　概述

缺铁性贫血是由于体内贮存铁缺乏,血红蛋白合成不足,红细胞生成受到障碍引起的**小细胞低色素性贫血**。婴儿缺铁的主要原因是**铁摄入不足**,**慢性失血**是成年人缺铁性贫血的最常见和最重要的病因。

💡 小贴士:缺铁性贫血是小儿贫血中最常见的类型,以六个月至两岁的婴幼儿发病率最高。

考点二　临床表现

要 点	内 容
贫血的一般表现	常见表现有乏力、易倦、头晕、眼花等,伴**皮肤、黏膜苍白、心率增快**
特殊表现	①组织缺铁表现:**皮肤干燥、皱缩**;毛发干枯易脱落,指(趾)甲缺乏光泽,重者指(趾)甲扁平,甚至出现匙状甲;黏膜损害多表现为**口腔炎、舌炎、口角皲裂**等
	②神经、精神系统异常:儿童表现明显,如烦躁、易怒、**注意力不集中、生长发育迟缓**,少数有异食癖

💡 小贴士:小儿缺铁性贫血表现为皮肤、黏膜苍白,以口唇、甲床最明显。

考点三　辅助检查

(1)骨髓象:增生活跃,主要是**中、晚幼红细胞增生**。
(2)生化检查:血清铁低于$12\mu g/L$。

• 经 典 考 题 •

1.患者,女,28岁。乏力、心悸、头晕2个月就诊,患者面色苍白,皮肤干燥,医嘱血常规检查。护士在解释该检查目的时的正确说法是(　　)

　　A.检查是否有感染　　　　　　　B.检查是否有出凝血功能障碍

　　C.检查是否有贫血及其程度　　　D.检查肝脏功能是否有损害

　　E.检查肾脏功能是否有损害

【答案】　C

2.患儿,3岁。缺铁性贫血,给予铁剂治疗后,能最早反映其治疗效果的指标是(　　)

　　A.血清铁　　　　B.红细胞　　　　C.血小板　　　　D.白细胞　　　　E.网织红细胞

【答案】　E

考点四　治疗要点

主要是病因治疗和补铁治疗,其中病因治疗是关键。

考点五　护理措施

要　点	内　容
一般护理	进食高蛋白、高维生素、高热量、含铁丰富的食物,避免挑食、偏食。进食鱼、肉类、维生素 C 等可加强铁的吸收,乳类、茶和咖啡以及抗酸药等会抑制铁的吸收。根据病情合理安排休息与活动
病情观察	观察患者的饮食习惯、面色、口唇及甲床苍白程度,有无疲乏、心悸等症状,评估活动耐受力
用药护理	主要为服用铁剂的指导与护理 ①从小剂量开始,在餐中或餐后服用。嘱患者服用时,使用吸管,避免牙齿染黑 ②与维生素 C、果汁同服时,可促进铁的吸收。避免与茶、咖啡、牛奶同时服用,此外还应避免与抗酸药、H_2 受体拮抗剂同服,因这些药物可抑制铁的吸收 ③铁与肠内硫化氢作用生成硫化铁,会使大便成黑色,应与患者做好解释 ④深部肌注时,应注意更换注射部位,避免硬结形成,忌在皮肤暴露部位注射

● 经典考题

给缺铁性贫血患者补铁,护士指导患者,患者复述有关口服铁剂的注意事项,错误的是(　　　)

A. 症状改善后可停药　　　　　　　　　　B. 避免铁剂溶液与牛奶同服

C. 服用铁剂前后 1 小时禁饮浓茶　　　　D. 服铁剂溶液时要用吸管吸入咽下

E. 向患者说明服用铁剂后可出现黑粪

【答案】　A

第二节　巨幼细胞贫血

考点一　概述

巨幼细胞贫血是以叶酸缺乏为主,和(或)维生素 B_{12} 缺乏所引起的大细胞性贫血。病因包括摄入不足、需要量增加等因素。2 岁以下婴幼儿多见。

考点二　临床表现

要　点	内　容
叶酸缺乏	易怒、妄想等
维生素 B_{12} 缺乏	表情呆滞、失眠、记忆力下降、精神错乱、反应迟钝等
共同表现	食欲不振、恶心、呕吐、口角炎、舌炎,严重者有反复感染、出血、深感觉障碍、共济失调等

考查年份:2012 年,2013 年,2014 年,2017 年。

考情分析:属于常考点。重点掌握口服铁剂的注意事项。

小贴士:为进一步补充体内铁的贮存,在血红蛋白恢复正常水平后,应继续服用铁剂 3~6 个月。

小贴士:早产儿为预防缺铁性贫血,可在生后 2 个月给予铁剂。

小贴士:铁剂治疗有效首先网织红细胞会升高。

考查年份:2018 年。

考情分析:重点掌握该疾病的病因。

考点三 辅助检查

血清维生素 B_{12}、叶酸及红细胞叶酸含量测定对本病有重要的诊断价值。血象呈大细胞正色素性贫血，骨髓象可见各阶段巨幼红细胞。

考点四 治疗要点

针对病因治疗，补充维生素 B_{12}（或）和叶酸。

考点五 护理措施

要点	内容
休息	根据病情指导患者合理的休息与活动
饮食	指导正确的烹饪和营养调配方法，使患者进食富含叶酸和维生素 B_{12} 的食物，并根据自身状况合理调节饮食
用药护理	注意观察肌注维生素 B_{12} 后是否有过敏反应，并注意观察药物的疗效。用药期间服用维生素 C 可促进叶酸的吸收与利用。严重贫血者要注意是否有低血钾的表现，及时补钾

第三节 再生障碍性贫血

考点一 概述

再生障碍性贫血是由不同病因和机制引起的骨髓造血功能衰竭综合征。病因包括药物及化学因素、生物因素等，在药物及化学因素中最常见的药物为氯霉素。

小贴士：氯霉素的毒性可引起骨髓造血细胞受抑制及损害骨髓微环境。

● 经典考题

下列药物中可以引起再生障碍性贫血的是（　　）

A. 芬太尼　　　B.地西泮　　　C. 吗啡　　　D. 硫苯妥钠　　　E.氯霉素

【答案】 E

考点二 临床表现

考情分析：重点掌握重型再障的临床表现。

要点	重症再障	非重症再障
病情	起病急、进展快、病情重	起病与进展缓慢
出血	皮肤、黏膜及内脏出血，其中颅内出血可危及生命	较轻的皮肤、黏膜出血
感染	以皮肤、肺部感染为主，常伴发热	多表现为呼吸道感染，感染症状轻
贫血	呈进行性加重，苍白、乏力、头昏、心悸、气短，甚至发生心衰	多为首发和主要表现，苍白、乏力、头昏、心悸、活动后气短，输血后改善，且不持久

小贴士：急性再障患者死亡的主要原因是脑出血和严重感染。

考点三 辅助检查

（1）血象：全血细胞减少，重型较明显，且进展较快，非重型进展慢，程度较轻。贫血为正常细胞正常色素型。

（2）骨髓象：为确诊再障的主要依据。重型再障骨髓象显示增生低下或极度低下，非重型再障多部位骨髓增生减低。

考点四　治疗要点

去除病因，纠正贫血，有效止血及防治感染。

考点五　护理措施

要　点	内　容
休息	减少身心刺激，给予安静、舒适的环境，指导合理的休息与活动
饮食	以高蛋白、高热量、富含维生素的清淡饮食为主，必要时静脉补充营养
用药护理	①抗胸腺细胞球蛋白和抗淋巴细胞球蛋白在用前应做过敏试验，联合使用糖皮质激素时，注意观察不良反应 ②雄激素类药物主要不良反应为痤疮、毛须增多、声音变粗等，停药后可逐渐消失。常用药物有丙酸睾酮，注射时应采取深部、缓慢、分层肌注，以避免局部硬结的形成
病情观察	定期观察血象，了解血红蛋白、网织红细胞有无上升，做骨髓检查，因其变化早于血象，注意全身皮肤、口腔、鼻腔有无出血，体温有无升高
预防感染	保持室内空气清新，各种物品应定期消毒，注意个人卫生和保暖，防止受凉。嘱患者大便勿用力，以免诱发肛裂
脑出血的护理	卧床休息，保持大便通畅，避免用力排便，头部少活动。监测生命体征，观察患者有无脑出血先兆，如有头痛、恶心、呕吐、烦躁不安等表现，应劝慰患者保持安静，并迅速通知医生。发生颅内出血时，患者常进入昏迷状态，立即将患者头偏向一侧，随时吸出呕吐物或口腔分泌物，保持呼吸道通畅，遵医嘱给予脱水剂、止血药，观察并记录患者生命体征、意识状态等

小贴士：雄激素适用于各型再障，是治疗非重型再障的首选药物，重型再障的首选药物为免疫抑制剂。

小贴士：丙酸睾酮为油剂，不容易被吸收，局部注射时常可形成硬结。

小贴士：高热患者禁止用温水或乙醇擦浴，以免引起血管扩张，导致皮下出血。可在大血管处放置冰袋降温。

经典考题

患者，男，28岁。因皮肤黏膜出血来诊，诊断为再生障碍性贫血。现患者有高热并且时有抽搐。此时最适宜的降温措施是（　　）

A. 温水擦浴　　　　　B. 酒精擦浴　　　　　C. 冷水灌肠

D. 口服退热药　　　　E. 头部及大血管处放置冰袋

【答案】　E

第四节　血友病

考点一　概述

血友病是因遗传性凝血活酶生成障碍而引起的一组出血性疾病。包括血友病A和血友病B等，其中以血友病A最常见。

小贴士：血友病的出血轻重与血友病类型及相关因子缺乏程度有关。

考点二　临床表现

血友病的出血多为<u>自发性出血</u>,<u>轻微外伤</u>(碰撞、切割、针刺、注射、运动性扭伤等)或<u>小手术后</u>(拔牙、扁桃体切除)<u>持久出血</u>,重型患者可发生呕血、咯血,甚至颅内出血。<u>皮肤紫癜比较少见</u>。

考点三　治疗要点

防治血友病患者出血的最重要治疗方法是以<u>补充凝血因子为主</u>的替代治疗。

考点四　护理措施

要　点	内　容
一般护理	嘱患者在发作期间多卧床休息,避免过多或过早的行走活动。避免外伤或减少各种不必要的穿刺或注射
用药护理	<u>避免使用阿司匹林等有抑制凝血机制的药物。严格遵守查对制度,正确输注各种凝血因子制品。静脉穿刺拔针后按压 5 分钟以上,禁止使用静脉留置针</u>
病情观察	监测患者出血情况,皮肤瘀点或紫癜的分布有无增多或消退。若<u>患者出现呕血、咯血等,应警惕出现内脏出血</u>
生活护理	不光脚走路,<u>不进行打篮球、足球等剧烈运动,使用锐利工具时小心操作</u>

● 经典考题

患者,男,26 岁。血友病 16 年,胃大部切除术后 2 小时出现烦躁不安,术口敷料渗血,值班护士首先应采取的措施是(　　)

A. 监测血糖变化　　　　B. 监测生命体征　　　　C. 观察皮肤受压情况

D. 查看患者病历　　　　E. 查看四肢活动情况

【答案】　B

第五节　特发性血小板减少性紫癜

考点一　概述

特发性血小板减少性紫癜(ITP)是<u>多种机制共同参与的以血小板减少为特征的获得性自身免疫性疾病</u>。

考点二　临床表现

要　点	内　容
起病方式	<u>急性型多见于儿童</u>,起病前常有呼吸道感染史或病毒感染史。<u>慢性型以 40 岁以下的女性多见</u>,表现为反复发作的皮肤及黏膜瘀点、瘀斑
出血倾向	症状轻且局限,但反复发作。表现为<u>皮肤、黏膜及内脏出血,也可因情绪激动而诱发颅内出血</u>
乏力	部分患者表现得明显
其他	月经过多的患者可出现失血性贫血。部分患者有轻度脾肿大

💡 小贴士:出血是血友病患者主要的临床表现,其特点为与生俱来且伴随终身,表现为软组织或深部肌肉内血肿,负重关节反复出血。

☞考查年份:2015 年。
考情分析:属于偶尔考点。护理该疾病时注意观察患者内脏出血的表现。

☞考查年份:2013 年,2015 年。
考情分析:属于偶尔考点。重点掌握患者出血的护理及病情观察。

考点三 护理措施

要 点	内 容
休息	避免剧烈活动,严重出血者卧床休息。血小板低于 $20 \times 10^9/L$ 者,应严格卧床休息
用药护理	糖皮质激素为首选药物,长期使用会引起身体外形的变化、胃肠道出血、诱发感染等,向患者解释并指导餐后服用,自我监测粪便颜色,预防各种感染等
病情监测	观察患者的自觉症状、情绪变化、生命体征等,注意出血的部位、范围、出血量,有无新发出血和内脏出血,一旦发现血小板低于 $20 \times 10^9/L$,应警惕发生脑出血,及时通知医生,做好抢救的准备工作

💡 小贴士:特发性血小板减少性紫癜的患者避免用损伤血小板的药物,如阿司匹林、吲哚美辛等。

● 经典考题

患者,男,27岁。特发性血小板减少性紫癜,治疗中患者突然出现呕吐、头痛、视力模糊。患者可能是发生了( )
   A. 颅内出血　　　　B. 药物不良反应　　　C. 弥散性血管内凝血
   D. 视神经盘水肿　　E. 脑瘤
【答案】 A

第六节　过敏性紫癜

考点一 概述

过敏性紫癜是机体对某些致敏物质产生变态反应,导致毛细血管脆性及通透性增加、血液外渗,引起皮肤、黏膜及某些器官出血。

💡 小贴士:过敏性紫癜多见于儿童及青少年,春秋季为多发。

考点二 临床表现

大多数患者在发病前1~3周有全身不适、低热、乏力等上呼吸道感染的表现。根据病变累及部位不同可分为单纯型(紫癜型)、腹型、关节型、肾型、混合型。其中单纯型是最常见的类型,主要表现为皮肤反复出现紫癜,尤其是下肢及臀部。肾型的病情最为严重,且预后相对较差。

💡 小贴士:肾型多在紫癜发生后1周出现蛋白尿、血尿、管型尿。

● 经典考题

过敏性紫癜最严重的类型是( )
   A. 单纯性　　　　B. 腹型　　　　　C. 混合型　　　　D. 关节型　　　　E. 肾型
【答案】 E

考点三 护理措施

要 点	内 容
休息	发作期增加卧床休息的时间,避免过早、过多的活动
饮食护理	给予清淡、少刺激、易消化的饮食,避免摄入易引起过敏的食物,如鱼、虾等

续表

要　点	内　容
用药护理	遵医嘱使用抗组胺类药、糖皮质激素、免疫抑制剂等药物,同时观察药物的疗效和不良反应。应用环磷酰胺时,嘱患者多饮水,并注意尿量、尿色的变化
病情观察	观察患者皮肤出血的部位及范围,腹痛的性质、部位、程度以及持续时间,有无伴随症状,关节局部有无肿、热、痛的情况,尿液的颜色变化等

💡 小贴士:使用环磷酰胺时,容易导致出血性膀胱炎,所以应注意尿量和尿色的变化。

第七节　弥散性血管内凝血

💡 微信扫描

考点一　概述

弥散性血管内凝血(DIC)是在许多疾病的基础上,凝血及纤溶系统被启动,以致全身微血栓形成,凝血因子大量消耗并继发纤溶亢进,引起全身出血及微循环衰竭的一种临床综合征。感染性疾病是最常见的病因。

考点二　临床表现

主要表现为出血、栓塞、微循环衰竭。出血是DIC最常见的早期表现之一,其特点是出血多、突然发生,广泛性自发性出血,部位可遍及全身,常见皮肤、黏膜出血,可呈多部位的瘀点或瘀斑,伤口和注射部位渗血,严重者可有内脏出血。微循环衰竭是由于小血管栓塞,使回心血量减少,心排出量降低,出现脉搏细速、肢体湿冷、发绀等血压下降的表现。微血管病性溶血可表现为进行性贫血,偶见皮肤、巩膜黄染。

💡 小贴士:微血栓形成是DIC的基本和特异性病理变化。

考点三　治疗要点

积极治疗原发病,去除诱因,抗凝治疗是终止DIC病理过程、重建凝血－抗凝平衡的重要措施,临床上常用抗凝药物主要有普通肝素和低分子肝素。

考点四　护理措施

要　点	内　容
休息	根据病情采取合适体位。如休克患者采取中凹位,呼吸困难取半坐卧位等
症状护理	避免皮肤受伤。保持呼吸道通畅,有呼吸困难的患者给予吸氧,有咯血、呕血时及时清理
药物护理	大剂量肝素易引起自发性出血或加重出血,按医嘱使用肝素时,应观察出血减轻或加重的情况,定期测凝血时间

第十五章　内分泌、营养及代谢疾病

● 章前分析

内分泌代谢系统疾病通常是由内分泌腺功能紊乱导致激素分泌过多或不足,物质代谢失调引起。重点掌握甲亢、糖尿病、痛风等章节。在历年考试中,本章分值在 3~6 分。

● 本章核心考点解读

名师指导

第一节　单纯性甲状腺肿

考点一　概述

单纯性甲状腺肿指非炎症和非肿瘤原因导致的不伴有临床甲状腺功能异常的甲状腺肿。一个地区人群单纯性甲状腺肿的患病率超过 10% 称为地方性甲状腺肿,地方性甲状腺肿最常见的原因是碘缺乏。

> 小贴士:如自幼碘缺乏严重,可出现地方性呆小病。

考点二　临床表现

临床上一般无明显症状,患者甲状腺常有轻、中度弥漫性肿大、表面光滑,质地柔软,重度肿大可引起压迫症状,压迫气管可引起喘鸣、呼吸困难、咳嗽,压迫食管可引起吞咽不畅或困难,胸骨后甲状腺肿可使头部、颈部、上腔静脉回流受阻。

考点三　辅助检查

项　目	内　容
甲状腺功能检查	血清 T_3、T_4 和促甲状腺激素(TSH)正常,T_4/T_3 的比值增高
甲状腺扫描	可见均匀分布的弥漫性甲状腺肿

考点四　治疗要点

碘缺乏的患者应补充碘剂,有压迫症状者可考虑手术治疗。

考点五　护理措施

要　点	内　容
休息与饮食	为患者安排舒适、安静的就医环境,充分休息,多食含碘丰富的食物,各种海产品,如海带、紫菜。避免使用抑制甲状腺激素合成的食物,如卷心菜、菠菜等
病情观察	观察甲状腺肿大的程度、质地,有无出现压迫症状

第二节　甲状腺功能亢进症

考点一　概述

甲状腺功能亢进症(甲亢)是指各种原因导致的分泌甲状腺激素(TH)过多、甲状腺功能增强的一种临床综合征。病因有自身免疫病(主要病因)、遗传因素等。

考点二 临床表现

要 点	内 容
眼征	①单纯性突眼（良性突眼）：眼球轻度突起，瞬目减少；看近物眼球辐辏不良 ②浸润性突眼（恶性突眼）：眼球显著突出、突眼度＞18mm，不对称；眼部不适症状明显，如眼内异物感、眼睑肿胀、畏光流泪、视力减退，严重者会失明
T_3、T_4过多综合征	①高代谢综合征：怕热多汗、多食易饥、皮肤温度湿润，可有低热，发生甲状腺危象时可出现高热 ②消化系统：多食易饥、体重下降、腹泻等（三多一少：多食、多饮、多尿、体重减轻） ③中枢神经系统：烦躁、失眠、易激动、易怒、注意力不集中 ④心血管系统：心率增快90～120次/分、脉压增大、心律不常（心房纤颤常见），休息睡眠时心率仍很快 ⑤运动系统：甲状腺毒血症性周期性瘫痪，肌肉软弱无力，肌肉萎缩等 ⑥生殖系统：女性月经量少，男性阳痿、乳房发育等
甲状腺肿大	是本病的重要体征，呈弥漫性、对称性，质地不等；上下极可触及震颤，闻及血管杂音
特殊症状	甲状腺危象，甲亢性心脏病，淡漠型甲亢（老年甲亢），妊娠期甲亢等

● 经典考题

甲亢患者常见的临床表现是（　　　）

A. 发热　　　　　　B. 怕冷　　　　　　C. 激动易怒　　　　　　D. 多汗　　　　　　E. 突眼

【答案】 D

考点三 辅助检查

项 目	内 容
血清甲状腺激素	血清总T_3、总T_4增高
基础代谢率（BMR）	BMR% = 脉压 + 脉率 - 111，测量应在禁食12小时、睡眠8小时以上、静卧空腹状态下进行，正常值为±10%
促甲状腺激素（TSH）	甲亢时会降低，反映甲状腺功能或垂体功能最敏感的指标
影像学检查	彩色B超、眼部CT、MRI，有助于甲状腺肿大性质的诊断
甲状腺刺激性抗体（TSAb）阳性	是早期诊断弥漫性毒性甲状腺肿的重要指标之一，可判断病情活动、复发，还可作为治疗停药的重要指标

考点四 治疗要点

　　甲亢的基础治疗是抗甲状腺药物治疗，也用于手术和^{131}I治疗前的准备阶段。用于甲亢治疗的药物有多种，主要是影响甲状腺激素的合成与分泌，常用药物分为硫脲类和咪唑类两

👍 考查年份：2013年，2017年，2020年。

考情分析：属于常考点。重点记忆患者三多一少及甲状腺肿大的表现。

💡 小贴士：甲亢时导致的甲状腺激素增多从而刺激了交感神经兴奋，引起心率增快。脉率增快及脉压增大常作为判断病情程度和治疗效果的重要指标。

💡 小贴士：甲亢恶化的严重表现为甲状腺危象。多发生于较重甲亢未予治疗或治疗不充分的患者，常见诱因有感染、创伤、手术等，表现为高热（39℃以上）、心率快（≥140次/分）、呼吸急促、烦躁、恶心、大汗淋漓、休克、昏迷等。

💡 小贴士：血清游离T_4（FT_4）与游离三碘甲状腺原氨酸（FT_3）是诊断甲亢的首选指标。

💡 小贴士：基础代谢率为+20%～+30%属于轻度甲亢，+30%～+60%属于中度甲亢，+60%以上属于重度甲亢。

💡 小贴士：硫脲类和咪唑类药物的作用机制是抑制甲状腺过氧化物酶，阻断甲状腺激素的合成。

类,首选丙硫氧嘧啶(PTU)。抗甲状腺药物的不良反应主要有粒细胞减少、皮疹、中毒性肝病、小血管炎等。外科治疗主要采用甲状腺大部分切除术。

考点五 护理措施

要 点	内 容
饮食护理	嘱患者进食高蛋白、高热量、高维生素、低膳食纤维及矿物质丰富的饮食。不饮浓茶、咖啡
用药护理	按医嘱使用抗甲状腺药物,不可自行减量或停服,密切监测药物不良反应,如有粒细胞减少、肝脏损害、药疹等应及时处理。当白细胞低于 3×10^9/L 或中性粒细胞低于 1.5×10^9/L 时应停药
突眼的护理	采取保护措施,预防眼睛受到外界刺激和伤害。嘱患者外出时戴深色眼镜,经常用眼药水湿润眼睛,避免过度干涩,睡前涂抗生素眼膏,勿用手直接揉眼睛,睡前抬高头部防止眼球后部软组织水肿,眼睑不能闭合者配戴眼罩或覆盖生理盐水纱布
术前护理	①遵医嘱使用硫氧嘧啶类抗甲状腺药物治疗,症状稳定后,停服改用复方碘溶液,效果不佳时可合用普萘洛尔,等腺体缩小变硬后及时手术 ②术前使用复方碘剂的作用:甲状腺亢进导致腺体充血肿大,不利于手术操作,服用碘剂可以有效抑制甲状腺素的释放,减少蛋白水解酶对甲状腺球蛋白的分解,从而使甲状腺血流减少,腺体逐渐变小变硬
术后并发症的护理	①呼吸困难、窒息:最危急的并发症,主要由于切口内出血,压迫气管或手术创伤导致喉头水肿。表现为进行性呼吸困难、发绀、烦躁,严重者窒息 ②喉返神经损伤:单侧损伤大都引起声音嘶哑;双侧损伤可引起失声,严重者发生呼吸困难,甚至窒息 ③喉上神经损伤:外支受损可引起声带松弛和声调降低;内支受损者在进食、饮水时,患者可因喉部反射性咳嗽的丧失而容易发生误咽或呛咳 ④手足抽搐:手术时甲状旁腺被误切除、挫伤,导致血钙浓度下降。抽搐发作时,立即遵医嘱静脉缓慢注射 10% 葡萄糖酸钙或氯化钙 10~20ml,解除痉挛 ⑤甲状腺危象:嘱患者绝对卧床休息,避免不良刺激。体温过高者迅速给予降温措施,吸氧,保持呼吸道通畅;对严重呕吐、腹泻者补充足量的液体;谵妄、躁动不安者注意安全护理

● 经典考题

1. 患者,女,35 岁。甲状腺肿大、突眼、心慌、失眠,心率 100 次/分,血压 140/90mmHg,诊断为甲状腺功能亢进,术前服用碘剂的目的是( )

A. 减少甲状腺血流,使其变小变硬 B. 抑制甲状腺素分泌
C. 抑制甲状腺素合成 D. 增加甲状腺球蛋白分解
E. 防止缺碘

【答案】 A

小贴士: 放射性[131]I 治疗注意事项:空腹服药两小时后方可进食,治疗前后 1 个月内避免服用含碘的药物和食物。

考查年份: 2012 年,2016 年,2017 年。

考情分析: 属于高频考点。重点掌握患者饮食、术前与并发症的护理。

小贴士: 粒细胞减少、肝脏损害、药疹是抗甲状腺药物常见的不良反应。

小贴士: 高频考点,如患者出现呼吸困难或窒息应立即拆线或切开。

2.甲亢突眼的眼部护理内容不包括(　　　　)
　　A.佩戴有色眼镜　　　　B.睡前涂抗生素眼膏　　　　C.睡觉或休息时,抬高头部
　　D.多食碘盐　　　　E.加盖眼罩防止角膜损伤
【答案】　D

3.护士为甲亢患者进行服用甲基硫氧嘧啶的用药指导,用药后1~2个月需要观察的主要作用是(　　　　)
　　A.静脉炎　　　　B.粒细胞减少　　　　C.肾功能损害
　　D.胃肠道不适　　　　E.听神经损伤
【答案】　B

第三节　甲状腺功能减退症

考点一　概述

甲状腺功能减退(甲减)是指各种原因所致的机体内甲状腺激素含量降低或存在甲状腺激素抵抗而引起的一组内分泌疾病。病因有 TH 合成和分泌减少、甲状腺破坏等。

考点二　临床表现

以代谢率降低和交感神经兴奋性下降为主,患者表现为易疲劳、怕冷、嗜睡、记忆力减退、少汗、反应迟钝等,女性可有月经过多、不育。部分患者无特异症状和体征。

👍 考查年份:2012 年。
考情分析:属于偶尔考点。了解该疾病的临床表现。

考点三　辅助检查

(1)甲状腺功能检查:血清 TSH 增高,FT_3、FT_4 降低。
(2)其他检查:多为轻、中度贫血,血清总胆固醇、心肌酶谱可增高。

考点四　治疗要点

主要采用甲状腺激素替代治疗。胎儿或新生儿起病的甲减治疗愈早,效果愈好。

考点五　护理措施

要　点	内　容
环境与休息	注意保暖,睡眠时加盖被,以防体温过低。每日定时排便。鼓励患者每天适度运动
饮食护理	给予高蛋白、高维生素、低钠、低脂肪饮食,细嚼慢咽、少食多餐,注意补充富含粗纤维的食物及足够水分,防止脱水
用药护理	指导患者遵医嘱服药,不可任意减量或增量,观察治疗过程中有无心动过速、心律失常、血压升高等,发现异常及时报告医生,调整用药剂量

第四节　库欣综合征

考点一　临床表现

本病引起多系统功能代谢障碍,容易引起感染,以肺部感染为多见。主要表现为向心性肥胖、满月脸、多血质外貌、紫纹、高血压、继发性糖尿病和骨质疏松等。

• 经典考题

库欣综合征的典型临床表现不包括(　　)

A. 低血压 　　　　　B. 向心性肥胖、皮肤紫纹 　　C. 情绪不稳定、失眠、烦躁

D. 皮肤变薄,多血质面容 　　E. 月经不规律

【答案】　A

考点二　治疗要点

首选**手术治疗**,术后辅以放疗、化疗或联合使用皮质醇合成抑制剂。

考点三　护理措施

要　点	内　容
饮食护理	高蛋白、高钾、低钠及低热量饮食,多食含钾高的食物如柑橘、香蕉等,适当摄取富含钙及维生素 D 的食物等
心理护理	对患者进行心理指导,以减轻疾病带来的焦虑不安等不良情绪,指导患者家属提供有效的心理护理、感情支持,以增强患者的自信心和自尊心
病情观察	观察患者原有症状的变化以及皮肤变化,监测血钾、血糖、体温,准确记录出入量,有无感染的症状、体征等

第五节　糖尿病

考点一　概述

糖尿病(DM)是一组由**多种原因引起的以慢性高血糖伴碳水化合物、脂肪及代谢障碍为主要特征的代谢性疾病**,是由于胰岛素分泌和(或)作用缺陷所引起。**1 型糖尿病主要与自身免疫、遗传、环境等因素有关,多见于儿童和青少年。2 型糖尿病主要与遗传有关**,40 岁以上成人多见。

💡 **小贴士:**1 型糖尿病为胰岛素依赖型,必须使用胰岛素治疗。

考点二　临床表现

👍 **考情分析:**属于常考点,注意两种糖尿病临床表现的不同点。

分　类	表　现
1 型糖尿病	起病较急、病情重,多尿、多饮、多食(三多一少)症状明显,可出现糖尿病酮症酸中毒(DKA)儿童和青少年常以此为首发症状,是常见的糖尿病急症
2 型糖尿病	代谢紊乱综合征,患者表现为血糖升高、烦渴多饮、多尿,急性应激可诱发非酮症高渗性糖尿病昏迷或糖尿病酮症酸中毒

💡 **小贴士:**儿童糖尿病急症死亡的主要原因是糖尿病酮症酸中毒。表现为恶心、呕吐、腹痛、食欲减退,呼吸中有酮味,脉速、血压下降,甚至昏迷、死亡。

考点三 并发症

1.急性并发症

并发症	表 现
糖尿病酮症酸中毒(DKA)	多见于 1 型糖尿病,由于感染、胰岛素剂量不足或治疗中断、饮食不当、创伤、手术、妊娠、分娩等,导致出现食欲减退、恶心呕吐,常伴头痛、嗜睡、烦躁,呼吸深快,有烂苹果味
高渗高血糖综合征	多见于 2 型糖尿病,常见诱因有感染、水摄入不足或失水、手术及利尿药的使用等,起病早期表现为多尿、多饮、脱水,以后逐渐出现神经症状,如迟钝、嗜睡等

2.慢性并发症

并发症	表 现
大血管病变	动脉粥样硬化主要侵犯主动脉、冠状动脉、脑动脉、肢体外周动脉等,引起冠心病、出血性或缺血性脑血管病等,心脑血管并发症是糖尿病患者致死的主要原因
微血管病变	微血管病变几乎累及全身各组织器官、视网膜、肾、神经和心肌组织是主要累及组织器官,其中以糖尿病肾病和视网膜病尤为重要,视网膜病变是致盲的主要原因之一,糖尿病肾病是 1 型糖尿病的主要死亡原因
神经病变	以周围神经病变最常见,四肢麻木、袜套样感、痛觉过敏等
糖尿病足	表现为足部畸形,皮肤发凉和干燥,是糖尿病非外伤性截肢、致残的主要原因
感染性疾病	皮肤化脓性感染如疖、痈,易反复发生,肾盂肾炎和膀胱炎常见于女性患者

考点四 辅助检查

(1)血糖:空腹葡萄糖≥7.0mmol/L(126mg/dl)和(或)餐后 2 小时血糖≥11.1mmol/L(200mg/dl)。

(2)口服葡糖糖耐量试验(OGTT):适用于血糖高于正常值,但未达到糖尿病的诊断标准或疑有糖尿病倾向者。

● 经典考题

患者,男,31 岁。糖尿病 2 年,病情稳定,2 天前因事外出未服降糖药,过度进食之后感乏力、恶心、口渴、头痛、呼吸深大、苹果味、意识不清、皮肤弹性差,初步诊断为(   )

A. 糖尿病酮症酸中毒　　　　　　　　B. 胃炎

C. 昏迷　　　　　　　　　　　　　　D. 呼吸性酸中毒

E. 脑血管病

【答案】 A

考情分析:属于常考点。多会以案例题的形式出现,着重记忆几种常见并发症的表现。

💡小贴士:除视网膜病外,白内障、青光眼均易发生。

💡小贴士:糖尿病诊断标准:症状+任意时间血浆葡萄糖水平≥11.1mmol/L(200mg/dl)或空腹葡萄糖≥7.0mmol/L(126mg/dl),或在糖耐量试验中,2 小时血糖>11mmol/L。

考点五 治疗要点

强调早期、长期、综合治疗及治疗方法个体化的原则,包括饮食控制、运动疗法、血糖监测、药物治疗和糖尿病教育,适当的运动锻炼和饮食治疗为基础,根据病情选用口服降糖药物和胰岛素治疗。

考点六 护理措施

要 点	内 容
一般护理	饮食控制每日所需总热量,可根据生活习惯、病情和配合药物治疗的需要进行安排。鼓励患者适度进行有氧运动,如步行、慢跑、游泳等
用药护理	①双胍类:主要作用机制为抑制肝葡萄糖输出,也可改善外周组织对胰岛素的敏感性,适合肥胖和超重型的 2 型糖尿病 ②磺脲类:常用的有格列本脲(优降糖)、格列吡嗪等。饭前半小时服用,可出现胃肠道反应、肝功能损害等副作用
胰岛素治疗的护理	①主要不良反应是低血糖,与剂量过大和(或)饮食不调有关,临床表现为饥饿感、心慌、疲乏、头晕、大汗等,甚至可出现意识障碍、昏迷 ②患者发生低血糖时,一定要尽快补充糖分,给予饼干、含糖饮料等,严重者可立即静脉注射50%葡萄糖
并发症的护理	①DKA与高渗性昏迷抢救:重症监护,绝对卧床休息,保暖,吸氧;严密观察生命体征、神志、呼吸气味、皮肤弹性及 24 小时出入量等变化,监测并记录血糖、尿糖、血酮、尿酮水平以及血气和电解质等情况 ②感染的预防和护理:指导患者注意个人卫生,尤其是口腔、皮肤和会阴等部位的清洁护理 ③足部护理:促进足部循环,避免足部受伤,保持足部清洁干燥、清洁,趾甲不宜修剪过短

经典考题

1. 患者,男,63 岁。患有糖尿病 10 年。医嘱:普通胰岛素8U,餐前30分钟 H tid。最佳的注射部位是(　　)

　　A.腹部　　　　　　B.股外侧肌　　　　　C.臀大肌

　　D.前臂外侧　　　　E.臀中、臀小肌

【答案】 A

2. 通过增加外周组织对葡萄糖摄取、抑制糖异生,从而降低血糖的药物是(　　)

　　A.格列波脲　　　　B.格列本脲　　　　　C.二甲双胍

　　D.噻唑烷二酮　　　E.α-葡萄糖苷酶抑制剂

【答案】 C

3. 患者,女,68 岁。诊断为 2 型糖尿病,使用胰岛素和双胍类药物联合治疗,该患者运动后突感头晕、心慌、出冷汗、手抖,最可能的原因是(　　)

　　A.低血糖反应　　　B.心律失常　　　　　C.过敏性休克

　　D.心功能不全　　　E.酮症酸中毒

【答案】 A

小贴士:饮食治疗应特别强调定时、定量。运动锻炼应强调因人而异、循序渐进、相对定时定量、适可而止,空腹时不要运动。

考查年份:2013 年,2017 年。

考情分析:重点掌握低血糖的临床表现及护理措施。

小贴士:使用胰岛素时每次尽量用同一型号的1ml 注射器,按短效、中效、长效胰岛素的顺序抽取药物,混合均匀注射。注射部位可选择股部、腹壁、上臂外侧、臀部,每次更换注射部位。

小贴士:出现 DKA 时补液是治疗的关键,应给予大量液体补充,并给予胰岛素滴入。

第六节 痛风

考点一 概述

痛风是长期嘌呤代谢障碍和(或)尿酸排泄障碍所致血尿酸增高导致组织损伤的一组代谢性疾病。形成的根本原因是血液中尿酸过高,吃过多含嘌呤的食物,机体合成尿酸增多,功能减退导致尿酸排泄减少。本病可分为原发性和继发性,临床以原发性痛风多见。

考点二 临床表现

患者表现为高尿酸血症、反复发作的痛风性关节炎、痛风石、关节畸形及功能障碍、慢性间质性肾炎和尿酸性尿路结石,其中急性关节炎为痛风的首发症状,数小时内关节出现红、肿、热、痛和关节障碍,以单侧跖趾关节最常见。痛风石是痛风的一种特异性损害。常见的发病诱因包括劳累、饮酒、寒冷、摄入高蛋白高嘌呤食物、手术、感染等。

考点三 辅助检查

项 目	内 容
血尿酸测定	尿酸水平增高,男性 > 420μmmol/L、女性 > 350μmmol/L 可确诊为高尿酸血症
其他检查	X 线、关节镜等检查有助于发现骨、关节的相关病变或尿酸盐结晶影

考点四 治疗要点

控制高尿酸血症,防止尿酸盐沉积,迅速终止急性关节炎的发作,防止尿酸结石形成和肾功能损害。

考点五 护理措施

要 点	内 容
一般护理	急性期绝对卧床休息,抬高患肢,避免受累关节负重,待关节痛缓解后,逐渐恢复活动。控制饮食的总热量,限制高嘌呤食物(如动物内脏、鱼虾类、蘑菇、菠菜、肉类)和饮酒;适当运动,防止超重和肥胖;每天饮水 2 000ml 以上,增加尿酸的排泄
对症护理	①高尿酸血症的护理:应用排尿酸药时,可出现皮疹、发热、胃肠道刺激等不良反应;多饮水,注意保持局部清洁,防止感染 ②疼痛的护理:秋水仙碱是急性痛风性关节炎的特效药。手腕或肘关节受累时,可用夹板固定制动,也可冰敷或 25% 硫酸镁湿敷,24 小时之后热敷,促进组织渗出物的吸收
病情观察	监测生命体征及尿酸变化;观察关节疼痛的情况,痛风石的体征
健康教育	向患者讲解痛风的有关知识,为患者提供恰当的饮食治疗计划,给予安慰和鼓励

小贴士:痛风石是痛风的特征性临床表现,常见于跖趾、指间和掌指关节,常有多关节受累。

考查年份:2014 年,2018 年。
考情分析:属于常考点。重点掌握饮食护理及该疾病的特效药物。

小贴士:嘱患者多进食碱性食物,如牛奶、马铃薯、鸡蛋等,使尿液 pH 在 7.0 或以上,减少尿酸盐结晶的沉积。

● 经典考题

患者,男,65岁。右侧踝骨、踝关节红肿疼痛,被诊断为痛风性关节炎。首选的治疗药物是( )
A. 美洛昔康　　　　B. 布洛芬　　　　C. 秋水仙碱
D. 糖皮质激素　　　E. 吲哚美辛
【答案】 C

第七节　营养不良

考点一　概述

　　营养不良是因能量和(或)蛋白质缺乏所致的一种慢性营养性缺乏症。喂养不当是造成婴儿营养不良的主要原因。

考点二　临床表现

要　点	内　容
体重改变	早期表现为体重不增,随后下降。轻度(Ⅰ度)营养不良体重低于正常均值15%～25%,中度(Ⅱ度)低于25%～40%,重度(Ⅲ度)低于40%以上
皮下脂肪减少	最早出现在腹部,然后是躯干、臀部、四肢,最后是面颊部,严重可呈"老人状",皮下脂肪消失。轻度营养不良腹部皮下脂肪厚度为0.8～0.4cm,中度小于0.4cm,重度皮下脂肪厚度消失
并发症	营养性贫血(最常见)、自发性低血糖、感染

👍 考查年份:2013年,2018年,2019年。

考情分析:属于偶尔考点。重点掌握该疾病的早期表现与皮下脂肪减少的顺序。

💡 小贴士:测量小儿皮下脂肪的厚度常选用腹部。

● 经典考题

1. 测量儿童皮下脂肪厚度常选用的部位是( )
A. 臀部　　　B. 上臂　　　C. 腹部　　　D. 面部　　　E. 大腿
【答案】 C

2. 2岁小儿。体检结果:体重10kg,身高81cm,腹壁下脂肪厚度0.6cm,皮肤苍白。对该小儿的营养评估应为( )
A. 营养良好　　　　B. 营养过剩　　　C. 轻度营养不良
D. 中度营养不良　　E. 重度营养不良
【答案】 C

考点三　辅助检查

项　目	内　容
腹部皮下脂肪厚度	判断营养不良程度的重要指标之一
血清蛋白浓度	降低是最突出表现,但不够敏感

考点四　治疗要点

　　采取综合性治疗措施,包括调整饮食以及补充营养物质;积极治疗原发病。

考点五 护理措施

要 点	内 容
一般护理	①注意环境卫生,保持皮肤清洁,预防感染 ②饮食护理:根据病情,给予符合患儿的 <u>高蛋白</u>、<u>高热量</u>、<u>高维生素</u> 的饮食需求;遵医嘱给予消化酶、蛋白同化类固醇、铁剂和维生素口服
对症护理	①低血糖反应:密切观察病情变化,一旦发现立即静脉注射 25% ~50% 葡糖糖溶液进行抢救 ②维生素 A 缺乏:口服或静脉注射维生素 A 制剂;<u>眼干燥症者,可涂抗生素眼膏</u> ③酸中毒:易由腹泻、呕吐引起,注意观察病情,及时报告,做好抢救准备

第八节 小儿维生素 D 缺乏性佝偻病

微信扫描

考点一 概述

小儿维生素 D 缺乏性佝偻病是由于<u>小儿维生素 D 缺乏引起体内钙、磷代谢失常</u>,临床上以<u>神经精神症状和骨化障碍</u>为主要表现的一种慢性营养缺乏病。病因包括维生素 D 摄入不足(主要原因)、日光照射不足等。

考查年份:2014 年。

考情分析:属于偶尔考点。掌握该疾病的主要病因。

● **经典考题**

维生素 D 缺乏性佝偻病的特殊性病变部位是( )

A. 肌肉   B. 血液   C. 骨骼   D. 大脑   E. 皮肤

【答案】 C

考点二 临床表现

分 期	表 现
初期(早期)	多为神经兴奋性增高的表现,如<u>多汗、好哭、摇头、睡眠不安、易激惹</u>等,刺激头皮而摇头擦枕出现"<u>枕秃</u>",此期常无骨骼病变,骨骼 X 线可正常
活动期(激期)	可出现典型的骨骼改变、肌肉关节松弛和智力发育迟缓。骨骼改变表现有<u>方颅、乒乓颅、囟门迟闭、肋骨串珠、郝氏沟、鸡胸、手脚镯、"X"形腿或"O"形腿</u>
恢复期	患者经治疗或日光照射后,症状和体征可逐渐减轻或消失,血钙、磷逐渐恢复正常。治疗 2～3 周后骨骼 X 线改变有所改善,以后钙化带致密增厚,逐渐恢复正常
后遗症期	多见于 2 岁以后的儿童,残留<u>不同程度的骨骼畸形</u>。无任何临床症状,血生化正常,X 线检查骨骼干骺端病变消失

小贴士:体内维生素 D 的主要来源为皮肤内 7 - 脱氢胆固醇经紫外线照射生成。

● 经典考题

佝偻病初期患儿的临床表现是(　　)

　A. 颅骨软化　　　　　B. 下肢畸形　　　　　C. 郝氏沟
　D. 枕秃　　　　　　　E. 形成鸡胸

【答案】　D

考点三　治疗要点

控制活动期,防止骨骼畸形。补充维生素 D 和钙剂。

考点四　护理措施

要　点	内　容
增加日光照射	坚持每日户外活动,一般愈早愈好,活动时间每次可从数分钟逐渐延长至 1~2 小时。在不影响保暖的情况下尽量暴露皮肤,因紫外线不能透过玻璃,在室内应开窗照射
增加摄入量	除采用维生素 D 治疗外,应注意加强营养,提倡母乳喂养,按时添加辅食增加富含维生素 D 及钙质的食物,如鱼肝油、钙类
观察治疗效果	严格按医嘱服用维生素 D,不可擅自增加用量。若患儿出现厌食、恶心、呕吐、低热等症状时应警惕发生了维生素 D 过量导致的中毒,应及时通知医生
健康教育	向家长宣传佝偻病的护理知识。介绍佝偻病的预防方法,鼓励孕妇多进行户外活动,新生儿出生后可遵医嘱每日给予维生素 D 400~800IU。为预防骨骼畸形,避免过早过久地站、坐、走

💡 小贴士:对骨骼畸形后遗症者,向家长示范矫正方法,下肢畸形,可做肌肉按摩,"X"形腿按摩内侧肌,"O"形腿按摩外侧肌。

● 经典考题

患儿,男,3 个月。因多汗、烦躁、易激惹、睡眠不安半月余,诊断为佝偻病初期。护士指导患儿正确的日光照射方法是(　　)

　A. 每天在室内关窗晒太阳 1 小时　　　　　B. 每天在室内关窗晒太阳 2 小时
　C. 每天要保证 30 分钟的户外活动　　　　　D. 每天要保证 1~2 小时户外运动
　E. 每天要保证 8 小时户外活动

【答案】　D

第九节　小儿维生素 D 缺乏性手足搐搦症

考点一　概念

小儿维生素 D 缺乏性手足搐搦症是由于维生素 D 缺乏,甲状旁腺不能代偿,血清钙降低,而出现全身惊厥、手足肌肉抽搐或喉痉挛等神经肌肉兴奋性增高的症状。6 个月以内的婴幼儿多见。

💡 小贴士:血清钙低于 1.75mmol/L 时可出现惊厥、喉痉挛和手足抽搐。

考点二 临床表现

主要表现为**惊厥、喉痉挛和手足搐搦**。**惊厥为婴儿期最常见的症状**，突然发作，表现为意识丧失，四肢及面肌抽搐，两眼凝视(上翻)，发作停止后意识恢复，精神萎靡转入睡眠；清醒后活泼如常，可反复发作，发作时间持续几秒至几分钟；无发热及其他神经系统异常表现。**喉痉挛为最严重症状**，严重时可窒息死亡。

💡 小贴士:喉痉挛主要见于两岁以下的小儿,表现为喉部肌肉、声门突发性痉挛,出现呼吸困难。

经典考题

患儿，男，6个月。冬季出生，人工喂养，平时睡眠不安、多汗，今晒太阳后突发全身抽搐5~6次，每次1分钟左右，止惊后活泼如常，体温37℃。你认为该患儿发生( )

A. 小儿维生素D缺乏性手足搐搦症
B. 化脓性脑膜炎
C. 低血糖症
D. 高热惊厥
E. 癫痫

【答案】 A

考点三 护理措施

👍 考查年份:2012年。
考情分析:属于偶尔考点。重点掌握发作时的应急措施。

要点	内容
应急护理	一旦发现症状应立即吸氧,头偏向一侧,必要时气管插管,喉痉挛者需立即将舌头拉出口外,防止窒息,保持呼吸道通畅,控制惊厥和喉痉挛,可用10%水合氯醛或地西泮。尽快给予10%葡萄糖酸钙缓慢静脉推注或滴注,提高血钙浓度
病情观察	观察患儿神志、体温、呼吸、脉搏等,同时注意患儿有无脑水肿表现
健康教育	讲解抽搐发生时的应急处理方法。保持冷静,就地抢救,松开患儿颈部衣服,头转向侧位略后仰,并及时联系医护人员

经典考题

9月龄患儿，单纯牛乳喂养，未添加辅食。因抽搐2次入院，血清钙0.8mmol/L，诊断为维生素D缺乏性手足搐搦症。对该患儿护理措施不正确的是( )

A. 惊厥时及时清除口鼻分泌物
B. 遵医嘱应用镇静剂和钙剂
C. 补充钙剂时应快速静脉推注
D. 惊厥发作时保护患儿安全
E. 保持安静,减少刺激

【答案】 C

第十六章 神经系统疾病

● 章前分析

神经系统疾病起病急缓不一,病变时可出现感觉、意识、认知、反射等神经功能障碍。本章重点掌握颅内压增高、脑损伤、脑血管疾病、癫痫等章节。

● 本章核心考点解读

🎓 名师指导

第一节 颅内压增高

考点一 概述

颅内压增高是许多颅脑疾病所共有的综合征,因各种原因使颅腔的容积缩减(脑肿瘤、狭颅症)或颅腔内容物的体积或量增加(脑组织损伤、炎症),超过颅腔可代偿的容量导致颅内压持续超过2.0kPa,并出现头痛、呕吐、视神经盘水肿等临床表现的一种综合征。

考点二 临床表现

要 点	内 容
头痛	最常见的症状,多位于前额及颞部,程度随颅内压增高而进行加重,以清晨和晚间多见
呕吐	在剧烈头痛时易发生,呈喷射状
视神经盘水肿	早期视力无明显障碍,晚期可因视神经萎缩而失明
意识障碍及生命体征变化	①慢性患者表现为神志淡漠,反应迟钝,急性患者表现为进行性意识障碍,甚至昏迷 ②早期出现库欣综合征,即血压升高,脉压增大,脉搏缓慢有力,呼吸深慢;病情严重时可因呼吸、循环衰竭而死亡
其他症状和体征	小儿可有头颅增大、颅缝增宽,成人可出现阵发性黑矇、头痛、猝倒等

● 经典考题

颅内压增高引起死亡的主要原因是(　　)

A. 脑疝　　　　　　B. 颅内血肿　　　　　　C. 狭颅症

D. 脑水肿　　　　　E. 颅底凹陷症

【答案】　A

考点三 治疗要点

主要是积极处理原发病,降低颅内压,必要时采取手术治疗。

考点四 护理诊断

(1)有受伤的危险:与视力障碍、复视及意识障碍有关。

(2)潜在并发症:脑疝。

👍 考情分析:属于常考点。多以案例题的形式出现,重点掌握颅内压增高的三主征。

💡 小贴士:视神经盘水肿是颅内压增高的重要客观体征。

💡 小贴士:头痛、呕吐、视乳头水肿三项合称为颅内压增高三主征。颅内压增高引起脑疝时,应紧急手术处理。

💡 小贴士:辅助检查可做腰椎穿刺,但当颅内压明显增高时,禁止做腰椎穿刺以免引起枕骨大孔疝。

考点五 护理措施

要 点	内 容
一般护理	绝对卧床休息,保持病室安静,昏迷者头偏向一侧;床头抬高 15°~30°,以利于静脉回流,减轻脑水肿。持续或间断吸氧,改善脑缺氧,控制液体入量
防止颅内压骤升	劝慰患者安心休息,避免情绪激动,保持呼吸道通畅,防止便秘,已发生便秘的患者可用缓泻剂或小量灌肠,告知患者勿屏气用力排便,及时治疗感冒和咳嗽,以免加重颅内压升高
脑室引流的护理	脑室引流是经颅骨钻孔或椎孔穿刺侧脑室,放置引流管,将脑脊液引流至体外。引流管需妥善固定,开口高于侧脑室平面 10~15cm,保持引流管通畅,引流量以每日不超过 500ml 为宜
脱水治疗的护理	应用高渗性和利尿性脱水剂,使脑组织间的水分通过渗透作用进入血循环再由肾脏排出,可达到降低颅内压的目的,常用 20% 甘露醇 250ml,30 分钟内滴完。过多使用呋塞米可引起电解质紊乱、血糖升高,应注意观察
健康教育	指导患者及家属学习疾病相关知识,制订康复计划,避免颅内压骤升的诱因(用力排便、咳嗽等),防止脑疝,帮助消除焦虑和恐惧

💡 小贴士:低温冬眠疗法:降低脑耗氧量和脑代谢率,增加脑对缺氧缺血的耐受力,减少脑血流量,减轻脑水肿。先按照医嘱静脉滴注冬眠药物,患者进入冬眠状态后开始物理降温,降温速度以每小时下降 1℃为宜,体温降至肛温 32~34℃、腋温 31~33℃ 较为理想,体温过低容易导致心律失常。停止治疗时,先停物理降温,再停用冬眠药物。

💡 小贴士:避免引流管受压和折叠,切记不可用盐水冲管。

● 经典考题

患者,男,48 岁。诊断为颅内肿瘤入院,患者有颅内压增高症状。护士给予此患者床头抬高 15°~30°,其主要目的是( )

A. 有利于改善心脏功能   B. 有利于改善呼吸功能   C. 有利于颅内静脉回流

D. 有利于鼻饲   E. 阻止呕吐物误入呼吸道

【答案】 C

第二节 急性脑疝

考点一 分类与临床表现

分 类	表 现
小脑幕切迹疝	表现为进行性意识障碍,剧烈头痛,伴躁动不安。开始时瞳孔缩小,以后逐渐扩大,直接与间接对光反射消失,最后因呼吸、心跳停止而死亡
枕骨大孔疝	有进行性颅内压增高的表现,剧烈头痛、频繁呕吐,生命体征紊乱出现早,后期出现意识障碍。延髓呼吸中枢受损严重时,患者早期即可引发呼吸骤停而导致死亡

考点二 治疗要点

患者出现典型的脑疝表现,立即给予脱水药(20% 甘露醇)快速滴入,降低颅内压。去除原发病因,尽快手术治疗。

考点三 护理措施

（1）保持大便通畅，必要时可用开塞露或缓泻剂。

（2）密切观察患者的意识、生命体征及瞳孔变化。

第三节　头皮损伤

考点一 概述

头皮损伤是最常见的颅脑损伤，指外力作用导致头皮完整性或皮内结构发生改变。包括头皮血肿、头皮裂伤和头皮撕脱伤。

考点二 临床表现

👍**考查年份**：2012 年，2014 年。

考情分析：属于常考点。理解记忆性题，注意各种头皮损伤的表现。

类　型	表　现
头皮血肿	①皮下血肿：血肿体积小，不易扩散，压痛明显，边缘隆起，中央凹陷 ②帽状腱膜下血肿：出血易扩散，有明显波动感 ③骨膜下血肿：血肿以骨缝为界，局限于某一颅骨内，张力高
头皮裂伤	边缘规则或不规则，伤口大小、深度不一，出血量大，不易自止，可致失血性休克
头皮撕脱伤	最严重，头皮大块缺失，颅骨外露，出血量大。常因剧烈疼痛和失血导致休克

考点三 护理措施

要　点	内　容
一般护理	密切观察患者生命体征、瞳孔、神志及尿量变化，注意有无休克及感染情况
对症护理	①头皮血肿应加压包扎（如血肿较大时，使用无菌技术穿刺抽血），24 小时内冷敷，然后热敷，待其自行吸收 ②头皮撕脱伤：用无菌敷料覆盖创面，加压包扎止血，遵医嘱给予抗生素和止痛药；完全撕脱的头皮立刻用无菌敷料包裹，隔水放入有冰块的容器内，按需给予手术治疗。不完全撕脱者争取在伤后 6~8 小时内清创缝合

● 经典考题

关于头皮撕脱伤患者急救的叙述，不正确的是（　　）

A. 撕脱部位加压包扎止血　　　　　　B. 将撕脱的头皮浸泡在 75% 乙醇中消毒

C. 保护创面，避免污染　　　　　　　D. 严密观察休克征象

E. 迅速送往医院进行救治

【答案】　B

第四节 脑损伤

考点一 概述

脑损伤是指暴力作用导致脑膜、脑组织、脑血管及脑神经的损伤。根据损伤病理改变发生先后分原发性和继发性脑损伤。

考点二 分类及临床表现

分 类	临床表现
脑震荡	头痛、恶心、呕吐等,出现逆行性遗忘,即受伤后出现数秒至数分钟的短暂意识障碍,清醒后不能回忆
脑挫裂伤	可出现持续昏迷、局灶症状和体征(如运动区受伤出现锥体束征)、头痛、呕吐、颅内压增高和脑疝
颅内血肿	①硬脑膜外血肿:典型表现是在原发性意识障碍后有中间清醒期,然后再度出现意识障碍,并渐加重,即昏迷—清醒—昏迷 ②硬脑膜下血肿:急性期主要因脑挫裂伤导致脑实质内血管破裂所致,主要表现为昏迷 ③脑内血肿:进行性加重的意识障碍,可出现偏瘫、失语等

考查年份:2012 年,2016 年,2017 年,2020 年。
考情分析:属于常考点。理解记忆性题。

小贴士:脑震荡患者无肉眼可见的神经病理改变。

小贴士:中间清醒期:伤后原发性脑损伤的意识障碍清醒后,在一段时间后颅内血肿形成,因颅内压增高导致患者再度出现昏迷。

● 经典考题

外伤后急性硬脑膜外血肿患者典型的意识障碍形式是( )
A. 清醒与朦胧状态交替出现
B. 持续性昏迷加重
C. 早期清醒,随后逐渐昏迷
D. 清醒,随后昏迷,再次清醒
E. 昏迷,随后清醒,再次昏迷
【答案】 E

考点三 辅助检查

项 目	内 容
脑脊液检查	脑挫裂伤时,腰椎穿刺脑脊液含红细胞
CT	作为首选检查,可显示脑挫裂伤的部位、范围,脑水肿程度,还可了解颅内血肿的位置、范围

考点四 治疗要点

要 点	内 容
脑震荡	卧床休息1~2周,适当给予镇静止痛药等即可完全恢复,一般无须特殊处理
脑挫裂伤	一般以非手术治疗为主,卧床休息,维持水、电解质、酸碱平衡;防治脑水肿
颅内血肿	急性颅内血肿一经确诊,应手术清除血肿,彻底止血。慢性硬膜下血肿多采用颅骨钻孔引流术

考查年份:2017 年。
考情分析:属于偶尔考点。了解颅内血肿的治疗要点。

• **经典考题**

患者,男,21岁。头部外伤昏迷后清醒,后再次昏迷,血压增高、脉搏减慢,左侧瞳孔散大。首选治疗为(　　)
- A. 应用神经营养药物
- B. 应用抗生素
- C. 输液
- D. 立即手术
- E. 非手术治疗无效再手术

【答案】 D

考点五　护理措施

要点	内容
现场急救	尽快清理口咽部,保持呼吸道通畅,必要时给予辅助呼吸;妥善处理伤口,防止感染;补充血容量,防治休克;急救后准确记录
休息与饮食	卧床休息,昏迷患者可给予肠外营养,待肠蠕动恢复后,可给予鼻饲饮食
体位	昏迷患者采取侧卧位,以防止发生误吸;清醒患者抬高头部15°~30°,以利于静脉回流,减轻脑水肿
对症护理	①对于脑水肿、颅内压增高患者,遵医嘱给予脱水剂、糖皮质激素等 ②高热患者给予物理降温,必要时遵医嘱应用冬眠低温治疗 ③便秘患者给予缓泻剂,禁忌用力屏气排便、灌肠,以防诱发颅内压骤然增高
基础护理	做好口腔、皮肤、尿道等护理;行关节被动运动,预防关节肌肉痉挛萎缩

第五节　脑血管疾病

考点一　概述

脑血管疾病(CVD)是由各种原因导致的脑血管性疾病的总称,是神经系统的常见病和多发病。根据病理性质可分为缺血性卒中和出血性卒中。

考点二　临床表现

类型	内容
脑血栓形成	最常见的病因是脑动脉粥样硬化,临床表现与梗死部位、侧支循环状况、血栓形成的速度等有关,主要表现为运动障碍、感觉障碍、语言障碍、视觉障碍,多见于中老年人,安静或休息时发病,以失语、偏瘫、偏身感觉障碍等局灶性神经功能缺损的表现为主,部分可伴有头疼、呕吐、意识障碍等全脑症状
脑栓塞	各种栓子随血液循环进入颅内动脉使血管腔急性闭塞或严重狭窄,心源性栓子是最常见的病因。起病急骤,在数秒或很短的时间内症状发展至高峰,表现为偏瘫、意识障碍
脑出血	最常见的病因是高血压并发小动脉硬化,多在情绪激动或活动中发病,起病急;发病后多有血压明显升高,并出现剧烈头痛、呕吐、三偏瘫(对侧偏瘫、偏身感觉障碍、对侧同向偏盲)、失语和不同程度意识障碍

考查年份:2015年,2016年。
考情分析:属于常考点。理解记忆性题,注意防止颅内压增高的诱因。颅脑损伤者禁用吗啡。

小贴士:格拉斯哥昏迷评分法(GCS)是分别对患者的睁眼、言语、运动三方面的反应进行评分,是目前通用的意识障碍程度评分法。最高为15分,总分低于8分表示昏迷状态,分数越低表明意识障碍越严重。

考查年份:2012年,2013年,2014年,2017年,2019年。
考情分析:属于常考点。重点掌握5种脑血管疾病的常见病因、临床表现。

小贴士:脑出血最常见的部位为内囊。

续表

类 型	内 容
蛛网膜下腔出血	常见病因为<u>先天性脑动脉瘤</u>,<u>起病急骤</u>,可有突然用力、排便或情绪兴奋等诱因;表现为<u>头痛、脑膜刺激征(颈项强直等)</u>、眼底出血、欣快、谵妄等
短暂性脑缺血发作(TIA)	主要病因是<u>动脉粥样硬化</u>,发病突然,<u>历时短暂,症状多在 1 小时内恢复,最长不超过 24 小时</u>,可反复发作,表现为偏身感觉障碍、头晕、恶心等

● 经典考题

1. 引起短暂性脑缺血发作最主要的病因是(　　)
　　A. 高血压　　　　　　B. 心绞痛　　　　　　C. 低血压
　　D. 颈内动脉硬化　　　E. 冠状动脉狭窄
【答案】 D

2. 患者,男,68 岁。有高血压病史 10 年,2 小时前看电视突然跌倒在地,神志不清,急诊入院。查体:浅昏迷,血压 150/100mmHg,脉搏 64 次/分。头颅 CT 示左侧基底节区高密度影。患者最有可能发生了(　　)
　　A. 脑肿瘤　　　　　　B. 高血压脑病　　　　C. 脑脓肿
　　D. 脑出血　　　　　　E. 脑梗死
【答案】 D

考点三 辅助检查

项 目	内 容
实验室检查	白细胞计数增高,凝血活酶时间异常
影像学检查	<u>头颅 CT 及头颅 MRI 可显示梗死部位、大小及其周围脑水肿情况和有无出血征象等,是最常用的检查</u>
其他	脑血管造影、脑脊液检查等

考点四 护理措施

要 点	内 容
一般护理	急性期<u>绝对卧床休息</u>,保持病室安静,翻身时保护头部,避免颅内压增高,给予高蛋白、高维生素、清淡、易消化的流质或半流质饮食,昏迷或吞咽困难者给予鼻饲饮食,<u>急性脑出血患者 24 小时内禁食</u>
体位护理	①<u>脑出血患者采取侧卧位,头稍高,避免搬动</u> ②<u>蛛网膜下腔出血患者采取平卧位</u>,头置冰袋。及时降低颅内压和控制血压,首选 <u>20% 甘露醇快速静滴,并使用止血药</u> ③脑血栓患者采取<u>平卧位,头部禁止冰敷</u>。治疗以抗凝为主,同时应用血管扩张剂,必要时做<u>溶栓治疗</u>
病情观察	密切观察患者生命体征、意识、肢体功能及瞳孔变化,并记录

💡 小贴士:脑血管疾病一般首选 CT 检查。

👍 考查年份:2012 年,2013 年、2017 年。
考情分析:属于常考点。理解记忆性题,着重记忆急性期的护理。

💡 小贴士:肌肉力量一般分为 6 级,0 级:完全瘫痪、肌力完全丧失;1 级:肌肉有轻微收缩但无肢体活动;2 级:肢体可移动位置,但不能抬起;3 级:肢体能抬离床面,但不能对抗阻力;4 级:能做对抗阻力的运动,但肌力减弱;5 级:肌力正常。

续表

要 点	内 容
健康教育	①指导患者及家属了解本病的相关知识,预防并发症 ②制订肢体功能锻炼计划:急性期应该绝对卧床休息,将关节置于功能位,定时翻身拍背,动作轻柔,及时进行关节被动运动与按摩 ③心理护理:指导患者学会自我调节情绪,保持心情愉悦

● 经典考题

患者,男,46岁。因急性脑出血入院,护士在巡视时发现,患者出现一侧瞳孔散大,呼吸不规则,此时患者有可能会出现的并发症是(　　)

A. 动眼神经损害　　　B. 消化道出血　　　C. 癫痫发作
D. 脑疝　　　E. 呼吸衰竭

【答案】　D

第六节　三叉神经痛

考点一　临床表现

多发于中老年人群,疼痛限于三叉神经分布区,多为单侧。以突发、突停的短暂剧痛为特点,疼痛以口角、鼻翼、颊部、舌部最敏感,轻触即可诱发。洗脸、讲话、咀嚼均可诱发。

考点二　治疗要点

首选药物为卡马西平。

考点三　护理措施

要 点	内 容
一般护理	保持环境安静,生活规律;尽可能减少诱发因素,如洗脸、刷牙,动作轻柔。给予清淡、细软、无刺激的饮食,严重者给予半流质饮食
用药护理	当出现不良反应时,如头痛、头晕、肝功损害、皮疹、共济失调等应及时报告医生,必要时停药处理
健康教育	指导患者学习本病的相关知识与正确用药,防止诱因的发生,关心体谅患者,帮助患者保持愉悦和战胜疾病的信心。定期复查,及时就医

小贴士:卡马西平可抑制三叉神经的病理性神经反射。不良反应有头晕、嗜睡等,嘱患者在服药期间不可做危险、精细工作。

第七节　急性脱髓鞘性多发性神经炎

考点一　临床表现

部分患者发病前有上呼吸道或消化道感染史,急性或亚急性起病,以运动损害最为突出,多从双下肢开始,逐渐向上发展至四肢,出现急性对称性迟缓性瘫痪,腱反射减弱或消失,病

小贴士:急性脱髓鞘性多发性神经炎的首发症状为四肢对称性无力,死亡的主要原因为急性呼吸衰竭。

理反射阴性,下肢重于上肢,近端重于远端,常为首发症状,多于数日至 2 周达高峰,严重者可累及呼吸肌,出现呼吸肌麻痹,引起急性呼吸衰竭致死亡。自主神经症状可见皮肤潮红、出汗等。

● 经典考题

急性脱髓鞘性多发性神经炎对患者生命威胁最大的症状是(　　　)

　　A. 运动障碍　　　　　　B. 感觉障碍　　　　　　C. 脑神经麻痹

　　D. 呼吸肌麻痹　　　　　E. 自主神经功能障碍

【答案】 D

考点二　辅助检查

脑脊液:压力正常,无色透明。蛋白 - 细胞分离现象(蛋白质含量增高,而细胞数正常)是本病的特征性表现。

考点三　护理措施

要　点	内　容
饮食护理	嘱患者进食高热量、高蛋白、丰富维生素、易消化的食物,吞咽困难者可鼻饲,注意补充水分
瘫痪护理	保证患者肢体轻度延展,帮助患者活动,防止肌萎缩。保持瘫痪肢体处于正常功能位置,防止足下垂、爪型手等后遗症,必要时用"T"型板固定双足。咽肌瘫痪者注意进行吞咽功能的锻炼
用药护理	教会患者遵医嘱正确服药,告知药物的作用、副作用及注意事项等

第八节　帕金森病

考点一　概述

帕金森(PD)又称震颤麻痹,是由于黑质多巴胺(DA)能神经元变性缺失引起的一种常见的神经系统变性疾病,以静止性震颤、肌强直、运动迟缓等为主要表现。

考点二　临床表现

要　点	内　容
运动症状	①震颤:一般在静止状态时出现,可在情绪紧张时加剧,随意活动时减轻,入睡后则消失,称为静止性震颤,从一侧上肢远端开始,呈节律性手指屈曲和拇指对掌运动,似"搓丸样"动作;通常上肢比下肢明显,病程后期震颤可累及下颌、口唇、舌和头部 ②肌强直:可有"铅管样强直""齿轮样强直"等 ③运动迟缓:随意运动减少、动作迟缓和活动减少,显得笨拙、缓慢;表情呆板,常双眼凝视,瞬目减少,笑容出现和消失减慢,称"面具脸";书写困难,写字时笔迹颤动或越写越小,称"写字过小征" ④姿势步态异常:慌张步态等
非运动症状	自主神经功能障碍、感觉障碍等

💡 小贴士:静止性震颤是帕金森的典型症状。

考点三　辅助检查

功能影像学检测:脑内多巴胺转运载体功能显著降低。

考点四　治疗要点

要　点	内　容
药物治疗	遵循个体化,小剂量开始,缓慢递增,以最小剂量获得满意疗效为原则,左旋多巴作为多巴胺合成前体可透过血脑屏障,提高脑内多巴胺含量,是治疗本病最基本、最有效的药物
外科治疗	适用于长期药物治疗效果不明显者
康复治疗	进行语言、进食、行走及日常生活能力训练、心理疏导等可有效改善患者的生活质量

💡 小贴士:服药期间尽量避免使用维生素 B_6,以免降低药物疗效或导致直立性低血压。

考点五　护理措施

要　点	内　容
一般护理	指导患者保持良好的身体姿态,鼓励患者做自己力所能及的事情,如起坐困难、慌张步态等异常步态进行有效的指导,协助和反复练习,可配置高位座椅、手杖等辅助设施;可在脚前放置小物件做视觉提示,帮助起步
药物护理	密切观察病情变化及药物副作用,如消化道反应、心血管系统的副作用等;一旦出现,应及时处理
安全护理	移开环境中的障碍物,行走时对起动和终止应给予必要的保护,专人陪护,防止意外伤害

● 经典考题

患者,女,72 岁。患帕金森病 5 年,随诊中患者表示现在多以碎步、前冲动作行走,并对此感到害怕。患者进行行走训练时,护士应提醒患者避免(　　　)

A.思想尽量放松　　　B.尽量跨大步　　　C.脚步尽量抬高

D.双臂尽量摆动　　　E.将注意力集中于地面

【答案】　E

第九节　癫痫

考点一　概述

癫痫是指多种原因引起的脑部神经元高度同步化异常放电导致的临床综合征。本病特点是突然发生和反复发作。

考点二　临床表现

因异常放电的起始部位以及传递方式的不同,癫痫的临床表现也有所差别。癫痫发作是指一次发作的全过程,具有短暂性、刻板性、间歇性和重复性。

分 类	表 现
部分性发作	①单纯部分性发作:发作时间短,发作时无意识障碍,发作起始与结束均较突然 ②复杂部分性发作:发作时伴有意识障碍 ③部分继发全身性发作:先有部分性发作的表现,随后出现全身性发作
全面性发作	①全面强直－阵挛发作(大发作):为常见的发作类型,主要特征为意识丧失和全身抽搐 ②失神发作(小发作):发作时患者停止当时的活动,两眼凝视不动,呼之不应,可伴简单自发性动作如舐唇、吞咽等,事后立即清醒,继续原有的动作,但对发作无记忆 ③肌阵挛发作:表现为快速、短暂、触电样肌肉收缩
癫痫持续状态	一次发作持续时间超过30分钟,或连续多次发作、发作间期意识或神经功能未能恢复至正常水平。目前认为一次全面－阵挛发作持续5分钟以上即可称为癫痫持续状态。癫痫持续发作状态是一种危险的急症,由于连续发作致脑组织缺氧、机体代谢活动增强,若不及时治疗可出现脑水肿、脑疝、高热等,危及患者生命

小贴士:全面强直－阵挛发作过程分为三期。强直期:患者突然意识丧失,跌倒在地,多同时发出尖叫。出现全身骨骼持续性收缩,眼球上翻或凝视;颈部和躯干先屈曲而后反张;张口后突然闭合,可咬破舌尖;呼吸停止,瞳孔扩大,瞳孔对光反射消失。阵挛期:全身肌肉有节律地抽动,呈一张一弛交替性抽动,阵挛频率逐渐减慢,最后一次强烈痉挛后突然停止,进入惊厥后期。惊厥后期:阵挛期过后,呼吸首先恢复,肌张力松弛、意识逐渐恢复。

● 经典考题

癫痫患者强直－阵挛发作的特征性表现是( )
　　A. 某种活动突然中断　　　　　B. 意识丧失和全身对称性抽搐
　　C. 连续多次发作,且有意识障碍　　D. 机械动作持续时间长
　　E. 表情呆滞,肌肉强直
【答案】 B

考点三 辅助检查

脑电图检查:是癫痫最重要的检查方法,有助于明确癫痫的诊断及分型和确定特殊综合征。典型表现是棘波、尖波、棘—慢波或尖—慢波,少数患者始终正常,故可用24小时磁带记录实时监测。

考查年份:2012年,2017年。
考情分析:重点记忆脑电图是最重要的检查。

● 经典考题

患者,女。在商场突然倒地,随后出现四肢痉挛性抽搐,牙关紧闭,疑为癫痫发作急诊,以下哪种检查对帮助诊断最有意义( )
　　A. 头部CT　　　　B. 脑血管造影　　　　C. 脑电图
　　D. 脑磁共振　　　E. 脑多普勒彩色超声
【答案】 C

考点四 治疗要点

明确病因者针对病因治疗,发作间歇期主要是药物治疗。发作时迅速将患者就地平卧,保持呼吸道通畅、吸氧,防止摔伤及其他并发症。

小贴士:抗癫痫药的用药原则:尽可能单一用药治疗;小剂量开始;合理用药;长期规律用药。

考点五 护理措施

考查年份:2013 年, 2014 年,2017 年,2018 年, 2020 年。

考情分析:属于常考点。 重点掌握患者癫痫发作 时的护理。

要 点	内 容
病情观察	观察癫痫发作的类型,记录发作的持续时间及次数,严密观察发作时患者生命体征、神志、瞳孔的变化,注意发作过程有无心率增快、呼吸减慢、牙关紧闭等;观察发作停止后患者是否已恢复意识;发作时有无外伤等
癫痫发作时的护理	①缓慢将患者放平,头偏向一侧,解开衣领和腰带,抽搐发作时切勿用力按压患者身体,以防骨折和脱臼,可用软垫加以保护关节部位,防止擦伤 ②及时清理口腔和气道内分泌物,保持呼吸通畅;将牙垫、毛巾或纱布包裹压舌板、筷子等从一侧塞入上下臼齿之间,以防舌咬伤 ③应用地西泮或苯妥英钠防止再次发作。对癫痫持续状态、极度烦躁或发作终止的恢复过程中意识迷糊、躁动者,应有专人照护
癫痫持续状态的护理	保持呼吸道通畅、吸氧,必要时气管切开;监测生命体征;防止舌咬伤和摔伤,防治脑水肿、高热,预防感染。遵医嘱静脉缓慢推注地西泮,用药过程中注意观察患者有无呼吸抑制的表现
健康教育	教患者及家属如何避免诱因,减少发作,提醒患者生活规律,注意劳逸结合,合理饮食;正确用药,不可随意增减药量或撤换药物,一旦发生不良反应及时就医;告知患者有前驱症状时,避免摔伤,不参加有危险的活动,随身携带病诊卡

● 经典考题

1. 患者,女,34 岁。因癫痫发作突然跌倒,护士赶到时患者仰卧,意识不清,牙关紧闭,上肢抽搐。首要的急救措施是(   )

　　A. 人工呼吸　　　　　　B. 保持呼吸道通畅　　　　　C. 胸外心脏按压

　　D. 氧气吸入　　　　　　E. 应用简易呼吸机

【答案】 B

2. 患儿,男,2 岁。发热 1 天,体温 39℃,伴有轻咳来诊。既往有癫痫病史,门诊就诊过程中突然发生惊厥,即刻给予输氧、镇静,此刻首选药物是(   )

　　A. 苯巴比妥肌注　　　　B. 地西泮静注　　　　　　　C. 水合氯醛灌肠

　　D. 氯丙嗪肌注　　　　　E. 肾上腺皮质激素静注

【答案】 B

第十节　化脓性脑膜炎

考点一 临床表现

小贴士:化脓性脑膜炎最常见的感染途径是血行感染。以婴幼儿感染最常见。

　　5 岁以下儿童多见。体温升高、进行性意识障碍、嗜睡、惊厥,并有头痛、呕吐等颅内压增高的表现。脑膜刺激症状如颈项强直,并可出现克氏征、布氏征阳性。

考点二 辅助检查

项　目	内　容
脑脊液检查	是确定诊断的重要方法,典型改变为脑脊液压力明显增高,外观清亮,稍后呈浑浊米汤样或呈脓样
血常规	白细胞计数有明显增高

考点三 治疗要点

要　点	内　容
对症治疗	高热者给予药物或物理降温;颅内压增高者可用 20% 甘露醇进行脱水治疗;维持水及电解质平衡
病原治疗	尽早应用有效抗生素,可联合用药,脑膜炎球菌对青霉素高度敏感,青霉素可用于肺炎球菌、脑膜炎双球菌感染的治疗

👍 考查年份:2013 年,2017 年。

考情分析: 属于偶尔考点。了解治疗该疾病的常用药物。

● 经 典 考 题

患儿,男,3 岁。因化脓性脑膜炎入院,脓液细菌培养显示为脑膜炎双球菌感染。进行抗菌治疗首选的抗生素是(　　)

　　A.青霉素　　　　　B.阿奇霉素　　　　　C.庆大霉素　　　　　D.链霉素　　　　　E.红霉素

【答案】　A

考点四 护理措施

要　点	内　容
一般护理	嘱患者绝对卧床休息,保持病室安静;颅内压增高者,需抬高床头 15°~30°。以高蛋白、高维生素、清淡易消化的流质或半流质饮食为主,必要时给予静脉补液。高热患者及时降温处理
病情观察	严密监测生命体征并记录,观察神志、瞳孔、面色、皮肤及末梢循环状况;有无惊厥、抽搐先兆
用药护理	严格掌握用药剂量、间隔时间和疗程,密切观察用药反应,注意有无不良反应。一旦发现及时通知医生

第十一节　病毒性脑膜炎、脑炎

考点一 概述

病毒性脑膜炎、脑炎是由各种病毒引起的中枢神经系统的急性感染性疾病。

考点二　临床表现

要　点	内　容
病毒性脑膜炎	大多数起病前先有呼吸道或消化道感染史,主要表现为发热、恶心、呕吐,婴儿常有烦躁不安,易被激惹;年长儿主诉头痛、颈背疼痛
病毒性脑炎	主要表现为发热、惊厥、意识障碍和颅内压增高,严重者发生脑疝;当病变累及额叶底部、颞叶边缘系统时,患者可有幻觉、失语、定向力障碍等

小贴士:病毒性脑膜炎一般很少有严重意识障碍和惊厥,可有颈项强直和脑膜刺激征。

考点三　治疗要点

要　点	内　容
支持治疗与对症治疗	卧床休息,供给充足的营养,高热者给予降温措施,维持水、电解质的平衡。控制惊厥发作,降低颅内压
抗病毒治疗	一般采取静脉滴注方法,如阿昔洛韦(无环鸟苷),为高效广谱抗病毒药,可阻止病毒 DNA 的合成

考点四　护理措施

要　点	内　容
一般护理	给予舒适、安静的环境,空气新鲜,室内定时通风。监测患儿的体温、热型及伴随症状,如体温在 38.5℃以上,可应用物理降温或药物降温方法,降低大脑耗氧量
病情观察	密切观察意识、瞳孔、呼吸、血压、体温的变化,如发现呼吸节律不规则、两侧瞳孔不等大、对光反射迟钝,多提示有脑疝发生

第十二节　小儿惊厥

考点一　概述

惊厥是小儿常见危急重症,以全身或局部骨骼肌群突然发生不自主收缩为主要表现,常伴意识障碍。一般多发生于婴幼儿。

考点二　临床表现

要　点	内　容
惊厥	典型表现为突然发生意识丧失,头向后仰,面部及四肢肌肉呈强直性或阵挛性收缩,眼球固定、上翻或斜视,口吐白沫、牙关紧闭等,常见于癫痫大发作
惊厥持续状态	发作持续 30 分钟以上,或 2 次发作间歇期意识不能完全恢复者。因癫痫持续时间过长,导致缺氧性脑损害,脑水肿严重者可死亡
高热惊厥	是小儿惊厥最常见的原因

小贴士:小儿惊厥最常见的病因为高热。

考查年份:2017 年。

考情分析:属于偶尔考点。重点掌握惊厥发作的典型表现。

考点三 护理措施

要 点	内 容
抢救护理	惊厥发作时应就地抢救,患儿平卧,头偏向一侧,解开衣领,保持呼吸道通畅。反复惊厥者将舌轻轻往外牵拉,预防舌后坠。遵医嘱给予抗惊厥药物,首选地西泮缓慢静脉注射或灌肠,也可选用苯妥英钠、水合氯醛等
维持体温正常	卧床休息,多饮水,遵医嘱给予物理降温或药物降温
观察病情	密切观察患儿生命体征、意识及瞳孔改变。惊厥较重或持续时间较长可引起脑缺氧,导致脑水肿或脑损伤,应及时吸氧

考查年份:2012 年,2015 年,2019 年。
考情分析:属于偶尔考点。高热是引起惊厥的常见原因,因此患儿发热时应及时降温。

● 经典考题

1.患儿,男,2岁。因上呼吸道感染出现咳嗽、发热入院。现体温39.3℃,半小时前突发抽搐,持续约1分钟后停止,呈嗜睡状,为避免再发抽搐,护理的重点是( )

A.多晒太阳 　　　 B.按时预防接种 　　　 C.加强体格锻炼

D.居室定期食醋熏蒸 　　 E.体温过高时应及时降温

【答案】 E

2.患儿,男,2岁。发热1天,体温39℃,伴有轻咳来诊,既往有癫痫病史。门诊就诊过程中突然发生惊厥,即刻给予输液、吸氧、镇静,此刻首选的药物是( )

A.苯巴比妥肌注 　　　　 B.地西泮静注

C.水合氯醛灌肠 　　　　 D.氯丙嗪肌注

E.肾上腺皮质激素静注

【答案】 B

本书配有智能学习助手
可以帮助你提高学习效率

第十七章　生命发展保健

● 章 前 分 析

本章重点内容较少,在历年考试中,本章分值在 2 ~ 3 分。

● 本章核心考点解读

📧 名 师 指 导

第一节　计划生育

考点一　工具避孕法

1. 阴茎套

男性避孕工具,还可以防止性病的传播,故应用广泛。

2. 宫内节育器

💡 小贴士:节育器嵌顿时应立即取出。

要　点	内　容
避孕原理	宫内节育器具有改变宫腔环境、干扰着床、杀害精子等作用
放置时间	月经干净 3 ~ 7 天且无性交者;人工流产术后,宫腔长度 <10cm 者;正常分娩后 42 日,生殖系统恢复正常者;剖宫产术后 6 个月;哺乳期闭经排除早孕者;自然流产转经后
护理要点	①术后休息 3 天,避免重体力劳动 1 周,禁止性生活和盆浴 2 周。保持外阴清洁,预防感染 ②术后有出现月经过多、经期延长或月经周期中不规则出血时,可遵医嘱给予前列腺素合成酶抑制剂吲哚美辛片,并抗炎止血 ③常见并发症有子宫穿孔、感染、节育器异位、节育器脱落等
取器护理	①取器时间:月经干净后 3 ~ 7 天;出血多者可随时取出;带器妊娠者于人工流产时取出 ②术后护理:术后休息 1 天,禁止性生活和盆浴 2 周

● 经典考题

1. 放置宫内节育器的时间是在月经干净后的(　　)
　　A.11 天　　　　　　B.10 天　　　　　　C.9 天
　　D.8 天　　　　　　E.7 天
【答案】　E

2. 不属于宫内节育器的并发症的是(　　)
　　A. 感染　　　　　　B. 节育器嵌顿　　　　C. 子宫穿孔
　　D. 节育器异位　　　E. 子宫癌变
【答案】　E

考点二 药物避孕

考查年份:2012 年,2014 年,2017 年,2018 年,2020 年。

考情分析:属于常考点。重点注意药物副反应的护理措施。

要 点	内 容
禁忌证	①重要器官病变,如心血管疾病、肝炎、肾炎、血液病或血栓性疾病、内分泌疾病等 ②恶性肿瘤、癌前病变、子宫或乳房肿块 ③精神病生活不能自理者 ④月经异常或年龄大于 45 岁的妇女 ⑤年龄大于 35 岁的吸烟妇女 ⑥哺乳期妇女、产后未满 6 个月或月经未来潮者
药物副反应及护理	①类早孕反应:表现为恶心、困倦、乏力、头晕等,症状轻者可不需处理,重者遵医嘱给予维生素 B_6 口服等 ②不规则阴道流血:出血量多者,应立即停药 ③月经过少或停经:服药后因体内雌激素减少,子宫内膜变薄引起月经量减少或停经。连续用药 2 个周期无月经来潮,应考虑更换避孕药种类 ④体重增加:部分妇女长时间服用避孕药,出现体重增加,但不致引起肥胖,也不影响健康,一般不需处理 ⑤色素沉着:少数妇女服药后颜面部可出现蝶形淡褐色色素沉着,停药后可自行消退或减轻

💡小贴士:短效避孕药的主要作用是抑制排卵。

● 经典考题

护士在为社区人群进行健康宣教,在下列人群中,可以指导其应用口服避孕药进行避孕的是( )

A. 患者严重心血管疾病者　　B. 乳房有肿块者　　C. 甲状腺功能亢进者

D. 患有慢性肝炎者　　E. 子宫畸形者

【答案】 E

考点三 人工流产术

1. 概述

人工流产术是指在妊娠早期用人工的方法终止妊娠的手术,手术流产包括负压吸引术和钳刮术。

💡小贴士:负压吸引术适用于孕 6～10 周以内者,钳刮术适用于妊娠 11～14 周者。

2. 护理

手术后在观察室休息 1～2 小时,观察宫缩与阴道流血等情况。告知患者 1 个月内禁止盆浴和性生活,吸宫术后休息 3 周,钳刮术后休息 4 周,有异常情况应随时就诊。

第二节　孕期保健

考点 孕期护理措施

一般妊娠 28 周前,每 4 周检查 1 次;妊娠 28～36 周,每 2 周检查 1 次;妊娠 36 周后,每周检查 1 次。产妇如有异常情况,应增加检查的次数或随时检查。

💡小贴士:12 小时胎动在 10 次以下提示胎儿宫内缺氧,应立即就诊。

第三节　生长发育

考点一　小儿年龄分期

分　期	特　点
胎儿期	从受精卵形成到胎儿出生
新生儿期	从出生脐带结扎到生后满28天，此期易发生窒息、感染等疾病
婴儿期	出生到满1周岁之前，是小儿生长发育最快的一个时期
幼儿期	1周岁到满3周岁前，此期体格发育比婴儿期缓慢，但在语言、动作和心理方面有显著发展
学龄前期	3岁后到6~7岁入小学前，此期儿童的个性和道德情感已初步形成
学龄期	从入小学前（6~7岁）到青春期之前
青春期	从第二性征出现到生殖功能基本发育成熟、身高停止增长的时期，女孩从11~12岁到17~18岁，男孩从13~14岁到18~20岁为青春期，此期较突出的心理特征为自主意识增强、易于冲动并富于幻想

> **考查年份**：2013年，2018年。
>
> **考情分析**：属于偶尔考点。了解小儿各年龄分期的时间段。

> 💡 **小贴士**：幼儿期小儿对危险识别意识不足，易导致疾病的发生和性格及行为的偏离。

● 经典考题

幼儿期是指（　　）

　　A. 出生~1岁　　　　　B. 出生~2岁　　　　　C. 1~3岁

　　D. 3~5岁　　　　　E. 4~6岁

【答案】　C

考点二　生长发育的规律

要　点	内　容
规律特点	小儿生长发育是按照由上到下、由近到远、由粗到细、从简单到复杂、从低级到高级的顺序进行，是一个具有连续性、阶段性、不平衡性、顺序性和个体性的过程
主要内容	各系统发育有快有慢，神经系统发育较早、生殖系统发育较晚、淋巴系统发育先快后慢

> **考查年份**：2012年。
>
> **考情分析**：属于偶尔考点。

> 💡 **小贴士**：影响小儿生长发育的两个最基本因素为遗传因素和环境因素。

● 经典考题

对儿童生长发育规律的描述，错误的是（　　）

　　A. 生长发育是一个连续的过程　　　　　B. 生长发育遵循一定的顺序

　　C. 有一定的个体差异性　　　　　D. 各系统器官发育的速度一致

　　E. 生长发育是由低级到高级

【答案】　D

考点三 体格生长常用指标及测量方法

指 标	具体内容及其意义
体重	①最能反映小儿体格生长和营养状况的指标。出生时平均为 3kg ②计算公式 1~6 个月:体重(kg) = 出生时体重(kg) + 月龄×0.7(kg) 7~12 个月:体重(kg) =6(kg) + 月龄×0.25(kg) 2 岁~12 岁体重(kg) =年龄×2+8(kg)
身长(高)	①是反映骨骼发育的重要指标,新生儿身长平均为 50cm,1 周岁时 75cm,2 周岁时 85cm ②2 个生长高峰:婴儿期和青春期 ③2~12 岁身高(cm) =年龄(岁)×7 +75(cm)
坐高	头顶至坐骨结节的距离
头围	反映脑发育和颅骨生长的重要指标。1 岁约 46cm
胸围	反映肺与胸廓的发育的指标。小儿 1 岁时头围与胸围相等
牙齿	4~10 个月龄乳牙开始萌出,于 2~2.5 岁时乳牙出齐。2 岁内乳牙数目为月龄减 4~6
囟门	前囟为顶骨与额骨边缘形成的菱形间隙,1~1.5 岁时闭合,最迟 2 岁。后囟最迟 6~8 周闭合

考查年份:2012 年,2013 年,2017 年,2018 年,2019 年。
考情分析:属于常考点。重点记忆体重与身高的计算方式。
小贴士:小儿 2~12 岁,体重平均每年增长 2kg。
小贴士:前囟过小或闭合过早见于小头畸形,前囟过大或闭合过迟见于佝偻病、先天性甲状腺功能减低症等,前囟饱满常提示颅内压增高,见于脑积水、脑出血等。

经典考题

1. 判断小儿体格发育的主要指标是(　　)
A.体重、身高　　B.牙齿、囟门　　C.运动发育水平
D.语言发育水平　　E.智力发育水平
【答案】　A

2. 小儿,男,10 月龄。常规生长发育检测报告,前囟关闭时间应该是(　　)
A.10~13 个月　　B.12~18 个月　　C.20~22 个月
D.22~24 个月　　E.24~30 个月
【答案】　B

第四节　小儿保健

考点一 新生儿期保健

1. 母乳喂养
指导母亲母乳喂养的方法,哺乳后可将新生儿抱起,轻拍背部,防止溢奶。
2. 预防接种
出生后应接种乙肝疫苗和卡介苗。

考点二 婴儿期保健——添加辅食顺序

月　龄	食物状态	添加辅食	供给营养素
4~6	泥状食物	米汤、米糊、粥、蛋黄、豆腐、动物血、菜泥、水果泥	补充能量,动、植物蛋白,铁,维生素,纤维素,矿物质
7~9	末状食物	粥、烂面、饼干、蛋、鱼、肉末	补充能量,动、植物蛋白,铁,锌,维生素
10~12	碎食物	稠粥、软饭、面条、馒头、豆制品、碎肉等	补充能量、维生素、蛋白质、矿物质、纤维素

● 经典考题

婴儿期就可以开始的早期训练是(　　)

　　A. 刷牙训练　　　　　　B. 坐姿训练　　　　　　C. 穿衣训练

　　D. 大小便训练　　　　　E. 学习习惯训练

【答案】　B

考点三 幼儿期保健

　　此期小儿活动范围渐广,接触周围事物增多,但识别危险的能力不足,意外伤害发生概率较高,应注意意外的预防。

● 经典考题

小儿的自我概念开始形成的时期是(　　)

　　A. 婴儿期　　　　　　　B. 幼儿期　　　　　　　C. 学龄前期

　　D. 学龄期　　　　　　　E. 青春期

【答案】　B

第五节　青春期保健

考点　概述

　　青春期是生长发育的第二个高峰期,应注意营养的补充。

小贴士:4个月以上婴儿要及时添加辅食,指导家长辅食添加的原则。

小贴士:婴儿期的早期教育包括大小便训练、动作的发展、语言的培养等。

小贴士:小儿添加辅食的原则:由少到多;由单一到多样;由一种到多种;由粗到细;由稀到稠。

考查年份:2012年,2013年,2015年。

考情分析:青春期应注意培养青少年良好的卫生习惯及做好心理护理。

对青春期孩子实施心理行为指导的重点是(　　)

    A.针对学校生活适应性的培养　　B.加强品德教育　　C.预防疾病和意外教育

    D.性心理教育　　E.社会适应性的培养

【答案】　D

附:小儿计划免疫程序

预防病名 / 要点	结核病	乙型肝炎	脊髓灰质炎	百日咳、白喉、破伤风	麻疹
免疫原	卡介苗	乙肝疫苗	脊灰疫苗	类毒素和破伤风类毒素混合制剂	麻疹减毒活疫苗
接种方法	皮内注射	肌内注射	口服	皮下注射	皮下注射
接种年龄	出生后	出生后、1个月、6个月	2个月、3个月、4个月	3个月、4个月、5个月	8个月、18个月、6岁

经典考题

某6月龄婴儿,父母带其到儿童保健门诊进行预防接种,此时应给该患儿注射的疫苗是

    A.百白破疫苗　　B.乙肝疫苗　　C.卡介苗

    D.麻疹疫苗　　E.脊髓灰质炎疫苗

【答案】　B

第六节　妇女保健

妇女保健主要应注意孕期妇女的保健,观察孕妇出现的生理与心理反应,及时给予指导与处理。产后指导孕妇注意外阴清洁卫生。

第七节　老年保健

老年人因身体逐渐衰老,疾病增多,社交、人际关系改变,易出现心理问题,因此要指导老年人自我心理调节的方法,保持稳定、乐观的情绪,维持与社会的联系,适当运动等。

> 小贴士:老年人用药原则:尽量减少用药的品种,以小剂量开始服用,注意联合用药。

第十八章　法律法规与护理管理

章前分析

本章重点掌握与执业注册相关的法律法规。在历年考试中,本章分值在2~5分。

本章核心考点解读

微信扫描

💡 名师指导

第一节　与护士执业相关的法律法规

考点一　《护士条例》

《护士条例》实行时间:2008年5月12日。

考点二　护士执业注册

1.申请护士执业注册的条件

(1)具有完全民事行为能力。

👍 考查年份:2012年,2014年,2017年,2019年。考情分析:属于偶尔考点。重点记忆护士执业注册的申请条件。

● 经典考题

申请护士执业注册,应具备"具有完全民事行为能力"的条件,申请者年龄至少应在(　　)

　　A.16周岁以上　　B.17周岁以上　　C.18周岁以上　　D.19周岁以上　　E.20周岁以上

【答案】　C

(2)在中等执业学校、高等学校完成国务院教育主管部门和国务院卫生主管部门规定的普通全日制3年以上的护理、助产专业课程学习,包括在教学、综合医院完成8个月以上护理临床实习,并取得相应学历证书

● 经典考题

申请注册的护理毕业生,必须完成临床实习的至少时限是不少于(　　)

　　A.6个月　　B.7个月　　C.8个月　　D.9个月　　E.10个月

【答案】　C

(3)通过国务院卫生主管部门组织的护士执业资格考试。

(4)符合国务院卫生主管部门规定的健康标准:无精神病史;无色盲、无色弱、双耳听力障碍;无影响履行护理职责的疾病、残疾或者功能障碍。

● 经典考题

申请护士执业注册时,不影响申请者申报的情况是(　　)

　　A.精神病史　　B.色盲　　C.色弱　　D.近视　　E.双耳听力障碍

【答案】　D

2.首次护士执业注册

应在通过护士执业资格考试之日起3年内提出注册申请,提交申请人身份证明、学历证书及专业学习中临床实习证明、护士执业资格考试成绩合格证明、健康体检证明及医疗卫生

💡 小贴士:护士被吊销执业证书的,自执业证书被吊销之日起2年内不得申请执业注册。

机构拟聘用的相关材料,有效期为 5 年。对注册有效期已满未延续注册的、吊销《护士执业证书》已满 2 年的护理人员,应重新进行执业注册。

考点三 《中华人民共和国传染病防治法》

(1)《中华人民共和国传染病防治法》规定管理的传染病包括甲类、乙类、丙类三类。甲类传染病包括鼠疫、霍乱。

(2)传染病报告制度是早期发现传染病的重要措施,控制传染源的主要手段是隔离患者。发现甲类传染病和按照甲类管理的乙类传染病患者、疑似患者或病原携带者,应在 2 小时内报告当地的卫生防疫机构,发现乙类、丙类传染病患者疑似患者或病原携带者应在 24 小时内报告发病地的卫生防疫机构。

💡 小贴士:我国传染病共 39 种,甲类 2 种、乙类 26 种、丙类 11 种。

💡 小贴士:传染性非典型肺炎、人感染高致病性禽流感与肺炭疽是乙类传染病,但按照甲类管理。患甲类传染病、炭疽死亡的患者,应就近火化。

• 经典考题

1.属于甲类传染病的是(　　)

　　A.疟疾　　　　　B.炭疽　　　　　C.艾滋病　　　　　C.黑热病　　　　　E.鼠疫

【答案】　E

2.医院发现甲类传染病时,错误的处理措施是(　　)

　　A.对患者和病原携带者进行隔离治疗

　　B.对疑似患者的密切接触者要在指定的场所进行医学观察

　　C.隔离期限根据医学检查确定结果

　　D.患者确诊前应收住入医院传染科病房观察、治疗

　　E.对疑似患者的密切接触者采取必要的预防措施

【答案】　D

考点四 医疗事故

(1)医疗事故应包含主体是医疗机构及其医务人员、有错误的医疗行为、造成患者的人身损害等条件。

(2)医疗事故分为四级:

👆 考查年份:2012 年,2013 年,2019 年,2020 年。
考情分析:属于偶尔考点。了解医疗事故的分级。

分　期	内　容
一级医疗事故	造成患者死亡、重度残疾
二级医疗事故	造成患者中度残疾、器官组织损伤导致严重功能障碍
三级医疗事故	造成患者轻度残疾、器官组织损伤导致一般功能障碍
四级医疗事故	造成患者明显人身损害的其他后果

💡 小贴士:医疗事故技术鉴定法定机构是各级医学会。

• 经典考题

护士误给某青霉素过敏的患者注射青霉素,造成患者死亡,此事故属于(　　)

　　A.一级医疗事故　　B.二级医疗事故　　C.三级医疗事故

　　D.四级医疗事故　　E.严重护理差错

【答案】　A

(3)患者有权复印其门诊病历、住院单、体温单、医嘱单、化验单(检验报告)、医学影像检查资料、特殊检查同意书、手术同意书、手术及麻醉记录单、病理资料、护理记录以及国务院卫

💡 小贴士:严禁涂改、伪造、隐匿、销毁或者抢夺病历资料。

生行政部门规定的其他病历资料。

考点五 《侵权责任法》

（1）实施时间：2010年7月1日。

（2）因抢救生命垂危的患者等紧急情况，不能取得患者或者其近亲属意见的，经医疗机构负责人或者授权的负责人批准，可以立即实施相应的医疗措施。

> 小贴士：在诊疗活动中受到损害，医疗机构及其医务人员有过错，由医疗机构承担赔偿责任。

● 经典考题

1. 患者，女，23岁。因车祸致大量失血，入院时已昏迷。为抢救患者生命，需立即手术治疗，但短期内无法联系患者家属。此时合理的处理措施（　　）

    A. 继续尝试联系家属　　B. 联系患者单位　　C. 转诊其他医疗机构

    D. 请示上级卫生主管部门　　E. 由医院负责人决策

【答案】 E

2. 患者在诊疗活动中受到损害，医疗机构及其医务人员有过错的，承担赔偿责任的是（　　）

    A. 医务人员　　B. 医疗机构　　C. 医疗机构负责人

    D. 医务人员和医疗机构　　E. 医务人员及其家属

【答案】 D

考点六 《中华人民共和国献血法》

（1）实施时间：1998年10月1日。

（2）我国实行无偿献血制度，提倡十八周岁至五十五周岁的健康公民自愿献血。

考点七 《人体器官移植条例》

条例规定活体器官接受人须与活体器官捐献人之间有特定的法律关系，即配偶关系、直系血亲或者三代以内旁系血缘关系，或者有证据证明与活体器官捐献人存在因帮扶等形成了亲情关系。条例在医疗机构和医务人员摘取人体器官前加上了伦理委员会进行审查的要求。

> 小贴士：捐献人体器官要严格遵循自愿原则。

第二节 医院护理管理的组织原则

考点 护理管理中的组织原则

护理管理中的组织原则包括等级和统一指挥原则、任务和目标一致原则等。

> 小贴士：任务与目标一致原则强调部门的目标与组织的总目标一致，各个部门的分目标必须服从组织的总目标。

第三节 临床护理工作组织结构

考点 临床护理组织模式

> 考查年份：2013年，2014年，2015年，2017年，2019年。
> 考情分析：注意掌握几种工作模式的概念。

模式	内容
个案护理	由一名护理人员在其当班期间承担一名患者所需要的全部护理。护士能及时、全面观察患者的病情变化，并能增加与患者直接沟通的机会，有利于培养护士发现问题、解决问题的能力。但此模式所需费用高，人力消耗多

续表

模　式	内　容
小组护理	把护理人员分成若干小组,每小组由一位管理能力和业务能力较强的护士任组长,在组长的策划和组员的参与下,为一组患者提供护理服务。优点是便于小组成员协调合作。缺点是所需人力较多,且对组长的管理技巧和业务能力要求高
功能制护理	是一种以工作为中心的护理方式,护士长按照护理工作的内容分配护理人员,每1~2名护士负责其中一个特定任务,如主班护士、治疗护士等。此模式可以节省人力、经费、设备、时间,护士长便于组织工作。但重复性的工作内容,不能发挥护理人员主动性和创造性,易产生疲劳、厌烦情绪,工作满意度降低
责任制护理	是在生物-心理-社会医学模式影响下产生的一种新的临床护理模式,强调以患者为中心,由一位责任护士运用护理程序的工作方法,对其所管患者从入院到出院提供连续的、全面的、整体的护理组织方式。使用此模式可以使患者获得整体的、相对连续的护理,安全感与所属感增加,也可以锻炼护士工作的独立性。缺点是对责任护士的业务知识和技能水平要求高,所需人力、物力多
系统性整体护理	以患者和人的健康为中心,是责任制护理的进一步完善

● 经典考题

肝脏移植术后患者,每个班次由一名护士负责该患者的全部护理。这种护理工作方式属于(　　　)

A.个案护理　　　　B.责任制护理　　　　C.功能制护理

D.整体护理　　　　E.综合护理

【答案】　A

第四节　医院常用的护理质量标准

考点一　护理文件书写的质量标准

护理记录书写应真实、客观、及时、完整。执行医嘱时应双人签名。

考点二　临床护理的质量标准

各种无菌物品灭菌合格率应达到100%。

第五节　医院护理质量缺陷及管理

考点一　护理差错

护理差错:在护理活动中,因工作的疏忽、没有严格按照规章制度和诊疗护理规范等,给患者造成直接或间接的影响,但没有造成严重后果,未构成医疗事故的。

考点二 护理质量缺陷

护理质量缺陷一般指在护理活动中发生技术、服务、管理等方面的不完善或过失,是影响医疗和护理质量的重要因素。

考点三 护理质量缺陷的预防和处理

(1)护理事故发生后,应立即报告科室护士长和科室领导,科室护士长立即向护理部报告。

(2)发生护理差错后,应立即报告科室护士长和科室领导,护士长应在24小时内上报护理部。

经典考题

1.病房护士发生护理差错后,护士长应及时上报护理部,上报的时间不超过(　　)

　　A.2 小时　　　　　　　B.6 小时　　　　　　　C.12 小时

　　D.24 小时　　　　　　E.48 小时

【答案】　D

2.肝胆外科病区护士夜班查房时发现某床患者不在病房,也没有请假,该护士首先应该告知的是(　　)

　　A.护理部主任　　　　　B.外科总护士长　　　　C.普外科病区护士长

　　D.肝胆外科病区护士长　E.肝胆外科主任

【答案】　D

本书配有智能学习助手
可以帮助你提高学习效率

第十九章　护理伦理

- 章前分析

本章重点较少。在历年考试中,本章分值在2~4分。

- 本章核心考点解读

第一节　护士执业中的伦理和行为准则

名师指导

考点一　概述

护理伦理具体原则包括自主原则、不伤害原则、公正原则、行善原则等。

考点二　护理伦理原则具体内容

原则	内容
自主原则	尊重患者自己做决定的原则,适用于能够做出理性决定的人
不伤害原则	护理人员在为患者提供护理服务时,其动机与结果均应该避免对患者身心的伤害,是对护理行为的基本要求
公正原则	护士在护理服务中公平、公正地对待每一位患者,即同样有护理需求的患者,应该得到同样的护理待遇
行善原则	积极做出对患者有益的事

考查年份:2012年, 2013年,2015年,2019年。
考情分析:属于常考点。重点理解护理伦理原则的内容。

- 经典考题

在护理实践中,尊重原则主要是指尊重患者的(　　)

　　A. 健康　　　　　B. 家属　　　　　C. 个体差异　　　　　D. 自主性　　　　　E. 疾病

【答案】　D

第二节　护士的权利与义务

考点一　护士的权利

护士的权利包括:

(1)按照国家相关规定获取工资薪酬、享受福利待遇、参加社会保险的权利。

(2)与其所从事的护理工作相适应的卫生防护及医疗保健服务的权利。

(3)按照国家相关规定获得与本人业务能力和学术水平相应的专业技术职务、职称的权利。

(4)参加专业培训、从事学术研究和交流、参加行业协会和专业学术团体的权利。

(5)获得疾病诊疗、护理相关信息的权利和其他与履行护理职责相关的权利。

考查年份:2015年, 2018年,2020年。
考情分析:属于偶尔考点。了解护士权利的内容。

(6)对医疗卫生机构和卫生主管部门的工作提出意见和建议的权利。

考点二 护士的义务

包括依法护理、紧急救护患者、正确查对执行医嘱、保护患者隐私、参加公共卫生救护等义务。

经典考题

1.医生为某患者开医嘱青霉素肌内注射。护士在核对医嘱时,注意到该患者无青霉素用药史记录,医生也未开青霉素皮试医嘱。此时,护士应首先(　　)

　　A.拒绝执行医嘱　　　　B.向护士长报告　　　　C.执行医嘱

　　D.为患者行青霉素皮试　　E.向医师提出加开皮试医嘱

【答案】　E

2.护士了解到病房内的一位患者曾有吸毒史,患者要求其保密。她可以向谁提及此事(　　)

　　A.护理部干事　　　　B.医务处处长　　　　C.患者的主治医师

　　D.患者的上级领导　　E.患者的配偶和儿女

【答案】　C

第三节　患者的权利

考点一 患者的权利

包括平等享受医疗权、知情同意权、个人隐私权、监督医疗护理权、要求赔偿权、免除一定的社会义务权、拒绝治疗和实验的权利。

经典考题

当患者对护士所实施的护理行为有质疑时,护士必须详细介绍,在患者同意后才能继续进行。这属于患者的(　　)

　　A.平等医疗权　　　　B.疾病认知权　　　　C.知情同意权

　　D.社会责任权　　　　E.保护隐私权

【答案】　C

考点二 患者家属的角色承担

(1)患者护理计划实施的参与者。

(2)患者生活的照顾者。

(3)患者原有社会功能的替代者。

(4)患者的心理支持者。

第二十章　人际沟通

● 章前分析

本章主要介绍了护理工作中的沟通与礼仪。在历年考试中,本章分值在 3~6 分。

● 本章核心考点解读

😊 名师指导

第一节　概述

考点一　人际沟通的概念

人际沟通是发生在人与人之间、群体与群体之间、人与群体之间彼此交流思想、感情和知识等信息的过程。

考点二　人际沟通的类型与作用

人际沟通可分为语言沟通和非语言沟通,在护理工作中的主要作用有连接作用、精神作用和调节作用。

💡 小贴士:人际关系的特点:社会性、复杂性、目的性、多变性、多重性。

第二节　护理工作中的人际关系

考点一　护患关系的基本模式

👍 考查年份:2012 年,2016 年,2017 年,2019 年,2020 年。

考情分析:属于偶尔考点。了解 3 种模式所适用的患者。

模 式	内 容
主动-被动型	护士为患者做,护士常以"保护者"的形象出现,处于主导地位,而患者则处于完全被动的接受地位。适用于休克、昏迷、痴呆及精神障碍患者等
指导-合作型	护士指导患者做什么和怎么做,护士仍相对具有权威性,患者尊重护士的决定并主动配合。适用于病情较急、较重但神志清醒的患者
共同参与型	此模式强调护患双方平等合作,共同参与决策和治疗护理过程。适用于有一定文化知识的慢性疾病患者,他们对病情的观察、药物的疗效和康复治疗的方法都有切身的体验,不再被动接受护理,而是主动地提供信息和参与护理措施的制订和实施

● 经典考题

患者,男,30 岁。半小时前因汽车撞伤头部入院,入院时已昏迷。对于此患者应采取的护患关系模式是(　　　)

　　A. 主动-主动型　　　　B. 被动-被动型　　　　C. 主动-被动型

　　D. 指导-合作型　　　　E. 共同参与型

【答案】 C

考点二 护患关系的发展过程

分　期	内　容
初始期	护士与患者接触的初期阶段,是建立护患良好关系的重要时期。主要任务是建立信任关系并确认患者需要。护士应以热情、真诚的态度接待患者
工作期	主要任务是运用护理程序的方法解决患者的各种健康问题,满足其需要。护士应调动患者的主观能动性,鼓励其多参与护理计划的制订
结束期	此期的主要任务是与患者共同评价护理目标的完成情况,并预计可能出现的问题和尚存的问题,针对这些问题制订相应的对策

👍 考查年份:2015 年,2017 年。

考情分析:属于偶尔考点。

考点三 影响护患关系的主要因素

影响护患关系主要因素有信任危机、角色模糊、责任不明、理解差异等。

💡 小贴士:角色期望冲突是指患者家属往往因亲人的病情而产生焦虑、紧张等心理反应,而对医护人员期望值过高,引发护士与患者家属冲突。

● 经典考题

患者,男,72 岁,来自偏远山区。因次日要行胃部切除术,护士告诉患者:"你明天要手术,从现在开始,不要喝水,不要吃饭。"患者答应,第 2 天护士询问患者时,患者回答说:"我按你说的没有喝水,也没有吃饭,就喝了两袋牛奶。"影响护患沟通的因素为( )

　　A.经济收入　　　B.疾病程度　　　C.个人经历　　　D.理解差异　　　E.情绪状态

【答案】 D

考点四 护士与患者家属之间的关系

影响护士与患者家属关系的主要因素:角色期望冲突、角色责任模糊、经济压力过大等。

● 经典考题

1.患儿,女,2 个月。因肺炎、高烧急诊入院,护士在为其静脉输液时,两次穿刺失败,患儿父亲非常气愤,甚至谩骂护士。导致此事件发生的主要因素是( )

　　A.角色责任模糊　　B.角色期望冲突　　C.角色心理差位　　D.角色权利争议　　E.经济压力过重

【答案】 B

2.护士甲与护士乙同在一个病房工作,两人性格各异,乙觉得甲做事风风火火、不够稳重,甲觉得乙做事慢条斯理、拖拖拉拉,所以两人经常会发生一些矛盾。造成两人关系紧张的主要因素是( )

　　A.职位因素　　　B.年龄因素　　　C.学历因素　　　D.收入因素　　　E.心理因素

【答案】 E

第三节　护理实践工作中的沟通方法

考点一 语言沟通的类型

语言沟通的类型:口头语言沟通、书面语言沟通。

考点二 护患语言沟通原则

护患语言沟通原则主要有 6 个:目标性、规范性、尊重性、治疗性、情感性、艺术性。

💡 小贴士:尊重是确保沟通顺利进行的首要原则。

考点三 交谈

护理工作中,交谈是主要的沟通方式。交谈可分为一般性交谈和治疗性交谈,一般性交谈主要用于与患者沟通一些个人问题,治疗性交谈主要用于与患者沟通关于疾病方面的问题,如减轻病痛、康复锻炼等。交谈常用到的技巧有倾听、核实、提问、移情、沉默等。提问分开放式提问和封闭式提问,开放式问题没有固定的答案,患者可自由做答,但需要时间较长,如"您现在有哪些不适";封闭式问题的答案是限定的,只要做简单的选择即可,省时、效率高,如"您是否喝酒"。

小贴士:移情是指从他人的角度看待和理解问题,不是对他人的同情、怜悯。

● 经典考题

1.患儿,女,3岁。因急性淋巴细胞白血病入院。在与患儿沟通时,护士始终采用半蹲姿势与其交流。此种做法主要是应用了沟通技巧的(　　)

　　A.倾听　　　　　　B.触摸　　　　　　C.沉默　　　　　　D.目光沟通　　　　　　E.语言沟通

【答案】 D

2.下列护患沟通中,属于开放式提问的是(　　)

　　A.您今天早上吃过药了吗?　　　　　　B.您为什么不愿意选择手术治疗呢?

　　C.您的学历是本科吧?　　　　　　　　D.您现在有疼痛的感觉吗?

　　E.您每天运动时间有1个小时吗?

【答案】 B

3.护士从患者角度,通过倾听和询问与患者交谈,理解患者感受。护士采用的交谈策略是(　　)

　　A.沉默　　　　　B.核对　　　　　C.阐述　　　　　D.移情　　　　　E.反应

【答案】 D

考点四 非语言的沟通

1.非语言沟通的主要形式

表情(目光、微笑)、触摸(抚摸、拥抱)。

2.非语言沟通的主要特点

真实性、持续性、情景性、广泛性。

小贴士:①目光:表达和传递感情。
②微笑:传达情谊,改善关系。
③触摸:传递关心、理解、体贴等。

第四节　护理工作中的礼仪要求

考点一 礼仪的原则

遵守原则、自律原则、平等原则(礼仪的核心)、真诚原则、宽容原则、从俗原则、敬人原则、适度原则。

考点二 护理礼仪的特征

护理礼仪的特征有规范性、强制性、综合性、适应性和可行性。

考点三 护士基本行为礼仪

姿 势	内 容
站姿	头正颈直,目视前方,下颌微收;肩外展;躯干挺直,直立站好,身体重心在两腿之间,做到挺胸、收腹
坐姿	头部端正,目视前方或面对交谈对象;挺直上身,双脚并拢,双手交叉相握于腹前;坐下时占据椅子前部 1/2 ~ 2/3 的位置即可
行姿	即走姿,在行走时,目标明确,面朝前方,双眼平视,头部端正,胸部挺起,应使全身形成一条直线

经典考题

关于护士在工作中坐姿的叙述,错误的是(   )

A. 坐在椅子的前部 1/2 ~ 1/3 处　　　　B. 上半身挺直,抬头

C. 两膝并拢,两脚并拢　　　　D. 双手交叉相握于腹前

E. 目视前方,下颌微收

【答案】 A

本书配有智能学习助手
可以帮助你提高学习效率

第二十一章　中医基础知识

微信扫描

● 章前分析

在历年考试中,本章分值在 1~2 分。

● 本章核心考点解读

名师指导

考点一　中医学的基本特点

基本特点是整体观念与辨证论治,辨证论治是中医诊断和治疗疾病的基本原则。辨证是确定治疗方法的前提和依据,论治是辨证的目的,通过辨证论治的效果,可以检验论治是否正确。

● 经典考题

中医在诊治疾病的活动中,主要在于

A. 辨证　　　　　B. 辨症　　　　　C. 辨病　　　　　D. 辨识体征　　　　　E. 辨识治疗方案

【答案】A

考点二　中医基础理论

(1)五行:金、木、水、火、土。"行"就是变化、运行不息的意思。

(2)五脏及其生理功能

要　点	内　　容
五脏	心、肝、脾、肺、肾
生理功能	①心:主血脉与神志;开窍于舌,其华在面;与小肠相表里 ②肝:开窍于目,其华在爪;与胆相表里 ③脾:开窍于口,其华在唇;与胃相表里 ④肺:开窍于鼻;与大肠相表里 ⑤肾:开窍于耳;与膀胱相表里

考查年份:2012 年,2015 年,2017 年,2019 年,2020 年。

考情分析:属于偶尔考点。重点记忆五脏及五脏的生理功能。

(3)六腑:胆、胃、大肠、小肠、膀胱、三焦称为六腑。

(4)构成人体的最基本物质是气,主要功能有推动作用、温煦作用、防御作用、固摄作用、气化作用。

小贴士:人体以五脏为中心。

(5)六气:风、寒、暑、湿、燥、火。

(6)七情:喜、怒、忧、思、悲、恐、惊。

● 经典考题

按照中医理论,开窍于舌的脏腑是(　　)

A.肺　　　　　B.心　　　　　C.脾　　　　　D.肾　　　　　E.肝

【答案】B

考点三　中医的四诊

四诊:望、闻、问、切。

考点四　中药

（1）中药的四性:寒、热、温、凉。

（2）中药的五味:酸、苦、甘、辛、咸。五味的作用,酸:收敛、固涩等;苦:泻火、燥湿、通泄、下降等;甘,滋补、和中或缓急;辛:发散、行气等;咸:软坚、散结等。

（3）最常用的煎药容器是砂锅。

● 经典考题

具有收敛、固涩作用的是（　　）

　　A. 酸　　　　　　B. 咸　　　　　　C. 苦　　　　　　D. 甘　　　　　　E. 辛

【答案】　A

本书配有智能学习助手
可以帮助你提高学习效率